诗青诗译
中医古籍丛书

诗香
经典

《黄帝内经·灵枢》

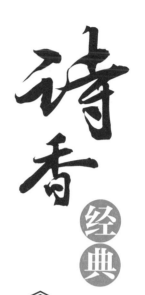

刘纪青◎编著

中国中医药出版社
·北 京·

图书在版编目（CIP）数据

诗香经典.《黄帝内经·灵枢》/ 刘纪青编著 . —北京：
中国中医药出版社，2023.4

（诗青诗译中医古籍丛书）

ISBN 978-7-5132-7846-1

Ⅰ.①诗… Ⅱ.①刘… Ⅲ.①中医学—基本知识
②《内经》③《灵枢经》 Ⅳ.① R2 ② R221

中国版本图书馆 CIP 数据核字（2022）第 192195 号

中国中医药出版社出版

北京经济技术开发区科创十三街 31 号院二区 8 号楼
邮政编码　100176
传真　010-64405721
河北品睿印刷有限公司印刷
各地新华书店经销

开本 710×1000　1/16　印张 24.5　字数 399 千字
2023 年 4 月第 1 版　2023 年 4 月第 1 次印刷
书号　ISBN 978-7-5132-7846-1

定价　79.00 元
网址　www.cptcm.com

服 务 热 线　010-64405510
购 书 热 线　010-89535836
维 权 打 假　010-64405753

微信服务号　zgzyycbs
微商城网址　https://kdt.im/LIdUGr
官 方 微 博　http://e.weibo.com/cptcm
天猫旗舰店网址　https://zgzyycbs.tmall.com

如有印装质量问题请与本社出版部联系（010-64405510）

刘良院士题词

　　纪青教授长期致力于"中医药与诗词相结合"的研究，始终以"传承精华，守正创新"为己任。"诗青诗译中医古籍丛书"是他的又一套巨著。他用诗词歌赋的形式翻译的中医经典著作，通俗易懂、朗朗上口，不仅能激发人们学习中医经典的兴趣，又能提高人们诵读中医经典的效率。

　　此套丛书必将对中医药文化的传播产生深远的影响！

中国工程院院士　刘　良

2022年11月30日

谷 序

中医药学是打开中华文明宝库的钥匙。我们如何贯彻落实习近平总书记对中医药的重要论述？如何把中医药放在中华文明传承发展的历史长河中来审视？如何更有效传承中医药的文化价值？这些都是值得思考的问题。

中医经典《黄帝内经》《伤寒杂病论》《难经》《神农本草经》等著作，既是中医药文化的精髓，也是中医药守正创新的重要内容。诵读经典著作是传承精华的必由之路，只有诵读经典著作才能领悟到古代先贤的用意，才能强化人们在防治疾病实践中的应用。

北京中医药大学作为中医药的首善学府，始终坚持"立德树人，文化为本"，始终坚持"传承精华，守正创新"，始终以传播中医药文化作为自己的历史使命。

本人从事中医药高等教育工作三十余年，深切感受到诵读中医经典著作之艰辛与重要。怎样让学生从"诵读"到"悦读"？一直是每一个中医药教育工作者所面临的难题。

近日，北京中医药大学知名校友刘纪青，送来他按照中医经典著作创作的诗文丛书，我认真诵读了其中部分章节，顿觉不落窠臼，别开生面。

例如《黄帝内经》里有一段原文，"昔在黄帝，生而神灵，弱而能言，幼而徇养，长而敦敏，成而登天。"纪青校友将之译为如下诗文："黄帝生来便聪明，幼时善谈会领情，长大勤勉又敦厚，天子之位时年成。"化繁为简，朗朗上口，诵读起来毫不费力。其中功力，自不待言。

纪青校友曾在北京中医药大学中药专业就读，学习期间，他在医药圆融的教育氛围中学业精进，并培养了广泛的兴趣爱好，毕业后被分配到深圳市中医院工作。多年来，他一直利用业余时间致力于"中医药与诗词相结合"的研究，并陆续有中医药诗集和歌曲出版发行。他勤奋坚毅、热情执着的精神，常常令我钦佩不已。

这套诗文丛书共分四册，《诗香经典：〈黄帝内经·素问〉》《诗香经典：〈黄帝内经·灵枢〉》《诗香经典：〈伤寒杂病论〉》《诗香经典：〈难经〉〈神农本草经〉》，洋洋洒洒，蔚为大观。中医药与诗词相结合的形式，不仅丰富了中医药文化内涵，而且提高了诵读中医经典著作的效率，将会更有效地传承中医药的文化价值。

让我们在全新的语境中，一边品味中华诗词的芳香，一边领略中医药文化的奥妙。

正值本著作付梓之际，寥寥数语，爰以为序！

教育部中医学类教学指导委员会主任委员
中华中医药学会感染分会主任委员
北京中医药大学党委书记

谷晓红

2022年12月23日于北京

"诗青诗译中医古籍丛书之诗香经典"即将付梓。可喜可贺！

伟哉华夏，镶以岐黄，亘古未绝，惟我益彰。

中国文化，源远流长；博大精深，闲寂幽扬；

知行合一，表里阴阳，文明血脉，千年流淌。

文者圣说，化者育明。祖国医学，文化支撑；

尤重临床，论治辨证；儒释道哲，富含其中；

道德意识，实践行动。儒学归知，释道则行。

守正创新，精华传承；古文深奥，寓意难懂；

探赜索隐，必由路径。医药大家，诗人纪青；

踔厉奋发，勇毅前行；燃烛继晷，日夜兼程；

训诂释义，字句析清；诗香经典，浑然天成。

先贤用意，词少译明；古语奇崛，朗朗圆融；

化繁为简，全新语境；洋洋洒洒，百万句成；

等身巨著，汗浸血凝。前承古人，后启晚生；

文苑示范，译域引领；思路开拓，形式新颖；

感慨感佩，感激感动。丛书四册，付梓丹青。

发掘提高，创新传承。寥寥数语，爱为序情！

国家自然科学基金委员会中医学与中药学学科原主任

中华诗词学会医药界诗词工作委员会主任委员

北京中医药大学国医堂中医门诊部主任医师

教授、博士研究生导师

王昌恩

壬寅冬月

　　本人出生于历史悠久、人杰地灵、英才辈出的河北省河间市，历史上多个朝代曾在此设郡立国，建州置府。河间府素有"京南第一府"之称，毗邻扁鹊故里——任丘。河间曾涌现出许多对我国文明史起到重要影响的人物，唐代大诗人刘长卿、金元医学家刘完素等都居住于此。此外，赵人毛苌曾在诗经村（隶属河北省河间市）传授我国第一部诗歌总集《诗经》。经过人们的口口相传，《诗经》得以流传天下。

　　在家乡诗词氛围的熏陶下，再加上母亲的言传身教，我的心里从小就埋下了诗歌的种子，小学时期就已经熟读《诗经》和《唐诗三百首》。

　　在北京中医药大学读书期间，我经常在校刊上发表诗歌，并多次获得学校的各类奖项。

　　大学毕业后来到改革开放的前沿——深圳，被分配到深圳市中医院工作，在这片崇尚创新的热土上，我长期致力于中医药文化宣传工作，陆续出版发行了《路边俯拾遍地香》《诗香本草》《万里君行伴草花》等中医药诗集，以及《天使之歌》《本草歌》《方剂歌》《炮制歌》《食疗歌》《五禽戏歌》等音像作品。

　　中医药理论博大精深，内容丰富深奥，文字多以文言文为主，有些中医词汇晦涩难懂，需要翻译成现代语言，才容易理解，有些治疗技术"只能意会，不能言传"。中医药文化需要融会贯通，有着深厚扎实的传统文化基础，才能掌握中医药的精髓。

有感于此，最近几年，我又开始进行"中医药与诗词相结合"的研究，完成了《诗青诗译中医古籍丛书》，给晦涩难懂的中医药知识注入了诗词的元素，既增加了美感，又方便了诵读。

这套丛书是本人经过十余年的精心策划、勤学苦研而成，其间数易其稿，其中艰辛可想而知。本丛书先期出版四册，《诗香经典：〈黄帝内经·素问〉》《诗香经典：〈黄帝内经·灵枢〉》《诗香经典：〈伤寒杂病论〉》《诗香经典：〈难经〉〈神农本草经〉》，书中采用原文、诗青译文的体例，以深入浅出、朗朗上口的七言诗形式成书，旨在把大家带入一个轻松的语言环境，以便更好地学习和诵读中医经典著作。

本书的诗译内容均对照经典原文进行编写，由于部分内容的时代印记太明显，以及个人时间精力有限，自感不能完全把握其防治精髓，没有进行诗译，只是保留章节原文以维持原著思想的完整性。不足之处还请各位贤达提出宝贵意见，以便进一步修订提高。

刘纪青

2023年1月10日

目 录

1

黄帝内经 · 灵枢

九针十二原

原文

黄帝问于岐伯曰：余子万民，养百姓，而收其租税；余哀其不给，而属有疾病。余欲勿使被毒药，无用砭石，欲以微针通其经脉，调其血气，营其逆顺出入之会。令可传于后世，必明为之法，令终而不灭，久而不绝，易用难忘，为之经纪，异其章，别其表里，为之终始。令各有形，先立针经。愿闻其情。岐伯答曰：臣请推而次之，令有纲纪，始于一，终于九焉。请言其道！

小针之要，易陈而难入。粗守形，上守神。神乎神，客在门，未睹其疾，恶知其原。刺之微，在速迟，粗守关，上守机，机之动，不离其空，空中之机，清静而微，其来不可逢，其往不可追。知机之道者，不可挂以发，不知机道，扣之不发。知其往来，要与之期。粗之暗乎，妙哉工独有之。往者为逆，来者为顺，明知逆顺，正行无问。逆而夺之，恶得无虚，追而济之，恶得无实？迎之随之，以意和之，针道毕矣。

凡用针者，虚则实之，满则泄之，宛陈则除之，邪胜则虚之。大要曰：徐而疾则实，疾而徐则虚。言实与虚，若有若无。察后与先，若存若亡。为虚与实，若得若失。虚实之要，九针最妙，补泻之时，以针为之。泻曰必持内之，放而出之，排阳得针，邪气得泄。按而引针，是谓内温，血不得散，气不得出也。补曰随之，随之意，若妄之，若行若按，如蚊虻止，如留如还，去如弦绝，令左属右，其气故止，外门已闭，中气乃实，必无留血，急取诛之。持针之道，坚者为宝。正指直刺，无针左右。神在秋毫，属意病者。审视血脉，刺之无殆。方刺之时，必在悬阳，及与两衡。神属勿去，知病存亡。血脉者，在腧横居，视之独澄，切之独坚。

九针之名，各不同形：一曰镵针，长一寸六分；二曰圆针，长一寸六分；三曰𬭚针，长三寸半；四曰锋针，长一寸六分；五曰铍针，长四寸，广二分半；六曰圆利针，长一寸六分；七曰毫针，长三寸六分；八曰长针，长七寸；九曰大针，长四寸。镵针者，头大末锐，去泻阳气；圆针者，针如卵形，揩摩分间，不得伤肌肉，以泻分气；𬭚针者，锋如黍粟之锐，主按脉勿陷，以致其气；锋针者，刃三隅，以发痼疾；铍针者，末如剑锋，以取大脓；圆利针者，尖如氂，且圆且锐，中身微大，以取暴气；毫针者，尖如蚊虻喙，静以徐往，微以久留之而养，以取痛痹；长针者，锋利身薄，可以取远痹；大针者，尖如梃，其锋微圆，以泻机关之水也。九针毕矣。

夫气之在脉也，邪气在上，浊气在中，清气在下。故针陷脉则邪气出，针中脉则浊气出，针太深则邪气反沉，病益。故曰：皮肉筋脉各有所处，病各有所宜，各不同形，各以任其所宜。无实无虚，损不足而益有余，是谓甚病，病益甚。取五脉者死，取三脉者恇；夺阴者死，夺阳者狂，针害毕矣。刺之而气不至，无问其数；刺之而气至，乃去之，勿复针。针各有所宜，各不同形，各任其所为。刺之要，气至而有效，效之信，若风之吹云，明乎若见苍天，刺之道毕矣。

黄帝曰：愿闻五脏六腑所出之处。岐伯曰：五脏五腧，五五二十五腧，六腑六腧，六六三十六腧。经脉十二，络脉十五，凡二十七气以上下，所出为井，所溜为荥，所注为俞，所行为经，所入为合，二十七气所行，皆在五腧也。节之交，三百六十五会，知其要者，一言而终，不知其要，流散无穷。所言节者，神气之所游行出入也。非皮肉筋骨也。

睹其色，察其目，知其散复。一其形，听其动静，知其邪正，右主推之，左持而御之，气至而去之。凡将用针，必先诊脉，视气之剧易，乃可以治也。五脏之气已绝于内，而用针者反实其外，是谓重竭，重竭必死，其死也静。治之者，辄反其气，取腋与膺。五脏之气已绝于外，而用针者反实其内，是谓逆厥。逆厥则必死，其死也躁，治之者，反取四末。刺之害中而不去，则精泄；害中而去，则致气。精泄则病益甚而恇，致气则生为痈疡。

五脏有六腑，六腑有十二原，十二原出于四关，四关主治五脏。五脏有疾，当取之十二原。十二原者，五脏之所以禀三百六十五节气味也。五脏有疾也，应出十二原，而原各有所出。明知其原，睹其应，而知五脏之害矣。阳中之少阴，肺也，其原出于太渊，太渊二。阳中之太阳，心也，其原出于大陵，大陵二。阴中之少阳，肝也，其原出于太冲，太冲二。阴中之至阴，脾也，其原出于太白，太白二。阴中之太阴，肾也，其原出于太溪，太溪二。膏之原，出于鸠尾，鸠尾一。肓之原，出于脖胦，脖胦一。凡此十二原者，主治五脏六腑之有疾者也。胀取三阳，飧泄取三阴。

今夫五脏之有疾也，譬犹刺也，犹污也，犹结也，犹闭也。刺虽久，犹可拔也；污虽久，犹可雪也；结虽久，犹可解也；闭虽久，犹可决也。或言久疾之不可取者，非其说也。夫善用针者，取其疾也，犹拔刺也，犹

3

雪污也，犹解结也，犹决闭也。疾虽久，犹可毕也。言不可治者，未得其术也。

刺诸热者，如以手探汤；刺寒清者，如人不欲行。阴有阳疾者，取之下陵三里，正往无殆，气下乃止，不下复始也。疾高而内者，取之阴之陵泉；疾高而外者，取之阳之陵泉也。

诗青译文 ❀

黄帝问岐伯说：

我怜万民百姓养，租税又来按时征。尤哀百姓难自给，更要时时苦疾病。欲舍石药用微针，调理气血通脉经。若将此法传后世，针刺大法须确定，永不失传难相忘，条理清晰体系成。细分章节与表里，明确气血规律行。若将针形与用途，分门别类来阐明。制定针经当为先，是何情况请说清。

岐伯答道：

让我按照次序说。小针开始到九针，其中道理寓意深。小针治病易掌握，达到精妙却不多。低劣医生守形迹，高明医生据病情。此事真是很神奇！气血循行于经脉，出入门户邪亦来。若是疾病未认清，何知疾病怎发生？针刺奥妙在快慢，死守固穴术难精，高手能察气机变，又察经气之动静，经气循行孔不离，微妙之处有玄机。邪气充盛不迎补，邪气衰减不追泻。懂得机要才施治，毫发未见有差失。气变道理若不懂，扣弦之箭射不及。熟知经气之逆顺，掌握刺法正其时。劣医无知人愚昧，名医能察其奥秘。正气复来称为顺，正气已去称为逆。逆顺道理若知晓，大胆刺入莫迟疑。正气已虚用泻法，人体怎会不更虚？邪气正盛用补法，人体怎会不更实？迎其邪泻随去补，体察奥妙心良苦，针刺之道要记住。

正气虚弱用补法，邪气盛实用泻法，气血瘀结能除去，邪胜即可来攻下。所以《大要》曾经说：进针时慢出针快，急按针孔为补法。进针时快出针慢，不按针孔为泻法。此间所说补和泻，感觉似有又似无。考察先气与后至，决定针留或拔出。无论补法或泻法，患者应觉补若得，亦应感觉泻若失。虚实补泻法为要，应是九针最奇妙，补泻皆可用针疗。泻法入针要迅速，得气摇孔转向外，邪气泄去表阳出。出针若按闭针孔，邪气闭内难外去！补法顺经来行针，行针导气事若无。穴下按针何感觉，好像蚊虫叮皮肤。刺入皮肤来候气，仿佛停留徘徊时。得气之后出针速，右手出针箭弦离。左手快速按针孔，经气因此而留止，此时针孔已合闭。中气依然会充实，瘀血难以停留滞，若有瘀血先除之。持针握力最为贵，端正直刺腧穴位，针体若偏不为对。精神集中至针头，观察病人心意留。仔细揣摩血流向，进针避开危险方。将要针刺察双眼，神色变化观面部。神气盛衰仔细看，不可大意又疏忽。血脉若近腧穴部，此时看来很清楚。手指按切觉充实，针刺避开要记住。

九针形状依名称：第一名字叫镵针，长为一寸又六分；第二名字叫圆针，长为一寸又六分；第三名字叫锃针，长为三寸又半分；第四名字叫锋针，长为一寸又六分；第五名字叫铍针，宽二分半长四寸；第六名叫圆利针，长为一寸又六分；第七名字叫毫针，长为三寸又六分；第八名字叫长针，全身很长为七寸；第九名字叫大针，全身较长是四寸。镵针头大针尖利，泻肌表热可浅刺；圆针针形如鸡卵，按摩用在肌肉间，不会伤及人肌肉，疏泄邪气使通透；锃针锋如圆黍粟，按压经脉不陷肤，引正祛邪较突出；锋针三面皆有刃，去除顽疾建功勋；铍针针尖锐剑锋，刺痛排脓为其功；圆利针尖像长毛，圆而锐利中稍粗，急性疾病来治疗；毫针针形蚊虻嘴，轻缓刺入皮肉内，轻微提插而留针，正气充养是为真，邪气散出精神养，治疗痛痹此法勤；长针尖利身长细，治疗时久痹证顽；大针尖如竹茬断，其锋亦是稍微圆，关节积水能泻去。九针特点要记全。

邪气侵入人经脉，阳邪时常上面来，浊气常留在中部，清气下面常徘徊。针刺筋骨陷孔穴，阳邪才能向外排。针刺阳明经合穴，浊气才能排向外。病在浅表刺太深，反会引邪入内里，病情加重是为真。皮肉筋脉各有位，病症孔穴亦相对。九针形状各有异，各有穴位与相适。实证莫来施补法，虚证莫来施泻法。若损不足益有余，病变肯定会增加。患者精气若虚弱，五脏腧穴又误泻，阴虚而死苦人多。患者阳气若不足，三阳腧穴又误泄，精神错乱正气弱。误泻阴经人会亡；损伤阳经人会狂，皆因用针不适当。刺后若是未得气，莫问息数有多少，必须等待气来时；如已得气不必刺。九针各自建其功，针形亦是不相同。根据病情来选用，针刺要点为其宗。针下得气即有效，疗效显著风云散。明朗如见有晴日，针刺道理在其间。

黄帝说：

经气所出何情况？

岐伯回答说：

五脏经脉腧穴五，井荥经合还有输，五五五腧穴二十五。六腑经脉腧穴六，井荥经合与输原，六六腧穴三十六。脏腑经脉十二条，每经各自有一络。任督二络和脾络，加起共有十五络。络有十五经十二，二十七脉全身行。经气所出孔井穴，山间泉水初出同；经气所流孔荥穴，微微流水亦相通，经气微弱正说明；经气所灌孔输穴，流水汇聚能运输，其气渐盛要记住；经气行走孔经穴，水流成渠脉气盛；经气所入孔合穴，百川入内汇海中。二十七条人脉经，五腧穴位皆流行。人体关节相交处，共有三百六十五。此些奥妙若知晓，闻言一出即明了，否则头绪难寻找。所谓人体关节处，神气游行所出入，不是筋骨皮肉部。

观察气色与眼神，可知正气去或存。观察形体强与弱，邪正虚实听声音。右手进针左手扶，针下得气即出针。用针之前知脉象，脏气虚实先思量，再行治疗莫惊慌。脏气在里若枯竭，反而针补外阳经。重竭阴虚阳愈盛，病人临死即安静。因为医者反经气，误取胸腋腧穴中，造成脏气向外行。脏气在外若枯竭，反而针补内阴经。逆厥阳虚阴愈盛，患者临死不安静。因为医者反经气，误取四肢末穴中，造成阳气衰而终。刺中病邪不出针，反使精气受耗损。未至要害即出针，邪气不散滞留存。精气外泄病加重，痈疡疾病记在心。

人有五脏和六腑，十二原穴在六腑。肘膝四关原穴出，脏病四关原穴主。脏病十二原穴取。十二原穴何部位，五脏禀受人全身，三六五节气味处。五脏若是有疾病，十二原穴可反应。十二原穴有属脏，明白特性察仔细，即知病变在何方。心肺膈上是为阳，肺是阳部之阴脏，阳中少阴记心上，左右两穴太渊中。心为阳部之阳脏，阳中太阳为其名，左右两穴出大陵。肝脾肾膈下为阴。肝为阴部之阳脏，阴中少阳为其名，左右两穴出太冲。脾为阴部之阴脏，阴中至阴为其名，左右两穴太白中。肾为阴部之阴脏，阴中太阴为其名，左右两穴太溪行。膏之原穴是鸠尾，此处只有一穴位。肓之原穴是气海，此处亦只一穴位。十二原穴如上述，脏腑之气来输注，脏腑疾病能治愈。足三阳经治腹胀，足三阴经治飧泄。

五脏有病像刺扎，物体污染绳结似，江河淤塞满如沙。扎刺日久可拔出，污染日久可涤除。绳结日久仍可解，江淤日久亦可疏。人言久病难治愈，此种说法挺糊涂。善用针者治疾病，拔刺涤解疏与同。久病虽然能治愈，手无技术怎能行。

针刺治疗热病时，似探沸汤用手来。针刺治疗阴寒病，行人逗留莫走开。阴分若现阳热象，足三里穴急忙刺。气至邪退便出针，邪气不退再来刺。疾病位上属内脏，阴陵泉穴有担当。疾病位上属外腑，阳陵泉穴莫思量。

黄帝内经·灵枢

本　输

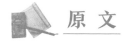 原文

黄帝问于岐伯曰：凡刺之道，必通十二经络之所终始，络脉之所别处，五输之所留，六腑之所与合，四时之所出入，五脏之所溜处，阔数之度，浅深之状，高下所至，愿闻其解。岐伯曰：请言其次也。

肺出于少商，少商者，手大指端内侧也，为井木；溜于鱼际，鱼际者，手鱼也，为荥；注于太渊，太渊，鱼后一寸陷者中也，为俞；行于经渠，经渠，寸口中也，动而不居，为经；入于尺泽，尺泽，肘中之动脉也，为合。手太阴经也。

心出于中冲，中冲，手中指之端也，为井木；流于劳宫，劳宫，掌中中指本节之内间也，为荥；注于大陵，大陵，掌后两骨之间方下者也，为俞；行于间使，间使之道，两筋之间，三寸之中也，有过则至，无过则止，为经；入于曲泽，曲泽，肘内廉下陷者之中也，屈而得之，为合。手少阴经也。

肝出于大敦，大敦者，足大指之端及三毛之中也，为井木；溜于行间，行间，足大指间也，为荥；注于太冲，太冲，行间上二寸，陷者之中也，为俞；行于中封，中封，内踝之前一寸半，陷者之中，使逆则宛，使和则通，摇足而得之，为经；入于曲泉，曲泉，辅骨之下，大筋之上也，屈膝而得之，为合，足厥阴经也。

脾出于隐白，隐白者，足大指之端内侧也，为井木；溜于大都，大都，本节之后，下陷者之中也，为荥；注于太白，太白，核骨之下也，为俞；行于商丘，商丘，内踝之下，陷者之中也，为经；入于阴之陵泉，阴之陵泉，辅骨之下，陷者之中也，伸而得之，为合。足太阴经也。

肾出于涌泉，涌泉者，足心也，为井木；溜于然谷，然谷，然骨之下者也，为荥；注于太溪，太溪，内踝之后，跟骨之上，陷中者也，为俞；行于复溜，复溜，上内踝二寸，动而不休，为经；入于阴谷，阴谷，辅骨之后，大筋之下，小筋之上也，按之应手，屈膝而得之，为合，足少阴经也。

膀胱出于至阴，至阴者，足小指之端也，为井金；溜于通谷，通谷，本节之前外侧也，为荥；注于束骨，束骨，本节之后，陷者中也，为俞；过于京骨，京骨，足外侧大骨之下，为原；行于昆仑，昆仑，在外踝之

后，跟骨之上，为经；入于委中，委中，腘中央，为合，委而取之，足太阳经也。

胆出于窍阴，窍阴者，足小指次指之端也，为井金；溜于侠溪，侠溪，足小指次指之间也，为荥；注于临泣，临泣，上行一寸半，陷者中也，为俞；过于丘墟，丘墟，外踝之前下，陷者中也，为原；行于阳辅，阳辅，外踝之上，辅骨之前，及绝骨之端也，为经；入于阳之陵泉，阳之陵泉，在膝外陷者中也，为合，伸而得之，足少阳经也。

胃出于厉兑，厉兑者，足大指内次指之端也，为井金；溜于内庭，内庭，次指外间也，为荥；注于陷谷，陷谷者，上中指内间，上行二寸，陷者中也，为俞；过于冲阳，冲阳，足跗上五寸，陷者中也，为原，摇足而得之；行于解溪，解溪，上冲阳一寸半，陷者中也，为经；入于下陵，下陵，膝下三寸，胻骨外三里也，为合；复下三里三寸，为巨虚上廉，复下上廉三寸，为巨虚下廉也；大肠属上，小肠属下，足阳明胃脉也。大肠、小肠皆属于胃，是足阳明经也。

三焦者，上合手少阳，出于关冲，关冲者，手小指次指之端也，为井金；溜于液门，液门，小指次指之间也，为荥；注于中渚，中渚，本节之后，陷者中也，为俞；过于阳池，阳池，在腕上，陷者之中也，为原；行于支沟，支沟，上腕三寸，两骨之间，陷者中也，为经；入于天井，天井，在肘外大骨之上，陷者中也，为合，屈肘而得之；三焦下腧，在于足太阳之前，少阳之后，出于腘中外廉，名曰委阳，是太阳络也，手少阳经也。三焦者，足少阳太阴（一本作阳）之所将，太阳之别也，上踝五寸，别入贯腨肠，出于委阳，并太阳之正，入络膀胱，约下焦，实则闭癃，虚则遗溺，遗溺则补之，闭癃则泻之。

手太阳小肠者，上合手太阳，出于少泽，少泽，小指之端也，为井金；溜于前谷，前谷，在手外廉本节前，陷者中也，为荥；注于后溪，后溪者，在手外侧本节之后也，为俞；过于腕骨，腕骨，在手外侧腕骨之前，为原；行于阳谷，阳谷，在锐骨之下，陷者中也，为经；入于小海，小海，在肘内大骨之外，去肘端半寸，陷者中也，伸臂而得之，为合，手太阳经也。

大肠上合手阳明，出于商阳，商阳，大指次指之端也，为井金；溜于本节之前二间，为荥；注于本节之后三间，为俞；过于合谷，合谷，在大指歧骨之间，为原；行于阳溪，阳溪，在两筋间，陷者中也，为经；入于曲池，曲池，在肘外辅骨陷者中，屈臂而得之，为合，手阳明经也。

是谓五脏六腑之腧，五五二十五腧，六六三十六腧也。六腑皆出足之三阳，上合于手者也。

缺盆之中，任脉也，名曰天突。一次任脉侧之动脉，足阳明也，名曰人迎；二次脉手阳明也，名曰扶突；三次脉手太阳也，名曰天窗；四次脉足少阳也，名曰天容；五次脉手少阳也，名曰天牖；六次脉足太阳也，名曰天柱；七次脉项中央之脉，督脉也，名曰风府。腋内动脉，手太阴也，名曰天府。腋下三寸，手心主也，名曰天池。

刺上关者，呿不能欠。刺下关者，欠不能呿。刺犊鼻者，屈不能伸。刺两关者，伸不能屈。

足阳明夹喉之动脉也，其腧在膺中。手阳明次在其腧外，不至曲颊一寸。手太阳当曲颊。足少阳在耳下曲颊之后。手少阳出耳后，上加完骨之上。足太阳挟项大筋之中发际。阴尺动脉在五里，五腧之禁也。

肺合大肠，大肠者，传道之腑。心合小肠，小肠者，受盛之腑。肝合胆，胆者，中精之腑。脾合胃，胃者，五谷之腑。肾合膀胱，膀胱者，津液之腑也。少阴属肾，肾上连肺，故将两脏。三焦者，中渎之腑也，水道出焉，属膀胱，是孤之腑也，是六腑之所与合者。

春取络脉诸荥大经分肉之间，甚者深取之，间者浅取之。夏取诸俞孙络肌肉皮肤之上。秋取诸合，余如春法。冬取诸井诸俞之分，欲深而留之。此四时之序，气之所处，病之所舍，针之所宜。转筋者，立而取之，可令遂已。痿厥者，张而刺之，可令立快也。

诗青译文

黄帝问岐伯说：

若是运用针刺法，十二经络要清楚。五输何处能留止，络脉何处又别出，五脏六腑相表里，四时经气互相联，脏气流行与灌注，经络孙脉窄与宽，经络孙脉深与浅。上至头面下胫足，这些问题再谈谈。

岐伯说：

我按次序说一遍。

肺属经脉之血气，出于少商穴位处，少商手大指外侧，称为井穴属于木；鱼际穴位会流行，手鱼边缘穴为荥；太渊穴位亦灌注，手鱼四陷穴为输；经渠穴位会流行，腕后寸口穴为经；尺泽穴位会汇入，肘中合穴动脉处。手太阴经五腧穴。

心属经脉之血气，出于中冲穴位处，中冲中指之末端，称为井穴属于木；劳宫穴位会流行，中指节后穴为荥；大陵穴位会灌注，掌后腕臂穴为输；间使穴位会流行，掌后三寸两筋中。本经若病有反应，此处穴位名为经；曲泽穴位汇入处，曲泽就在肘内侧，屈肘才取合穴名。手少阴经五腧穴。

肝属经脉之血气，出于大敦穴位处，足大趾尖三毛中，称为井穴属于木；行间穴位会流行，足大次趾穴为荥；太冲穴位会灌注，行间穴上穴为输；中封穴位会流行，内踝前寸半凹中，患者足尖逆上举，宛宛陷窝眼可取，再令患者复自如，进针可通无难度，或足微摇而得取，此种穴位名为经；曲泉穴位汇入处，曲泉膝内下辅骨，大筋之上屈膝取，此种穴位名为合。足厥阴经五腧穴。

脾属经脉之血气，出于隐白穴位处，隐白足大趾内侧，称为井穴属于木；大都穴位会流行，本节后凹穴为荥；太白穴位会灌注，节后腕骨下穴输；商丘穴位会流行，内踝下凹中穴经；阴陵泉穴汇入处，膝内侧凹下辅骨，伸足取得为合穴。足太阴经五腧穴。

肾属经脉之血气，出于涌泉穴位处，涌泉穴在足底心，称为井穴属于木；然谷穴位会流行，足内踝前穴为荥；太溪穴位会灌注，内踝骨后跟骨上，凹陷跳动为穴输；复溜穴位会流行，内踝穴经上二寸；阴谷穴位会汇入，内辅骨后下大筋，小筋之上按应手，屈膝方可取合穴。足少阴经五腧穴。

膀胱经脉之血气，至阴穴位记在心，至阴足小趾外侧，称为井穴属于金；通谷穴位会流行，小趾本节前穴荥；束骨穴位会灌注，本节后凹为穴输；京骨穴位会经过，足外骨下为原穴；昆仑穴位会流行，足外踝后跟穴经；委中穴位有汇入，膝弯中央为合穴，可以屈后而得取。足太阳经六腧穴。

胆属经脉之血气，窍阴穴位记在心，足小趾侧次趾尖，称为井穴属于金；侠溪穴位会流行，小四趾间为穴荥；临泣穴位会流注，侠溪再上四穴输；丘墟穴位会经过，外踝前下凹原穴；阳辅穴位会流行，外踝之上四寸余，辅骨前方绝骨上，此地有穴名为经；阳陵泉穴会汇入，膝外侧凹陷合穴，取之可得若伸足。足少阳经六腧穴。

胃属经脉与血气，厉兑穴位记在心，足大趾侧次趾端，称为井穴属于金；内庭穴位会流行，次趾中趾间穴荥；陷谷穴位会灌注，中趾内侧上二寸，四陷之中为穴输；冲阳穴位会经过，足背趾缝上五寸，四陷之中为原穴，摇足可取要记得；解溪穴位会流行，冲阳上寸半穴经；下陵穴位会汇入，膝下三寸外䯒骨，三里穴处为合穴；再从三里下三寸，此处有穴上巨虚，上巨虚再下三寸，此处有穴下巨虚，大小两肠上下属。两肠内连下胃腑，经脉亦会有连属，足阳明胃脉之处。足阳明经六腧穴。

三焦手少阳经脉，血气关冲穴位出，无名指端井金属；液门穴位会流行，小次指间为穴荥；中渚穴位会灌注，无名指后陷穴输；阳池穴位会经过，腕上四陷中原穴；支沟穴位会流行，腕后三寸间两骨，四陷之中为穴经；天井穴位会汇入，肘外骨上凹合穴，屈肘取之即得出；三焦之气输下者，足太阳经在之前，足少阳经在之后，委阳外缘膝腘窝，委阳手少阳经脉，足太阳经之大络。三焦手少阳虽属，少阳太阳为之输。足太阳经自别出，外踝上面五寸处，别入通过人腿肚，然后经过委阳出，足太阳经正脉并，联络膀胱入内腹，再把下焦来约束。小便不通其气实，若是遗尿其气虚；小便不通用泻法，若是遗尿要来补。

小肠手太阳经脉，血气少泽穴位出，小指外端井金属；前谷穴位会流行，外侧节前陷穴荥；后溪穴位会灌注，外侧小指后穴输；腕骨穴位会经过，外侧腕骨前原穴；阳谷穴位会经行，腕后锐骨前下方，四陷之中为穴经；小海穴位会汇入，肘内侧大骨之外，四陷骨尖半寸处，伸臂取之合穴出。手太阳经穴六腧。

大肠手阳明经脉，血气商阳穴位出，食指内侧井金属；二间穴位会流行，食指节前陷穴荥；三间穴位会灌注，三间节后为穴输；合谷穴位会经过，大次指骨间原穴；阳溪穴位会流行，阳溪大指本节后，腕上筋间陷穴经；曲池穴位会汇入，肘外侧辅骨陷处，合穴屈臂即得出。手阳明经穴六腧。

以上脏腑之穴腧，五脏阴经二十五，六腑阳经三十六。六腑血气行何处，足三阳经上合手。

左右缺盆两中央，任脉所行穴天突；任脉第一后动脉，足阳明经所行处，此间穴位名人迎；任脉第二行动脉，手阳明经所行处，此间穴位名扶突；任脉第三行动脉，手太阳经所行处，此间穴位名天窗；任脉第三行动脉，足少阳经所行处，此间穴位名天容；任脉第五行动脉，手少阳经所行处，此间穴位名天牖；任脉第六行动脉，足太阳经所行处，此间穴位名天柱；第七行在颈中央，是为督脉所行处，此间穴位名风府；腋下上臂内动脉，手太阴经所行处，此间穴位名天府；侧胸当腋下三寸，手厥阴心包经处，此间穴位名天池。若刺上关穴位时，需要张口不能闭；若刺下关穴位时，不能张口需合闭。若刺犊鼻穴位时，不能伸足要屈膝；若刺内外两关穴，需要伸手莫弯曲。

动脉足阳明胃经，总是挟喉而走行，腧穴分布胸旁膺。手阳明经之腧穴，曲颊一寸他外侧。手太阳经之腧穴，就在曲颊此位处。足少阳经之腧穴，耳下曲颊之后处。手少阳经之腧穴，耳后完骨之上部，足太阳经之腧穴，项后挟大筋两旁，发际下面凹陷处。若问五里穴何处，尺泽三寸动脉处，医病不要屡屡刺，以防五腧血气泄。肺与大肠两相合，输送器官是大肠，小肠化物大肠忙。心与小肠两相合，受盛器官是小肠，胃中来物小肠忙。肝胆两者相结合，胆是器官受精汁。脾胃两者相结合，胃是器官化五谷。肾与膀胱相结合，膀胱器官小便贮。手少阳亦属于肾，肾又上连与肺交，能统膀胱和三焦。三焦中渎样行水，水道此出膀胱属，无脏配合挺孤独。脏腑配合如上述。

若是得病在春天，络荥穴取分肉间，病重取深病轻浅。若是得病在夏天，输穴孙络取未闲，孙络肌肉皮上边。若是得病在秋天，各穴之外参春天。若是得病在冬天，深刺井输留针先。

此为四时气候序，血气运行深或浅。邪留部位和时令，经络皮肉脏相关，决定四时之刺法。转筋疾病立刻刺，迅速消除人痉挛。痿厥取穴刺舒展，患者立有幸福感。

14

黄帝内经 · 灵枢

小 针 解

原文

所谓易陈者，易言也。难入者，难著于人也。粗守形者，守刺法也。上守神者，守人之血气有余不足，可补泻也。神客者，正邪共会也。神者，正气也。客者，邪气也。在门者，邪循正气之所出入也。未睹其疾者，先知邪正何经之疾也。恶知其原者，先知何经之病，所取之处也。

刺之微在数迟者，徐疾之意也。粗守关者，守四肢而不知血气正邪之往来也。上守机者，知守气也。机之动，不离其空中者，知气之虚实，用针之徐疾也。空中之机，清静以微者，针以得气，密意守气勿失也。其来不可逢者，气盛不可补也。其往不可追者，气虚不可泻也。不可挂以发者，言气易失也。扣之不发者，言不知补泻之意也，血气已尽而气不下也。知其往来者，知气之逆顺盛虚也。要与之期者，知气之可取之时也。

粗之暗者，冥冥不知气之微密也。妙哉！工独有之者，尽知针意也。往者为逆者，言气之虚而少，少者逆也。来者为顺者，言形气之平，平者顺也。明知逆顺，正行无问者，言知所取之处也。迎而夺之者，泻也。追而济之者，补也。

所谓虚则实之者，气口虚而当补之也。满则泄之者，气口盛而当泻之也。宛陈则除之者，去血脉也。邪胜则虚之者，言诸经有盛者，皆泻其邪也。徐而疾则实者，言徐内而疾出也。疾而徐则虚者，言疾内而徐出也。言实与虚，若有若无者，言实者有气，虚者无气也。察后与先，若亡若存者，言气之虚实，补泻之先后也，察其气之已下与尚存也。为虚与实，若得若失者，言补者佖然若有得也，泻则恍然若有失也。

夫气之在脉也，邪气在上者，言邪气之中人也高，故邪气在上也。浊气在中者，言水谷皆入于胃，其精气上注于肺，浊溜于肠胃，言寒温不适，饮食不节，而病生于肠胃，故命曰浊气在中也。清气在下者，言清湿地气之中人也，必从足始，故曰清气在下也。

针陷脉则邪气出者，取之上。针中脉则浊气出者，取之阳明合也。针太深则邪气反沉者，言浅浮之病，不欲深刺也，深则邪气从之入，故曰反沉也。皮肉筋脉各有所处者，言经络各有所主也。取五脉者死，言病在中，气不足，但用针尽大泻其诸阴之脉也。取三阳之脉者，唯言尽泻三阳之气，令病人怅然不复也。夺阴者死，言取尺之五里，五往者也。夺阳者狂，正言也。

睹其色，察其目，知其散复，一其形，听其动静者，言上工知相五色于目，有知调尺寸小大缓急滑涩，以言所病也。知其邪正者，知论虚邪与正邪之风也。右主推之，左持而御之者，言持针而出入也。气至而去之者，言补泻气调而去之也。调气在于终始一者，持心也。节之交三百六十五会者，络脉之渗灌诸节者也。

所谓五脏之气已绝于内者，脉口气内绝不至，反取其外之病处与阳经之合，有留针以致阳气，阳气至则内重竭，重竭则死矣，其死也，无气以动，故静。所谓五脏之气已绝于外者，脉口气外绝不至，反取其四末之俞，有留针以致其阴气，阴气至则阳气反入，入则逆，逆则死矣。其死也，阴气有余，故躁。所以察其目者，五脏使五色循明，循明则声章，声章者，则言声与平生异也。

诗青译文

易陈两字是何意？运用小针之关键，乍听活灵又活现。难入两字是何意？精微之处不明显，使人明白却较难。粗守形字是何意？低劣庸医来治病，针法掌握很粗浅。上守神字是何意？高明医生来治病，盛衰虚实他能辨，补泻方法两齐全。神客两字是何意？正邪两气同血脉，抗争而生疾病来。在门两字是何意？邪循正门入人体，内外上下无不至。未睹其疾是何意？病情尚未来诊断，漫无目的来行医。若要针刺先明确，脉象邪正与虚实。恶知其原是何意？若非认真来诊断，怎知何处是病原？先知病变在何经，经脉穴位才可取，方法正确效果明。

刺之微在数迟者，针刺方法微妙处，进出快慢要适度。粗守关又指何意？技术低劣之医生，针刺仅仅依病症，关节附近来取穴，穴位症状相对应。不知如何来辨别，血气往来与衰盛，正邪进退与动静。上守机又指何意？医生若是水平高，虚实谨慎先把握，再用补泻来治疗。机动不离其空中？气机活动腧穴现，根据气机虚与实，徐疾补泻皆熟练。清静以微空中机？穴位气血变化时，至清至静至微妙，已觉针下有得气，细察往来与运行，手法运用要适宜。其来不逢是何意？此指邪气正盛时，采用补法莫迎势。其往不追是何意？邪气已去正虚多，泻法不可被妄用，否则真气会虚脱。不可挂以发何意？感应针下若有气，适时运用针刺法，毫发之差不偏离，刹那得气有感觉，消失起来很容易。扣之不发是何意？不知应随虚与实，未据火候来补泻，往往坐等失良机，好像箭扣在弓弦，应发未发难射雕，患者血气受损耗，祛邪目的难达到。知其往来是何意？气有往来与运行，逆顺盛虚要知情。要与之期是何意？知晓气机重要性，最佳时刻把针行。

粗之暗又是何意？医生若是水平低，好像昏然无所知。气机微妙不明确，奥秘难来说仔细。妙哉工独是何意？医生若是水平高，与众不同人不骄，针法运用已知晓，气机变化全明了。往者为逆是何意？经气已然在去时。脉气虚小要知道，少之名字称为逆。来者为顺是何意？经气渐来气平和，平和为顺不多说。正行无问知逆顺？气机逆顺若能明，适当穴位亦会取，方法精确利病情。迎而夺之是何意？依据经气行走向，迎其来势而进针，此为泻法记心上。追而济之是何意？循气去势而进针，此为补法记在心。

虚则实之是何意？寸口若现虚弱脉，充实正气补法来。满则泄之是何意？寸口若现满盛脉，祛除邪气泻法来。宛陈除之是何意？泻血方法有好处，血中积久病邪出。邪胜虚之是何意？病邪亢盛用泻法，随针外泻邪无家。徐疾则实是何意？进针缓慢出针疾，此为补法益正气。疾徐则虚是何意？进针疾速出针缓，此为泻法除邪气。言实与虚是何意？意指所谓实与虚，得气感觉正气实。若有若无是何意？意指所谓虚与实，得气感无正气虚。察后与先是何意？若亡若存是何意？依据经脉之虚实，邪气或退或存时，再来针刺行补泻，有先有后依次序。为虚与实是何意？若得若失是何意？采用补法充正气，有得感觉为充实，采用泻法除邪气，轻松感觉病若失。

有气在脉邪在上，不同邪气入人体，侵犯部位亦有异。风寒外邪来侵袭，发病多在人头上，邪气在上要牢记。浊气在中是何意？食进水谷入胃里，水谷消化先在胃，吸收运化再经脾，其中精气肺上输，肺气运送全身处，浊物废料流肠胃，大小两肠又排出。寒温变化不适应，饮食无节几度行。定有疾病在肠胃，所以浊气在其中。清气在下是何意？冷湿地气入人体，病从足部先开始，清气在下要知悉。

陷脉针刺邪气出，邪气侵袭人头部，经脉取穴在头上，邪气随针泻外出。中脉针刺出浊气，滞留肠胃浊气除。足阳明胃取中土，足三里合要记住。针刺太深邪反沉，因邪本在表浅部。若是此时来深刺，表邪随针内陷入。皮肉筋脉位固定，各处皆有其经络，主治其位能治病。取五脉死是何意？病在内脏气不足，反而用针刺五脏，猛泻其气阴经处，气数泻尽人亡枯。取三阳脉是何意？诊病不问虚与实，只在六腑三阳经，竭尽所能来泻气，形体衰败复不易。夺阴者死是何意？若取尺泽寸动脉，肘上三寸五里穴，手部阳明大肠脉，连续不断刺五次，阴气泻尽人会死。夺阳者狂是何意？三阳正气被误泻，阳散正是发狂时。上述所说之禁忌，郑重告诫行医者，切切不可被漠视。

观其颜色察其目，散复其形听动静，其意医生若高明，善察面色与眼睛。诊察尺脉寸口脉，大小缓急滑与涩，确切诊断患何病。知其邪正是何意？医生时时要了解。四时八节之虚邪，亦有过度劳累后，此时腠理已开泄。右主推而左持御，进针出针两手分，姿势动作记在心。气至而去是何意？施用补泻手法时，下针针下必得气，待到气机调和后，再来出针才可以。运针调气关键处，调气终始要如一。节交三百六十五，周身穴位三六五。经脉之中有气血，皆由络脉来灌注，筋骨皮肉通汇处。

五脏之气绝于内，五脏在内精气绝，脉口微弱且无根，按之欲无记在心。肾虚髓竭精耗损，此为内绝阴虚证，疗时应来补阴精。外在病所若反用，腧穴阳经之合穴，留针补益方法行。人体在外之阳气，愈益其阳愈损阴，精气愈竭失根本。已衰精气再损耗，死亡肯定会来到。临终脏气已虚脱，阴不生阳无气动，患者表现很安静。五脏之气绝于外，五脏在外精气绝。脉口出现微弱象，阳气衰绝重症状，疗时应来先补阳。若是反用针刺法，四肢末梢腧穴中，留针再来补阴气，会使阴气更旺盛，虚衰阳气愈衰竭，阴阳逆乱厥逆证，必然开启死亡行。临终因阳并在阴，阴气有余阴阳乱，表现烦躁是必然。观其颜色察其目，其中意义要记住。只有精气入双眼，神在色泽才似珠。喉咙发声亦响亮。异于常人显特殊。

黄帝内经 · 灵枢

邪气脏腑病形

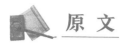 **原 文**

黄帝问于岐伯曰：邪气之中人也奈何？岐伯答曰：邪气之中人高也。黄帝曰：高下有度乎？岐伯曰：身半已上者，邪中之也；身半已下者，湿中之也。故曰：邪之中人也，无有恒常，中于阴则溜于腑，中于阳则溜于经。

黄帝曰：阴之与阳也，异名同类，上下相会，经络之相贯，如环无端。邪之中人，或中于阴，或中于阳，上下左右，无有恒常，其故何也？岐伯曰：诸阳之会，皆在于面。中人也，方乘虚时，及新用力，若饮食汗出腠理开，而中于邪。中于面则下阳明，中于项则下太阳。中于颊则下少阳，其中于膺背两胁亦中其经。

黄帝曰：其中于阴奈何？岐伯答曰：中于阴者，常从臂胻始。夫臂与胻，其阴皮薄，其肉淖泽，故俱受于风，独伤其阴。

黄帝曰：此故伤其脏乎？岐伯答曰：身之中于风也，不必动脏。故邪入于阴经，则其脏气实，邪气入而不能客，故还之于腑。故中阳则溜于经，中阴则溜于腑。

黄帝曰：邪之中人脏奈何？岐伯曰：愁忧恐惧则伤心。形寒寒饮则伤肺，以其两寒相感，中外皆伤，故气逆而上行。有所堕坠，恶血留内；若有所大怒，气上而不下，积于胁下，则伤肝。有所击仆，若醉入房，汗出当风，则伤脾。有所用力举重，若入房过度，汗出浴水，则伤肾。

黄帝曰：五脏之中风奈何？岐伯曰：阴阳俱感，邪乃得往。黄帝曰：善哉。

黄帝问于岐伯曰：首面与身形也，属骨连筋，同血合于气耳。天寒则裂地凌冰，其卒寒或手足懈惰，然而其面不衣何也？岐伯答曰：十二经脉，三百六十五络，其血气皆上于面而走空窍，其精阳气上走于目而为睛，其别气走于耳而为听，其宗气上出于鼻而为臭，其浊气出于胃，走唇舌而为味。其气之津液皆上熏于面，而皮又厚，其肉坚，故天气甚寒不能胜之也。

黄帝曰：邪之中人，其病形何如？岐伯曰：虚邪之中身也，洒淅动形。正邪之中人也微，先见于色，不知于身，若有若无，若亡若存，有形无形，莫知其情。黄帝曰：善哉。

黄帝问于岐伯曰：余闻之，见其色，知其病，命曰明；按其脉，知其病，命曰神；问其病，知其处，命曰工。余愿闻见而知之，按而得之，问而极之，为之奈何？岐伯答曰：夫色脉与尺之相应也，如桴鼓影响之相应也，不得相失也，此亦本末根叶之出候也，故根死则叶枯矣。色脉形肉不得相失也。故知一则为工，知二则为神，知三则神且明矣。

黄帝曰：愿卒闻之。岐伯答曰：色青者，其脉弦也；赤者，其脉钩也；黄者，其脉代也；白者，其脉毛；黑者，其脉石。见其色而不得其脉，反得其相胜之脉，则死矣；得其相生之脉，则病已矣。

黄帝问于岐伯曰：五脏之所生，变化之病形何如？岐伯答曰：先定其五色五脉之应，其病乃可别也。黄帝曰：色脉已定，别之奈何？岐伯曰：调其脉之缓、急、小、大、滑、涩，而病变定矣。

黄帝曰：调之奈何？岐伯答曰：脉急者，尺之皮肤亦急；脉缓者，尺之皮肤亦缓；脉小者，尺之皮肤亦减而少气；脉大者，尺之皮肤亦贲而起；脉滑者，尺之皮肤亦滑；脉涩者，尺之皮肤亦涩。凡此变者，有微有甚。故善调尺者，不待于寸，善调脉者，不待于色。能参合而行之者，可以为上工，上工十全九；行二者，为中工，中工十全七；行一者，为下工，下工十全六。

黄帝曰：请问脉之缓、急、小、大、滑、涩之病形何如？岐伯曰：臣请言五脏之病变也。心脉急甚者为瘛疭；微急为心痛引背，食不下。缓甚为狂笑；微缓为伏梁，在心下，上下行，时唾血。大甚为喉吤；微大为心痹引背，善泪出。小甚为善哕；微小为消瘅。滑甚为善渴；微滑为心疝引脐，小腹鸣。涩甚为喑；微涩为血溢，维厥，耳鸣，颠疾。

肺脉急甚为癫疾；微急为肺寒热，怠惰，咳唾血，引腰背胸，若鼻息肉不通。缓甚为多汗；微缓为痿瘘、偏风，头以下汗出不可止。大甚为胫肿；微大为肺痹引胸背，起恶日光。小甚为泄，微小为消瘅。滑甚为息贲上气；微滑为上下出血。涩甚为呕血；微涩为鼠瘘，在颈支腋之间，下不胜其上，其应善酸矣。

肝脉急甚者为恶言；微急为肥气，在胁下若覆杯。缓甚为善呕，微缓为水瘕痹也。大甚为内痈，善呕衄；微大为肝痹、阴缩，咳引小腹。小甚为多饮；微小为消瘅。滑甚为㿉疝；微滑为遗溺。涩甚为溢饮；微涩为瘛挛筋痹。

脾脉急甚为瘛疭；微急为膈中，食饮入而还出，后沃沫。缓甚为痿厥；微缓为风痿，四肢不用，心慧然若无病。大甚为击仆；微大为疝气，腹裹大脓血，在肠胃之外。小甚为寒热；微小为消瘅。滑甚为癀癃；微滑为虫毒蛕蝎腹热。涩甚为肠癀；微涩为内溃，多下脓血。

肾脉急甚为骨癫疾；微急为沉厥奔豚，足不收，不得前后。缓甚为折脊；微缓为洞，洞者，食不化，下嗌还出。大甚为阴痿；微大为石水，起脐已下至小腹睡睡然，上至胃脘，死不治。小甚为洞泄；微小为消瘅。滑甚为癃癀；微滑为骨痿，坐不能起，起则目无所见。涩甚为大痈；微涩为不月、沉痔。

黄帝曰：病之六变者，刺之奈何？岐伯答曰：诸急者多寒；缓者多热；大者多气少血；小者血气皆少；滑者阳气盛，微有热；涩者多血少气，微有寒。是故刺急者，深内而久留之。刺缓者，浅内而疾发针，以去其热。刺大者，微泻其气，无出其血。刺滑者，疾发针而浅内之，以泻其阳气而去其热。刺涩者，必中其脉，随其逆顺而久留之，必先按而循之，已发针，疾按其痏，无令其血出，以和其脉。诸小者，阴阳形气俱不足，勿取以针，而调以甘药也。

黄帝曰：余闻五脏六腑之气，荥俞所入为合，令何道从入，入安连过，愿闻其故。岐伯答曰：此阳脉之别入于内，属于腑者也。

黄帝曰：荥俞与合，各有名乎？岐伯答曰：荥俞治外经，合治内腑。黄帝曰：治内腑奈何？岐伯曰：取之于合。黄帝曰：合各有名乎？岐伯答曰：胃合入于三里，大肠合入于巨虚上廉，小肠合入于巨虚下廉，三焦合入于委阳，膀胱合入于委中央，胆合入于阳陵泉。

黄帝曰：取之奈何？岐伯答曰：取之三里者，低跗；取之巨虚者，举足；取之委阳者，屈伸而索之；委中者，屈而取之；阳陵泉者，正竖膝予之齐下至委阳之阳取之；取诸外经者，揄申而从之。

黄帝曰：愿闻六腑之病。岐伯答曰：面热者，足阳明病，鱼络血者，手阳明病；两跗之上脉坚若陷者，足阳明病，此胃脉也。

大肠病者，肠中切痛而鸣濯濯，冬日重感于寒即泄，当脐而痛，不能久立，与胃同候，取巨虚上廉。

胃病者，腹膜胀，胃脘当心而痛，上支两胁，膈咽不通，食饮不下，取之三里也。

小肠病者，小腹痛，腰脊控睾而痛，时窘之后，当耳前热，若寒甚，若独肩上热甚，及手小指次指之间热，若脉陷者，此其候也。手太阳病也，取之巨虚下廉。

三焦病者，腹气满，小腹尤坚，不得小便，窘急，溢则为水，留即为胀，候在足太阳之外大络，大络在太阳、少阳之间，亦见于脉，取委阳。

膀胱病者，小腹偏肿而痛，以手按之，即欲小便而不得，肩上热，若脉陷，及足小指外廉及胫踝后皆热，若脉陷，取委中央。

胆病者，善太息，口苦，呕宿汁，心下澹澹，恐人将捕之，嗌中吤吤然，数唾，在足少阳之本末，亦视其脉之陷下者灸之，其寒热者，取阳陵泉。

黄帝曰：刺之有道乎？岐伯答曰：刺此者，必中气穴，无中肉节。中气穴则针染（一作游）于巷，中肉节即皮肤痛，补泻反则病益笃。中筋则筋缓，邪气不出，与其真相搏，乱而不去，反还内著，用针不审，以顺为逆也。

诗青译文

黄帝问岐伯说：
邪气伤人说仔细？
岐伯说：
邪气伤人分高低。
黄帝又问：
高低是否有规律？
岐伯说：
下身发病因湿邪，上身发病因风寒；邪气伤人无定位，一般规律记心间。若是邪气伤阴经，亦会流入六腑中；若是邪气伤阳经，本经生病亦可能。

黄帝说：
经络虽然分阴阳，相互关联成系统。内连脏腑肢节外，身体上下皆通融。错综复杂经络脉，如环无端无始终。外邪时常侵阴经，又会时常侵阳经。上下左右无定处，此间道理请说明？

岐伯说：
手足三阳头面聚，邪气伤人正气虚。饮食劳累或出汗，腠理开泄邪易入。邪气侵袭在面部，阳明经脉沿下输；邪气侵袭在项部，太阳经脉沿上输；邪气侵袭在颊部，少阳经脉沿下输，胸膺脊背两胁部，阳明太阳与少阳，皆为疾病所经处。

黄帝问：

邪入阴经是如何？

岐伯说：

若是邪气入阴经，手臂足胫开始行。手臂足胫内皮薄，肌肉柔软又弛松。身体各部同受风，损害常在内侧中。

黄帝又问：

若是邪留日久长，是否能把五脏伤？

岐伯说：

若是风邪入身体，五脏可能难伤及。邪气侵入阴经时，五脏之气若充实。邪气不能久在此，而是还归六腑里。邪气若是侵阳经，本经上面会发病；邪气若是侵阴经，流注六腑疾病生。

黄帝说：

若是邪气入人体，怎伤五脏请明晰？

岐伯说：

受寒冷食伤在肺，忧愁恐惧伤在心。两种寒邪同感受，皮毛肺脏皆受损，肺气上逆喘咳勤。跌仆瘀血留在内，大怒肝气向上逆。瘀血胁下阻滞见，伤肝正是在此时。如因击仆受损害，或是醉后再入房，汗出应风脾受伤。举重用力房事过，汗出水浴肾蹉跎。

黄帝说：

风邪伤脏是如何？

岐伯说：

五脏内部先受伤，然后感受外邪气，风邪趁机入五脏。

黄帝说：

好！

黄帝问岐伯说：

头面各部与全身，支撑全靠骨和筋，气血循环给养勤。天寒地冻水成冰，手足麻木受寒风。面部虽寒却不冷，为何衣被又不用？

岐伯回答说：

人体经脉十二条，三六五络行气血，上注于面走孔窍。精阳之气上注目，所以双眼能视物。旁行之气行两侧，上行于耳方能听，宗气上鼻嗅才行。谷气上胃通唇舌，辨别五味是本能。各气所化之津液，上行面部来熏蒸。因为面部皮肤厚，肌肉坚实未放松，极寒气候亦适应。

黄帝说:

病邪侵犯人体后,病态如何说仔细?

岐伯说:

若是虚邪伤人体,病人恶寒又战栗。若是正邪伤人体,病微面色始变异。全身未见人异样,既像有病又像无。既像邪留又邪去,外部表现无异样,疾病由来不知处。

黄帝说:很好!

黄帝问岐伯说:

观察气色知病情,此类医生明为名。切按脉象知病情,此类医生神为名。通过询问知病情,此类医生工为名。为何望色知病情?为何切脉知病情?为何询问知病情?有何道理在其中?

岐伯说:

脉象气色与尺肤,皆与疾病相关联,关系犹如桴与鼓。又似树根与枝叶,树根衰败枝叶枯。诊断色脉察形肉,若有偏废效不显。一般医生工知一;较高医生神知二;最高神明知其三。

黄帝说:

所有道理再谈谈。

26

岐伯回答说:

一般疾病应色脉。黄色代脉白毛脉,青色弦脉红钩脉,还有黑色是石脉。若见其色不见脉,或是反见相克脉,预后不良要明白。若是见到相生脉,虽病痊愈很快来。

黄帝问岐伯道:

五脏疾病变化多,表现症状是如何?

岐伯回答说:

五色五脉与疾病,相应情况先确定,各种疾病就能明。

黄帝说:

气色脉象若明确,怎样辨别五脏病?

岐伯说:

只要脉象能诊查,大小缓急与涩滑,确定疾病此时佳。

黄帝说:

诊查方法是如何?

岐伯说:

脉急尺肤亦紧急，脉缓尺肤亦缓弛。脉小尺肤亦瘦小，脉大尺肤大隆起。脉滑尺肤亦滑润，脉涩尺肤亦涩枯。尺肤脉象各变化，轻重不同亦有殊。善于诊察尺肤人，寸口脉象不待诊。善于诊察脉象者，不须再看人五色，可知病情不多说。色脉尺肤综合用，诊断准确是上工，十分之九能建功。中工方法用两种，十分之七能建功。下工方法只一种，十分之六能建功。

黄帝说：

缓急大小滑涩象，各种症状是怎样？

岐伯说：

五脏症状我再谈。心脉甚急手足挛；微急心痛引脊背，饮食不下吞咽难；缓甚神失人狂笑；微缓久积伏梁处，唾血上下勤摇走；大甚喉中物梗阻；微大心痹痛引背，时时伴有泪水出；

心脉小甚为呃逆；微小消瘅为善饥，心脉滑甚为消渴；微滑心疝脐痛多，小腹鸣声响似锣；心脉涩甚言不可；微涩血出肢厥中，头顶疾病有耳鸣。

肺脉急甚为癫疾；微急肺部有寒热，咳嗽有血倦乏力，胸腰背部牵引痛，鼻腔阻塞息肉明；肺脉缓甚为多汗；微缓痿身不遂愿，头部以下止汗难；肺脉大甚足胫肿；微大肺痹胸背痛，怕见日光隐身影；肺脉小甚为泄泻；微小消瘅病多些；肺脉滑甚喘气逆；微滑衄血泄两溢；肺脉涩甚为血呕；微涩颈腋下鼠瘘，下肢软弱难撑体，四肢甚酸又无力。

肝脉急甚出怒语；微急胁下肥气病，形如覆杯要记清；肝脉缓甚为呕吐；微缓水积于胁胸，此时小便不畅通；肝脉大甚内痛肿，呕吐衄血时见行；微大称为肝痹病，阴缩咳嗽小腹痛。肝脉小甚饮为多；微小消瘅善饥饿；滑甚疝病阴囊肿；微滑遗尿疾病生；肝脉涩甚为水肿；微涩不舒筋痹病。

脾脉急甚肢抽搐；微急膈中食却吐，大便泡沫稀几度；缓甚四肢软无力，身寒四肢皆厥冷；微缓风痿肢不用，好似常人神志清；大甚猝然病仆倒；微大是为疝气病，脓血肠外多腹中。

脾脉小甚寒热病；微小内热消瘅病；滑甚大疝阴囊肿，小便不通癃闭病；微滑肠中有蛔虫，发热腹中虫寄生；涩甚肠脱肠𤺄病；微涩肠内溃脓肿，大便时见有血脓。

肾脉急甚邪至骨，骨癫疾病最突出；微急下肢逆冷沉，足伸不屈似奔豚，两便不通难爽身；缓甚腰脊痛如折；微缓洞泄病奈何，饮食不化排出多；肾脉大甚为阴痿；微大病名为石水，脐下小腹坠胀满，预后不良在胃脘；肾脉小甚洞泄病；微小是为消瘅病；滑甚㿉疝不通尿；微滑是为骨痿病，此时能坐却难立，立时目眩视不清；肾脉涩甚大痈肿，微涩月经不畅通，痔疾日久难愈成。

黄帝说：

五脏病变六脉象，针刺方法又怎样？

岐伯说：

脉象紧急多寒邪，脉象缓和多属热。脉大气余血不足，脉小气血两不足。脉滑阳盛微有热，血瘀气虚是脉涩，微有寒象与相合。针刺急脉刺应深，还需长时来留针。针刺缓脉刺应浅，出针要快使热散。针刺大脉应轻泻，微泻其气不出血。浅刺滑脉出针快，亢盛阳气泄热来。涩脉必须刺脉中，逆顺方向要分明。留针时间要长久，按摩导引脉气行。出针快速按针孔，气血调和经脉松。小脉阴阳气血虚，针刺疗法不可取，甘味药来能治愈。

黄帝说：

听说六腑之脉气，荥输从入而为合。气血何脉入合穴，还要请你来说说？此条经脉与他脉，又是怎样相连通？其中道理请阐明。

岐伯回答说：

此因手足各阳经，别络进入内部中，亦属六腑要知情。

黄帝问：

针刺荥输与合穴，治疗何处有不同？

岐伯回答说：

荥输可治外经病，合穴可治六腑病。

黄帝问：

若是治疗六腑病，应该怎样说分明？

岐伯回答说：

三阳经脉合穴行。

黄帝问：

合穴是否各有名？

岐伯回答说：

胃部合穴在三里，大肠巨虚在上廉，巨虚下廉是小肠，三焦合穴委阳间，膀胱合穴在委中，胆部合穴阳陵泉。

黄帝问：

取法如何再谈谈？

岐伯回答说：

若是来取三里穴，足背应该为低平。若是来取巨虚穴，应该举足要记清。若是来取委阳穴，屈股伸足才可行。若是来取委中穴，屈膝取穴要分明。若是来取阳陵泉，正坐两膝要相齐，委阳外侧取穴时。在外经脉荥输穴，摇伸方法才适宜。

黄帝说：

六腑病变又如何？

岐伯回答说：

足部阳明有病变，面部定会见发热。两足背上冲阳脉，出现坚实或虚弱，胃气要脉要记得。手部阳明有病变，鱼部瘀滞血斑多。

大肠发病肠痛剧，并有阵阵肠鸣声。冬日再受寒邪犯，腹泻兼有脐部痛，甚至久立亦不能。因为大肠连于胃，与胃同候已说明，巨虚上廉取来行。

胃病腹胀又满闷，胃脘当心而疼痛。向上支撑痛两胁，胸膈食道滞不通。此时饮食又不下，足三里穴取来行。

小肠发病小腹痛，腰脊牵引睾丸疼。平时常常觉苦恼，耳前发热或发冷。只是眉上有热感，发热小指与无名。脉象虚陷若不起，病变证候小肠经。此时如何来治疗，巨虚下廉取来行。

三焦发病腹胀满，小便不通小腹硬。人觉窘迫又难受，水溢皮肤成水肿，留在腹部为胀病。三焦病候亦呈现，足部太阳大络上，太阳少阳两经间。若是三焦有疾病，此脉即是色为红，委阳穴位取来行。

若是膀胱有疾病，小腹偏肿又疼痛。用手按下欲小便，可是尿液不出行，肩部发热会发生。若是发现有陷脉，足部小指外侧中。胫骨踝骨皆发热，委中穴位取来行。

若是胆经有疾病，叹气口苦清水吐。心中跳动惕不安，好像有人来逮捕。喉咙似物常作梗，频频咳嗽唾沫出。足部少阳之病变，必用灸法莫须谈。寒热往来若见到，应取穴位阳陵泉。

黄帝问：

针刺是否有法则？

岐伯回答说：

针刺一定刺气穴，针刺肉节可不行。若是气穴被刺中，针气行于孔穴内，此时经脉就相通。若是肉节被刺中，皮肤定会觉疼痛。病应来补误用泻，或是应泻而误补，病情只会更加重。若是筋部误刺中，此时筋部弛缓多。邪气难以外散去，反与真气来相搏。留在里面成疾病，由于用针不谨慎，由顺到逆而造成。

黄帝内经·灵枢

根　结

原 文

岐伯曰：天地相感，寒暖相移，阴阳之道，孰少孰多，阴道偶，阳道奇，发于春夏，阴气少，阳气多，阴阳不调，何补何泻？发于秋冬，阳气少，阴气多，阴气盛而阳气衰，故茎叶枯槁，湿雨下归，阴阳相移，何泻何补？奇邪离经，不可胜数，不知根结，五脏六腑，折关败枢，开阖而走，阴阳大失，不可复取。九针之玄，要在终始，故能知终始，一言而毕，不知终始，针道咸绝。

太阳根于至阴，结于命门，命门者目也。阳明根于厉兑，结于颡大，颡大者钳耳也。少阳根于窍阴，结于窗笼，窗笼者耳中也。太阳为开，阳明为阖，少阳为枢，故关折则肉节渎而暴病起矣，故暴病者取之太阳，视有余不足。渎者皮肉宛膲而弱也。阖折则气无所止息而痿疾起矣，故痿疾者取之阳明，视有余不足，无所止息者，真气稽留，邪气居之也。枢折即骨繇而不安于地，故骨繇者取之少阳，视有余不足，骨繇者，节缓而不收也，所谓骨繇者摇故也，当穷其本也。

太阴根于隐白，结于太仓。少阴根于涌泉，结于廉泉。厥阴根于大敦，结于玉英，络于膻中。太阴为开，厥阴为阖，少阴为枢。故开折则仓廪无所输膈洞，膈洞者取之太阴，视有余不足，故开折者气不足而生病也。阖折即气绝而喜悲，悲者取之厥阴，视有余不足。枢折则脉有所结而不通，不通者取之少阴，视有余不足，有结者皆取之。

足太阳根于至阴，溜于京骨，注于昆仑，入于天柱、飞扬也。足少阳根于窍阴，溜于丘墟，注于阳辅，入于天容、光明也。足阳明根于厉兑，溜于冲阳，注于下陵，入于人迎、丰隆也。手太阳根于少泽，溜于阳谷，注于小海，入于天窗、支正也。手少阳根于关冲，溜于阳池，注于支沟，入于天牖、外关也。手阳明根于商阳，溜于合谷，注于阳豁，入于扶突、偏历也。此所谓十二经者，盛络皆当取之。

一日一夜五十营，以营五脏之精，不应数者，名曰狂生。所谓五十营者，五脏皆受气。持其脉口，数其至也。五十动而不一代者，五脏皆受气；四十动一代者，一脏无气；三十动一代者，二脏无气；二十动一代者，三脏无气；十动一代者，四脏无气；不满十动一代者，五脏无气，予之短期，要在终始。所谓五十动而不一代者，以为常也，以知五脏之期，予之短期者，乍数乍疏也。

黄帝曰：逆顺五体者，言人骨节之小大，肉之坚脆，皮之厚薄，血之清浊，气之滑涩，脉之长短，血之多少，经络之数，余已知之矣，此皆布衣匹夫之士也。夫王公大人，血食之君，身体柔脆，肌肉软弱，血气慓悍滑利，其刺之徐疾浅深多少，可得同之乎？岐伯答曰：膏粱菽藿之味，何可同也？气滑即出疾，气涩则出迟，气悍则针小而入浅，气涩则针大而入深，深则欲留，浅则欲疾。以此观之，刺布衣者深以留之，刺大人者微以徐之，此皆因气慓悍滑利也。

黄帝曰：形气之逆顺奈何？岐伯曰：形气不足，病气有余，是邪胜也，急泻之。形气有余，病气不足，急补之。形气不足，病气不足，此阴阳气俱不足也，不可刺之，刺之则重不足，重不足则阴阳俱竭，血气皆尽，五脏空虚，筋骨髓枯，老者绝灭，壮者不复矣。形气有余，病气有余，此谓阴阳俱有余也，急泻其邪，调其虚实。故曰：有余者泻之，不足者补之，此之谓也。故曰：刺不知逆顺，真邪相搏。满而补之，则阴阳四溢，肠胃充郭，肝肺内䐜，阴阳相错。虚而泻之，则经脉空虚，血气竭枯，肠胃㑊辟，皮肤薄著，毛腠夭膲，予之死期。故曰用针之要，在于知调，调阴与阳，精气乃光，合形与气，使神内藏。故曰上工平气，中工乱脉，下工绝气危生。故曰下工不可不慎也。必审五脏变化之病，五脉之应，经络之实虚，皮之柔粗，而后取之也。

诗青译文 ❀

岐伯说：

天地之气有感应，气候寒暖互位移。寒热阴阳皆盛衰，谁多谁少有规律，阴道为偶阳道奇。若是病发春夏季，阴气为少阳气多。阴阳不能互调和，补泻两法是如何？若是病发秋冬季，阳气为少阴气多。水湿下渗至根部，草木茎叶枯凋落。若是阴阳两相移，补泻两法又如何？若有邪气侵经络，发生病变数目多。若是不知根结意，邪侵脏腑功能失。气而走泄枢机坏，阴阳大伤病难医。经脉根结九针妙，针刺道理君须知。

膀胱经起至阴穴，面部命门为归结。所谓命门睛明穴。阳明胃起厉兑穴，额角颡大是归结。所谓颡大头维穴。足部少阳胆经脉，耳部窗笼是归结，小趾端起窍阴穴。窗笼即是听会穴。太阳为开阳明合，少阳介于表里间，内外枢纽作传送。太阳之关功能失，肉节渎来暴疾生。针治暴疾膀胱经，依据病情方法出。判断应该泄有余，还是应该补不足。若是阴阖功能失，气无定所又止息，发生疾病名痿疾。针治痿疾阳明胃，依据病情方法出。判断应该泻有余，还是应该补不足。阳枢功能若消失，骨繇为名立不住。针治骨繇少阳胆，依据病情方法出。判断应该泻有余，还是应该补不足。骨繇节弛缓不收。以上疾病探缘由。

足太阴脾起何处，足大趾内隐白穴。足太阴脾归何处，上腹部位太仓穴。足太阴肾起何处，起于足心涌泉穴。足太阴肾归何处，归于喉部廉泉穴。足厥阴肝起何处，足大趾外大敦穴。足厥阴肝归何处，归于胸部玉英穴，然后络于膻中穴。太阴为开厥阴阖，少阳为枢要记得。太阴之关功能失，难以输转送谷气。上则隔气会塞痞，下则洞泄难停止。若治膈塞洞泄病，足太阴脾取可行。太阴之开失功能，脾气不足而致成。厥阴之阖失功能，肝气弛缓时悲鸣。若要医治悲疾病，足厥阴肝取可行。少阴之枢失功能，肾经脉气滞不通。足少阴肾取可行。经脉结滞凡不通，刺治方法已说清。

太阳膀胱起本经，井穴流注穴京骨。昆仑穴经又注入，上入颈部穴天柱，络穴飞扬下足部。足少阳胆起何处，本经井穴窍阴部。流经原穴为丘墟，后注经穴是阳辅。上入颈部天容穴，络穴光明在下入。足阳明胃起何处，本经井穴厉兑部。流经原穴冲阳处，后入经穴三里足。在上人迎入颈部，在下丰隆足部入。太阳小肠起何处，本经井穴少泽部。流经经穴和阳谷，合穴小海在后入。在上天窗入头部，在下支正入臂部。少阳三焦起何处，本经井穴关冲部。流经原穴与阳池，经穴支沟在后入。在上天牖入头部，在外关下络穴入。阳明大肠起何处，本经井穴商阳部。流经原穴与合谷，经穴阳溪在后入。在上扶突入颈部，在下偏历络穴入。此为经脉十二条，流向入位要记住。若有络脉盛满象，当用泻法刺穴处。

经脉之气体内行，昼夜是为五十周，五脏气精来运营。如有太过或不及，人觉不适患病疾，此种情况叫狂生。平时所谓五十营，五脏精气能补全。诊切寸口之脉象，脉跳次数能计算。五十次时无歇止，五脏精气受满园。四十次时歇一次，一脏衰败在其间。三十次时歇一次，二脏衰败在其间。二十次时歇一次，三脏衰败在其间。一十次时歇一次，四脏衰败在其间。十次不满就歇止，精气俱衰近日死。五十次时无歇止，五脏脉象正常行。测知精气之情况，脉象快慢来判定，短期人死或是生。

黄帝说：

人体差异共五种，骨节大小有异同。肌肉亦分坚与脆，皮分薄厚与浊清。滑涩有气来运行，经脉长短和津血，以及经络数目等。这些我已皆知晓，布衣之士亦明了。王公终日食肉者，身体肌肉皆软弱。手法快慢刺深浅，血气运速为滑彻。还有取穴有多少，是否相同你说说？

岐伯回答说：

糠菜肥甘与美味，方法怎能混一谈？气滑针快气涩慢，气滑小针刺要浅。气涩大针刺要深，深刺还需留其针，浅刺出针快在心。布衣深刺且留针，王公浅刺慢进针，气行慓悍急滑分。

黄帝说：

形气有余或不足，怎样治疗说清楚？

岐伯说：

形气不足病气余，邪气实满泻邪出。形气有余病不足，阴阳之气亦不足。此种患者莫来刺，阴阳俱竭要记住。气血耗尽五脏虚，筋骨将会现槁枯。老年之人将不在，壮年之人难康复。形气有余病气余，阴阳有余泻邪出。针刺逆顺和补泻，正邪两气相搏结。邪实补法溢气血，大肠与胃邪充满，肝肺皆胀阴阳乱。正虚泻法经脉虚，气血耗损胃无力，人瘦好似两层皮，毫毛脱折又枯焦，预见死期已不遥。熟悉针法调阴阳。精气充足人不慌，形体神气两相合，神气方能内里藏。高明医生善调理，平衡阴阳笑颜开。普通医生经脉扰，低劣医生把命害。五脏变化应五脉，经络虚实皮柔粗，此些皆需勤审慎，再来取穴效果殊。

黄帝内经 · 灵枢

寿夭刚柔

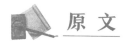 **原文**

黄帝问于少师曰：余闻人之生也，有刚有柔，有弱有强，有短有长，有阴有阳，愿闻其方。少师答曰：阴中有阴，阳中有阳，审知阴阳，刺之有方，得病所始，刺之有理，谨度病端，与时相应，内合于五脏六腑，外合于筋骨皮肤。是故内有阴阳，外亦有阴阳。在内者，五脏为阴，六腑为阳；在外者，筋骨为阴，皮肤为阳。故曰：病在阴之阴者，刺阴之荥俞，病在阳之阳者，刺阳之合；病在阳之阴者，刺阴之经；病在阴之阳者，刺络脉。故曰病在阳者命曰风，病在阴者命曰痹，阴阳俱病命曰风痹。病有形而不痛者，阳之类也；无形而痛者，阴之类也。无形而痛者，其阳完而阴伤之也，急治其阴，无攻其阳；有形而不痛者，其阴完而阳伤之也，急治其阳，无攻其阴。阴阳俱动，乍有形，乍无形，加以烦心，命曰阴胜其阳。此谓不表不里，其形不久。

黄帝问于伯高曰：余闻形气病之先后、外内之应奈何？伯高答曰：风寒伤形，忧恐忿怒伤气。气伤脏，乃病脏；寒伤形，乃应形；风伤筋脉，筋脉乃应。此形气外内之相应也。

黄帝曰：刺之奈何？伯高答曰：病九日者，三刺而已。病一月者，十刺而已。多少远近，以此衰之。久痹不去身者，视其血络，尽出其血。

黄帝曰：外内之病，难易之治奈何？伯高答曰：形先病而未入脏者，刺之半其日；脏先病而形乃应者，刺之倍其日。此外内难易之应也。

黄帝问于伯高曰：余闻形有缓急，气有盛衰，骨有大小，肉有坚脆，皮有厚薄，其以立寿夭奈何？伯高答曰：形与气相任则寿，不相任则夭。皮与肉相果则寿，不相果则夭。血气经络胜形则寿，不胜形则夭。

黄帝曰：何谓形之缓急？伯高答曰：形充而皮肤缓者则寿，形充而皮肤急者则夭。形充而脉坚大者顺也，形充而脉小以弱者气衰，衰则危矣。若形充而颧不起者骨小，骨小则夭矣。形充而大肉䐃坚而有分者肉坚，肉坚则寿矣；形充而大肉无分理不坚者肉脆，肉脆则夭矣。此天之生命，所以立形定气而视寿夭者，必明乎此立形定气，而后以临病人，决死生。

黄帝曰：余闻寿夭，无以度之。伯高答曰：墙基卑，高不及其地者，不满三十而死；其有因加疾者，不及二十而死也。

黄帝曰：形气之相胜，以立寿夭奈何？伯高答曰：平人而气胜形者寿；病而形肉脱，气胜形者死，形胜气者危矣。

黄帝曰：余闻刺有三变，何谓三变？伯高答曰：有刺营者，有刺卫者，有刺寒痹之留经者。

黄帝曰：刺三变者奈何？伯高答曰：刺营者出血，刺卫者出气，刺寒痹者内热。

黄帝曰：营卫寒痹之为病奈何？伯高答曰：营之生病也，寒热少气，血上下行。卫之生病也，气痛时来时去，怫忾贲响，风寒客于肠胃之中。寒痹之为病也，留而不去，时痛而皮不仁。

黄帝曰：刺寒痹内热奈何？伯高答曰：刺布衣者，以火焠之；刺大人者，以药熨之。

黄帝曰：药熨奈何？伯高答曰：用醇酒二十升，蜀椒一升，干姜一升，桂心一升，凡四种，皆㕮咀，渍酒中。用棉絮一斤，细白布四丈，并内酒中。置酒马矢煴中，盖封涂，勿使泄。五日五夜，出布棉絮，曝干之，干复渍，以尽其汁。每渍必晬其日，乃出干。干，并用滓与棉絮，复布为复巾，长六七尺，为六七巾，则用之生桑炭炙巾，以熨寒痹所刺之处，令热入至于病所，寒复炙巾以熨之，三十遍而止。汗出，以巾拭身，亦三十遍而止。起步内中，无见风。每刺必熨，如此病已矣。此所谓内热也。

诗青译文

黄帝问少师说：

人体素质在先天，刚柔强弱与长短，阴阳亦是各有异，其中刺法你谈谈。

少师答道：

阴阳自古有理论，阳中有阳阴中阴。阴阳规律先掌握，针法运用才得心。发病经过要了解，才能合理用其针。四时人体关系切，细心推测患病因，在内脏腑与相合，在外筋肤相合真。体内自古有阴阳，体表亦有阴阳分。五脏为阴阳六腑，皮肤为阳筋骨阴。阴中之阴五脏病，阴经荥输穴位行；病在阳中阳皮肤，阳经合穴效果殊；病在阳中阴筋骨，阴经经穴效显著；病在阴中阳六腑，可刺络穴要记住。疾病性质时而异，病位亦有不同处，病在体表邪在外，属阳名称是为风；病在体内邪在内，属阴气血阻不通，此时称痹为其名；表里阴阳皆有病，称为风痹要记清。疾病症状来分析，若有症状身体中，未见内脏有痛感，此时大多属阳证；若无症状身体中，可见内脏有痛感，此时大多属阴证。体表无病内脏伤，速治其里方法良，误治其表要遭殃；内脏无病体表伤，速治其表方法良，误治其里要遭殃。表里若是同患病，症见体表忽内脏，亦有患者心烦躁，内脏疾病比表强，病邪不只在于表，亦是不只在于里，属于表里同时病，预后不良要知悉。

黄帝问伯高说：

形体脏病有先后，如何相应再说说？

伯高回答说：

风寒邪气致疾病，外在形体多受伤；忧恐愤怒等情志，内在脏气多受伤。七情若是来伤害，病变皆在内脏里；外感寒邪若伤人，病变部位在形体；风邪直接伤筋脉，病变部位筋脉来。病邪所伤形气位，内外相应要明白。

黄帝说：

如何针刺来治疗？

伯高回答说：

若是患病已九日，针刺三次就会好；若是患病已一月，针刺十次就有效。患病远近之时间，三天一次来计算。若患邪气有内阻，久而不愈之病症，病人血络察仔细，血络刺出恶血行。

黄帝说：

若是治疗内外病，难易情况请说明？

伯高回答说：

若是形体先受病，尚未侵入内脏中，可据已病之日数，针刺次数减半行。若是内脏先受病，然后伤及人形体，针刺次数加倍应。疾病部位有内外，治疗难易要分明。

黄帝问伯高说：

人之形体有缓急，正气亦有盛与衰，骨骼更是有大小，肌肉亦有坚脆在，皮肤区分薄与厚，寿夭怎定请道来？

伯高回答说：

形体正气称长寿，若不相称多夭折。皮肤肌肉称长寿，若不相称多夭折。血气经络若强盛，超过形体多长寿，少于形体多夭折。

黄帝说：

形体缓急再说说?

伯高回答说：

形体若是很结实，皮肤舒缓多长寿；形体虽然很旺盛，皮肤紧急多夭折。形体若是很结实，脉象坚大力为顺；形体虽然很旺盛，脉象弱小无力衰，气衰总有危险在。形体虽然很旺盛，颧骨不突骨骼小，骨骼小人多折夭。形体若是很结实，大肉突起有分理，肉坚实者多长寿；形体虽然很旺盛，大肉不坚无分理，肉脆之人多折夭。虽然禀赋由先天，可据形气有不同，衡量体质强与弱，长寿夭折推断行。此理医生需思量，按照形气作临床，预知后续良不良。

黄帝说：

寿夭区别我听过，怎样判断请说说?

伯高回答说：

面部肌肉若下陷，骨骼裸露很明显，不满三十赴黄泉。若有疾病来影响，二十不到就危险。

黄帝说：

形气相胜已知晓，如何决定寿与夭?

伯高回答说：

正胜外形人长寿；若是肌肉极消瘦，虽然正气胜外形，难免一死无理由；若是外形胜正气，亦有危险记心头。

黄帝说：

听说刺法有三变，还要请你来谈谈?

伯高回答说：

刺营刺卫刺寒痹，羁留经络要注意。

黄帝说：

刺法请你来明示?

伯高回答说：

欲通其血来刺营，欲调其气来刺卫，热气纳内刺寒痹。

黄帝说：

三种症状是如何?

伯高回答说：

营分病症常出现，寒热往来记心间，一呼一吸皆气少，上下妄行血不闲。卫分病症常出现，痛无定处时流行，胸腹感觉又闷满，时闻音响窜动声，侵袭肠胃因风寒。寒痹病久未愈痊，感觉筋骨又作痛，麻木不仁皮肤间。

黄帝说：

若是针刺寒痹时，内热请你说仔细？

伯高回答说：

体质较好劳动人，烧红火针来针刺，体质较差处优人，多用药熨需牢记。

黄帝说：

药熨方法请明晰？

伯高回答说：

醇酒二十蜀椒一，干姜桂心各斤一。四药捣碎浸酒里。然后棉絮用一斤，白布四丈入酒中。酒器之上加封盖，泥封不使气外行，燃烧马粪煨又再，五日五夜记心怀，细布棉絮晒干取，干后再浸入酒内，反复药酒浸干来。每次浸时一整天，然后拿出再晒干。待到酒被浸干后，布做夹袋放旁边，每个长约六七尺，六七条巾人莫闲，入袋药渣与丝绵。生桑炭火用时取，夹袋烘热放上面，熨敷寒痹所刺处，热气深透病位部。冷后再烘增温度。如此熨敷三十次，每次使患有汗出。汗后手巾揩其身，三十余遍需人勤。并令患者室内行，但是不能遇见风。每次针时加熨法，内热方法效果佳。

黄帝内经·灵枢

官 针

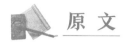 **原文**

凡刺之要，官针最妙。九针之宜，各有所为，长短大小，各有所施也，不得其用，病弗能移。疾浅针深，内伤良肉，皮肤为痈；病深针浅，病气不泻，反为大脓。病小针大，气泻太甚，疾必为害；病大针小，气不泄泻，亦复为败。夫针之宜，大者大泻，小者不移。已言其过，请言其所施。

病在皮肤无常处者，取以镵针于病所，肤白勿取。病在分肉间，取以圆针于病所。病在经络痼痹者，取以锋针。病在脉，气少当补之者，取以锃针于井荥分输。病为大脓者，取以铍针。病痹气暴发者，取以圆利针。病痹气痛而不去者，取以毫针。病在中者，取以长针，病水肿不能通关节者，取以大针。病在五脏固居者，取以锋针，泻于井荥分输，取以四时。

凡刺有九，以应九变。一曰输刺，输刺者，刺诸经荥输、脏俞也。二曰远道刺，远道刺者，病在上，取之下，刺腑腧也。三曰经刺，经刺者，刺大经之结络经分也。四曰络刺，络刺者，刺小络之血脉也。五曰分刺，分刺者，刺分肉之间也。六曰大泻刺，大泻刺者，刺大脓以铍针也。七曰毛刺，毛刺者，刺浮痹皮肤也。八曰巨刺，巨刺者，左取右，右取左。九曰焠刺，焠刺者，刺燔针则取痹也。

凡刺有十二节，以应十二经。一曰偶刺，偶刺者，以手直心若背，直痛所，一刺前，一刺后，以治心痹，刺此者旁针之也。二曰报刺，报刺者，刺痛无常处也，上下行者，直内无拔针，以左手随病所按之，乃出针，复刺之也。三曰恢刺，恢刺者，直刺傍之，举之前后，恢筋急，以治筋痹也。四曰齐刺，齐刺者，直入一，旁入二，以治寒气小深者。或曰三刺，三刺者，治痹气小深者也。五曰扬刺，扬刺者，正内一，旁内四，而浮之，以治寒气之浅者也。六曰直针刺，直针刺者，引皮乃刺之，以治寒气之浅者也。七曰输刺，输刺者，直入直出，稀发针而深之，以治气盛而热者也。八曰短刺，短刺者，刺骨痹，稍摇而深之，致针骨所，以上下摩骨也。九曰浮刺，浮刺者，旁入而浮之，以治肌急而寒者也。十曰阴刺，阴刺者，左右率刺之，以治寒厥，中寒厥，足踝后少阴也。十一曰旁针刺，傍针刺者，直刺傍刺各一，以治留痹久居者也。十二曰赞刺，赞刺者，直入直出，数发针而浅之出血，是谓治痈肿也。

脉之所居深不见者，刺之，微内针而久留之，以致其空脉气也。脉浅者勿刺，按绝其脉乃刺之，无令精出，独出其邪气耳。所谓三刺则谷气出者，先浅刺绝皮，以出阳邪；再刺则阴邪出者，少益深，绝皮致肌肉，未入分肉间也；已入分肉之间，则谷气出。故刺法曰：始刺浅之，以逐邪气，而来血气；后刺深之，以致阴气之邪；最后刺极深之，以下谷气。此之谓也。故用针者，不知年之所加，气之盛衰，虚实之所起，不可以为工也。

凡刺有五，以应五脏。一曰半刺，半刺者，浅内而疾发针，无针伤肉，如拔毛状，以取皮气，此肺之应也。二曰豹文刺，豹文刺者，左右前后针之，中脉为故，以取经络之血者，此心之应也。三曰关刺，关刺者，直刺左右，尽筋上，以取筋痹，慎无出血，此肝之应也，或曰渊刺，一曰岂刺。四曰合谷刺，合谷刺者，左右鸡足针于分肉之间，以取肌痹，此脾之应也。五曰输刺，输刺者，直入直出，深内之至骨，以取骨痹，此肾之应也。

诗青译文 ✿

针刺要点不在多，针具更要符规格。九针功能各不同，长短大小亦不等。用法不当难治病。病在浅表针刺深，损伤好肉身痛肿。病在深部针刺浅，病邪不去脓痈生。疾病轻浅误大针，元气外泄病愈重；疾病重深误小针，邪气不泄无效中。宜用小针误大针，正气泻去人虚空，宜用大针误小针，病邪在内未消除。错用针具害处多，九针用法说清楚。

病在皮肤无固定，镵针针刺疾病位，皮肤苍白刺不行。病邪藏在肌肉间，圆针来刺人安全。病在经络久成痹，锋针来刺最适宜。病在经脉气不足，此时方法适宜补，鍉针按压井荥输。脓痈严重铍排脓。圆利针疗急痹证。痹证疼痛久不止，毫针治疗亦可以。病已入里长针刺。关节水肿不通利，此时应用大针刺。病在五脏而不去，锋针泻法来行刺，选穴时刻有依据，四时腧穴有关系。

针刺方法有九种，刺治以对九种病。输刺是为第一种，针刺四肢十二经，井输经合各穴荥，脏腑腧穴背两行。远道刺为第二种，下部取穴上部病，针刺腑腧三阳经。经刺是为第三种，经脉触结或压痛。络刺是为第四种，皮下浅刺小络经。分刺是为第五种，针刺肌肉间隙中。大泻刺为第六种，铍针来刺肠痈病。毛刺是为第七种，针刺表皮有痹证。巨刺是为第八种，右侧穴刺左侧病，左侧穴刺右侧病。焠刺是为第九种，燔针来刺治痹证。

针刺方法十二种，十二经病与相应。偶刺称作第一种，用手对背或是胸，前胸后背各针刺，当痛治疗心痹病。针尖要向两旁倾。报刺称作第二种，痛无定处疾病行。需要垂直来行针，先用左手按痛处，将针拔出再进针。恢刺称作第三种，筋脉旁边需直刺，提插运捻前后向，此法用来治筋痹。齐刺称作第四种，直刺一针病位中，左右再各刺一针，寒邪小深此法行。此法又被叫三刺，治疗深病小痹气。扬刺称作第五种，直刺一针病位中，病变周围再四刺，浅刺寒气广泛病。直针刺称第六种，手捏皮肤沿皮入，寒气较浅效果殊。输刺称作第七种，将针直入又直出，取穴不多却深刺，气盛热病能消除。短刺称作第八种，短刺可治骨痹病，

进针时慢针体动，使针渐渐骨深入，上下提插按摩骨。浮刺称作第九种，浮浅斜刺病位旁，肌肉挛急有寒病。阴刺称作第十种，左右皆刺寒厥病，内踝后面太溪行。傍针刺为十一种，直刺两旁病位行，久而不愈之痹证。赞刺称为十二种，直入直出要快速，浅刺流血疗痈肿。

经脉深处难遇见，进入留针长时间，孔中脉气疏导完。若是脉浅莫硬刺，绝经脉气按住先，进针不使精气泄，邪气排出水云边。三刺谷气能流通，浅刺皮肤泻阳先；再刺阴邪即会出，稍微深刺透皮肤，接近肌肉末之间；刺至肌肉通谷气，针感才会来出现。所以刺法理论道：浅刺祛邪在浅表，深刺血气流通好，以使阴邪行向外，深刺谷气能疏导。运气变化若不知，不懂盛衰与虚实，持针亦难成名医。

刺法还有另五种，五脏病变与相应。第一名字叫半刺，下针宜浅又快出，不伤肌肉似毛除，皮毛邪气被驱赶，肺脏相应要记住。第二名叫豹文刺，下针前后与左右，刺中络脉血流出，经络瘀血能消散，肺脏相应要清楚。第三名字叫关刺，直刺四肢近关节，此法可以疗筋痹，刺时出血不可见，肝脏相应要知悉。第四名叫合谷刺，用针深刺分肉间，左右斜刺一针先，治疗肌痹鸡足似，脾脏相应要知全。第五名字叫输刺，直接进针又出针，刺到骨部入针深，此法可疗骨痹症，肾脏相应记在心。

黄帝内经·灵枢

本　神

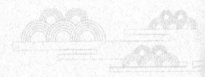

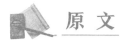 **原文**

黄帝问于岐伯曰：凡刺之法，先必本于神。血、脉、营、气、精、神，此五脏之所藏也，至其淫泆离脏则精失、魂魄飞扬、志意恍乱、智虑去身者，何因而然乎？天之罪与？人之过乎？何谓德、气、生、精、神、魄、心、意、志、思、智、虑？请问其故。岐伯答曰：天之在我者德也，地之在我者气也，德流气薄而生者也。故生之来谓之精，两精相搏谓之神，随神往来者谓之魂，并精而出入者谓之魄，所以任物者谓之心，心有所忆谓之意，意之所存谓之志，因志而存变谓之思，因思而远慕谓之虑，因虑而处物谓之智。故智者之养生也，必顺四时而适寒暑，和喜怒而安居处，节阴阳而调刚柔，如是则僻邪不至，长生久视。

是故怵惕思虑者则伤神，神伤则恐惧，流淫而不止。因悲哀动中者，竭绝而失生。喜乐者，神惮散而不藏。愁忧者，气闭塞而不行。盛怒者，迷惑而不治。恐惧者，神荡惮而不收。

心怵惕思虑则伤神，神伤则恐惧自失。破䐃脱肉，毛悴色夭，死于冬。脾愁忧而不解则伤意，意伤则悗乱，四肢不举，毛悴色夭，死于春。肝悲哀动中则伤魂，魂伤则狂妄不精，不精则不正，当人阴缩而挛筋，两胁骨不举，毛悴色夭，死于秋。肺喜乐无极则伤魄，魄伤则狂，狂者意不存人，皮革焦，毛悴色夭，死于夏。肾盛怒而不止则伤志，志伤则喜忘其前言，腰脊不可以俯仰屈伸，毛悴色夭，死于季夏。

恐惧而不解则伤精，精伤则骨酸痿厥，精时自下。是故五脏主藏精者也，不可伤，伤则失守而阴虚，阴虚则无气，无气则死矣。是故用针者，察观病人之态，以知精神魂魄之存亡得失之意，五者以伤，针不可以治之也。

肝藏血，血舍魂，肝气虚则恐，实则怒。脾藏营，营舍意，脾气虚则四肢不用，五脏不安，实则腹胀，泾溲不利。心藏脉，脉舍神，心气虚则悲，实则笑不休。肺藏气，气舍魄，肺气虚则鼻塞不利，少气，实则喘喝胸盈仰息。肾藏精，精舍志，肾气虚则厥，实则胀，五脏不安。必审五脏之病形，以知其气之虚实，谨而调之也。

诗青译文 🌸

黄帝问岐伯道：

针刺法则要遵循，生命活动是为神。五脏所藏生命力，血脉精神与营气。若是七情用过度，便与内脏相分离，精气随之而消散，魂魄不定纷飞去，意志恍惚又无主，决断之时失本意，造成此象因何在？人为还是天灾时？魂魄精神德气生，智虑心思与意志？其中蕴藏何道理。

岐伯回答说：

地赋予人称为气，天赋予人称为德。天德下行地气交，化生万物阴阳合。生命原物称为精；神是两精相合成；魂随神气而来往；魄为精之先天能；脱离母体心主宰，意为心念而未定；志为主意已定型；据志考量是为思，虑为思考有近远；智为虑后再决断。聪明之人若养生，四时节令皆顺从。适应气候分寒暑，避免喜怒过度行，注意起居与饮食，阴阳节制两平衡，刚柔调和有规律。外邪难以入人体，长寿犹如不老松。

恐惧思虑心神伤，情绪外露见平常。悲哀太过肝脏损，耗竭正气人将亡。喜乐神散难守正。气机闭塞多忧愁。大怒可使心昏迷。恐惧太甚神难收。

心因恐惧过思虑，伤及藏神多恐惧，大肉瘦削难自主，皮毛憔悴气色枯，死亡大约在冬季。脾因忧愁伤藏意，意伤胸膈烦为殊，手足无力难举动，皮毛憔悴气色枯，死亡大约在春季。肝因悲哀伤藏魂，魂伤狂妄人混沌，筋脉拘挛失常态，又见萎缩在前阴，此时两胁难张舒，皮毛憔悴气色枯，死亡大约在秋季。肺因喜乐伤藏魄。魄伤癫言随口出，高谈阔论无伦次，皮毛憔悴气色枯，死亡大约在夏季。肾因大怒伤藏志，志伤衰退记忆无，腰脊转动难俯仰，皮毛憔悴气色枯，死亡大约在夏季。

恐惧难解而伤精，骨节酸软痿弱中，精液时常流向外，四肢身寒又发冷。五脏皆可主精藏，并且不能有损伤，伤则失守阴不足，正气化源会绝断，身无正气人则亡。若是用针来治病，病态神情观仔细，精神意志与魂魄，须知是否有得失，五脏之精若损伤，针刺之时要注意。

肝脏藏血血藏魂，肝气若虚易恐惧，肝气若实易发怒。脾脏藏营营藏意，脾气若虚四肢僵，五脏若是缺营气，功能必是不正常，脾气若实腹胀满，两便不利放心上。心脏藏脉脉藏神，心气若虚易悲伤，心气若实喜笑忙。肺脏藏气气藏魄，肺气若虚鼻塞多。呼吸不利气亦短，肺气若实胸满喘，仰面呼吸才舒坦。肾脏藏精精藏志，肾气若虚厥四肢，肾气若实腹胀时。五脏若是有病变，症状必须先审察，然后分析虚或实，再来寻行调治法。

黄帝内经 · 灵枢

终 始

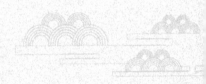

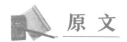

原 文

　　凡刺之道，毕于终始，明知终始，五脏为纪，阴阳定矣。阴者主脏，阳者主腑，阳受气于四末，阴受气于五脏。故泻者迎之，补者随之，知迎知随，气可令和。和气之方，必通阴阳，五脏为阴，六腑为阳，传之后世，以血为盟，敬之者昌，慢之者亡。无道行私，必得夭殃。

　　谨奉天道，请言终始，终始者，经脉为纪，持其脉口人迎，以知阴阳有余不足，平与不平，天道毕矣。所谓平人者不病，不病者，脉口人迎应四时也，上下相应而俱往来也，六经之脉不结动也，本末之寒温之相守司也，形肉血气必相称也，是谓平人。

　　少气者，脉口人迎俱少而不称尺寸也。如是者，则阴阳俱不足，补阳则阴竭，泻阴则阳脱。如是者，可将以甘药，不可饮以至剂。如此者，弗久，不已，因而泻之，则五脏气坏矣。

　　人迎一盛，病在足少阳，一盛而躁，病在手少阳。人迎二盛，病在足太阳，二盛而躁，病在手太阳。人迎三盛，病在足阳明，三盛而躁，病在手阳明。人迎四盛，且大且数，名曰溢阳，溢阳为外格。脉口一盛，病在足厥阴，一盛而躁，在手心主。脉口二盛，病在足少阴，二盛而躁，在手少阴。脉口三盛，病在足太阴，三盛而躁，在手太阴。脉口四盛，且大且数者，名曰溢阴，溢阴为内关，内关不通死不治。人迎与太阴脉口俱盛四倍以上，命曰关格。关格者与之短期。

　　人迎一盛，泻足少阳而补足厥阴，二泻一补，日一取之，必切而验之，躁取之上，气和乃止。人迎二盛，泻足太阳而补足少阴，二泻一补，二日一取之，必切而验之，躁取之上，气和乃止。人迎三盛，泻足阳明而补足太阴，二泻一补，日二取之，必切而验之，躁取之上，气和乃止。脉口一盛，泻足厥阴而补足少阳，二补一泻，日一取之，必切而验之，躁取之上，气和乃止。脉口二盛，泻足少阴而补足太阳，二补一泻，二日一取之，必切而验之，躁取之上，气和乃止。脉口三盛，泻足太阴而补足阳明，二补一泻，日二取之，必切而验之，躁而取之上，气和乃止。所以日二取之者，太阴主胃，大富于谷气，故可日二取之也。人迎与脉口俱盛三倍以上，命曰阴阳俱溢，如是者不开，则血脉闭塞，气无所行，流淫于中，五脏内伤。如此者，因而灸之，则变易而为他病矣。

凡刺之道，气调而止，补阴泻阳，音气益彰，耳目聪明。反此者血气不行。所谓气至而有效者，泻则益虚，虚者脉大如其故而不坚也，大如故而益坚者，适虽言快，病未去也。补则益实，实者脉大如其故而益坚也，大如其故而不坚者，适虽言快，病未去也。故补则实，泻则虚，痛虽不随针减，病必衰去。必先通十二经脉之所生病。而后可得传于终始矣。故阴阳不相移，虚实不相倾，取之其经。

凡刺之属，三刺至谷气，邪僻妄合，阴阳易居，逆顺相反，沉浮异处，四时不得，稽留淫泆，须针而去。故一刺则阳邪出，再刺则阴邪出，三刺则谷气至，谷气至而止。所谓谷气至者，已补而实，已泻而虚，故以知谷气至也。邪气独去者，阴与阳未能调，而病知愈也。故曰补则实，泻则虚，痛虽不随针减，病必衰去矣。

阴盛而阳虚，先补其阳，后泻其阴而和之。阴虚而阳盛，先补其阴，后泻其阳而和之。

三脉动于足大趾之间，必审其实虚。虚而泻之，是谓重虚，重虚病益甚。凡刺此者，以指按之，脉动而实且疾者则泻之，虚而徐者则补之。反此者病益甚。其动也，阳明在上，厥阴在中，少阴在下。

膺腧中膺，背腧中背。肩膊虚者，取之上。重舌，刺舌柱以铍针也。手屈而不伸者，其病在筋，伸而不屈者，其病在骨，在骨守骨，在筋守筋。

补须一方实，深取之，稀按其痏，以极出其邪气；一方虚，浅刺之，以养其脉，疾按其痏，无使邪气得入。邪气来也紧而疾，谷气来也徐而和。脉实者，深刺之，以泄其气；脉虚者，浅刺之，使精气无得出，以养其脉，独出其邪气。刺诸痛者，其脉皆实。

故曰：从腰以上者，手太阴阳明皆主之；从腰以下者，足太阴阳明皆主之。病在上者下取之，病在下者高取之，病在头者取之足，病在腰者取之腘。病生于头者头重，生于手者臂重，生于足者足重。治病者，先刺其病所从生者也。

春气在毫毛，夏气在皮肤，秋气在分肉，冬气在筋骨。刺此病者，各以其时为齐。故刺肥人者，以秋冬之齐；刺瘦人者，以春夏之齐。病痛者阴也，痛而以手按之不得者阴也，深刺之。痒者阳也，浅刺之。病在上者阳也，病在下者阴也。

病先起于阴者，先治其阴而后治其阳；病先起于阳者，先治其阳而后治其阴。刺热厥者，留针反为寒；刺寒厥者，留针反为热。刺热厥者，二阴一阳；刺寒厥者，二阳一阴。所谓二阴者，二刺阴也；一阳者，一刺阳也。久病者，邪气入深，刺此病者，深内而久留之，间日而复刺之，必先调其左右，去其血脉，刺道毕矣。

凡刺之法，必察其形气，形肉未脱，少气而脉又躁，躁厥者，必为缪刺之，散气可收，聚气可布。深居静处，占神往来，闭户塞牖，魂魄不散，专意一神，精气不分，毋闻人声，以收其精，必一其神，令志在针，浅而留之，微而浮之，以移其神，气至乃休。男内女外，坚拒勿出，谨守勿内，是谓得气。

凡刺之禁：新内勿刺，新刺勿内。已醉勿刺，已刺勿醉。新怒勿刺，已刺勿怒。新劳勿刺，已刺勿劳。已饱勿刺，已刺勿饱。已饥勿刺，已刺勿饥。已渴勿刺，已刺勿渴。大惊大恐，必定其气乃刺之。乘车来者，卧而休之，如食顷乃刺之。步行来者，坐而休之，如行十里顷乃刺之。凡此十二禁者，其脉乱气散，逆其营卫，经气不次，因而刺之，则阳病入于阴，阴病出为阳，则邪气复生，粗工勿察，是谓伐身，形体淫泆，乃消脑髓，津液不化，脱其五味，是谓失气也。

太阳之脉，其终也，戴眼，反折，瘛疭，其色白，绝皮乃绝汗，绝汗则终矣。少阳终者，耳聋，百节尽纵，目系绝，目系绝一日半则死矣，其死也，色青白乃死。阳明终者，口目动作，喜惊，妄言，色黄，其上下之经盛而不行，则终矣。少阴终者，面黑齿长而垢，腹胀闭塞，上下不通而终矣。厥阴终者，中热嗌干，喜溺心烦，甚则舌卷卵上缩而终矣。太阴终者，腹胀闭，不得息，气噫善呕，呕则逆，逆则面赤，不逆则上下不通，上下不通则面黑皮毛焦而终矣。

诗青译文

针刺原理在终始，其中含义要预知。五脏必须为纲纪，阴阳决定其关系。五脏阴经腑阳经。阳经四肢行脉气，阴经五脏脉气行。泻法刺治迎而守，补法刺治随济中。迎随补泻若掌握，脉气调和才可能。调和脉气关键点，阴阳规律是唯一。若将此理传后代，应行歃血立盟誓，发扬继承为目的。若是后人不重视，其理自然会消失，不按所述方法做，将成天祸定有时。

谨慎顺应天与地，掌握针刺始终意。欲知何为终与始，十二经脉为纲纪，观察寸口人迎处，了解身体之阴阳，再加盛衰和虚实，还有平衡之情况。先说平时无病人。脉口人迎两脉象，阴阳四时变化行，脉气相应亦上下，往来不息未止停，结涩不足无六脉，动疾有余亦无中，内脏为本肢体末，寒温变化要适应，协调形肉与血气。平时无病人轻松。

再说有时气短人，脉口人迎脉无力，寸尺两脉有异样，阴阳不足之征兆。若是此时来补阳，阴气衰竭自会至，泻阴会使人阳亡，甘缓药物补法良。若是病患未痊愈，需要快速来服药，日渐方愈要记牢，若是强行用泻法，五脏精气损害大。

足部少阳胆疾病，人迎寸口大一倍，手部少阳三焦病，同时一倍躁动症。足部太阳膀胱病，人迎寸口大两倍，手部太阳小肠病，两倍同时躁动症。足部阳明胃经病，人迎寸口大三倍，手部阳明大肠病，三倍同时躁动症。溢阳脉象快又大，人迎寸口大四倍，六阳盛极因阳溢，外格阴气与相违。足部厥阴肝经病，寸口人迎大一倍，手厥阴心包络经，一倍同时躁动症。足部少阴肾经病，寸口人迎大两倍，手部少阴心经病，两倍同时躁动症。足部太阴脾经病，寸口人迎大三倍，手部太阴肺经病，三倍同时躁动症。溢阴脉象快又大，寸中人迎大四倍。六阴盛极因阴溢，内关阳气与相违。内关阴阳隔绝死。关格人寸四倍常。若是出现关格象，近期人死亦同样。

人迎寸口大一倍，应泻足少阳胆经，以补足厥阴肝经。运用二泻一补法，每日一次针刺行，须切人迎与寸口，以测病势进退否，若是表现躁不安，应取穴位在上边，脉气调和才能闲。人迎寸口大二倍，泻足太阳膀胱经，以补足少阴肾经。运用二泻一补法，两日一次针刺行，须切人迎与寸口，以测病势进退否，若是表现躁不安，应取穴位在上边，脉气调和才能闲。人迎寸口大三倍，应泻足阳明胃经，以补足太阴脾经，运用二泻一补法，每日二次针刺行，须切人迎与寸口，以测病势进退否，若是表现躁不安，应取穴位在上边，脉气调和才能闲。寸口人迎大一倍，应泻足厥阴肝经，以补足少阳胆经，运用二泻一补法，每日一次针刺行，须切人迎与寸口，以测病势进退否，若是表现躁不安，应取穴位在上边，脉气调和才能闲。寸口人迎大二倍，应泻足少阴肾经，补足太阳膀胱经。运用二泻一补法，两日一次针刺行，须切人迎与寸口，以测病势进退否，若是表现躁不安，应取穴位在上边，脉气调和才能闲。寸口人迎大三倍，应泄足太阴脾经，以补足阳明胃经，运用二泻一补法，每日两次针刺行，须切人迎与寸口，以测病势进退否，若是表现躁不安，应取穴位在上边，脉气调和才能闲。日针两次是何因？太阴主胃要记得，谷气充盛多气血，日针两次好效果。人迎寸口三倍上，阴阳俱溢皆逞强。若是不来勤疏理，血脉闭塞是平常，气血流通入肉里，五脏就会受损伤。灸法若是再妄用，引发他病人心慌。

　　大凡针刺之道理，阴阳调和为目的。补足五脏之正气，泻去六淫之邪气，声音清朗元气盛，人亦耳聪又目明。若是泻阴与补阳，定是气血不通畅。针下得气疗效好，实证泻法才为良，证候由实若转虚，此为虚证之脉象，虽然大小时无异，已经虚软不坚强；若是脉象仍坚实，虽然感觉人轻快，并未祛除其病疾。若是虚证用补法，证候由虚转为实，此时实证之脉象，虽然大小已无异，却比先前更有力；若是脉象不坚实，虽然感觉人轻快，并未祛除其病疾。正确运用补泻法，补可充实人正气，泻可祛除人邪气，病痛虽未随针去。必会因此而降低。十二经脉要了解，领悟始终之意义。阴阳经脉循行位，配属脏腑有关系，补虚泻实为原则，按经取穴来针治。

　　凡是用针来治病，三刺疗法适宜用，感觉针下谷气通。邪气若是入经脉，血气与其温和来，阴阳气位会乱开，气血运行方向变，脉异四时不相应，邪气体内溢流散。针疗可以来治病。初刺先刺是皮肤，浅表阳邪能排出；二刺再刺是肌肉，内里阴邪亦被除；三刺要来刺分肉，谷气流通才得气，出针就在得气后。若问何为谷气至，所谓补法用过后，感觉正气很充实，所谓泻法用过后，感觉邪气被排出。又觉谷气已恭候。针刺邪气已排去，虽然阴阳与血气，尚未调和如当初，但是察觉病已苏。补法使用若准确，正气充实才是真；泻法使用若准确，邪气衰退难入侵，病痛虽未随针愈，病势减轻人欢欣。

　　若是阴经邪气盛，阳经正气必定弱，阳经正气需先补，阴经邪气再泻出，协调有余或不足。若是阴经正气弱，阳经邪气必定盛，阴经正气需先补，阳经邪气再泻出，协调有余或不足。

　　足有阳明足厥阴，足少阴经共三脉，大拇指足与食指，常会搏动与往来，应察虚实记心怀。虚证若是用泻法，虚为更虚为重虚，病情加剧要明白。凡是刺治此类病，先来切脉要记清，脉动坚实又急速，泻法效

55

果定鲜明；脉动虚弱又缓慢，补法效果能显灵，针法若是用相反，病情难免会加重。三经动脉何为家，足阳明经足跗上，足厥阴经足跗内，足少阴经足跗下。

若是人患阴经病，应刺腧穴位在胸；若是人患阳经病，应刺腧穴位背中；若是肩膊有虚证，应刺腧穴上肢经。舌重患者用铍针，应刺舌下之柱根，以排恶血为己任。手弯难直为筋病；手直难弯为骨病。病若在筋当治筋，病若在骨治骨行。

针刺方法补泻时，下列几点要注意：脉象坚实而有力，深刺方法正适宜，出针不快按针孔，邪气尽量泻出去；脉象虚弱而无力，浅刺方法正适宜，应取经脉来养护，手按针孔要迅速，以防邪气来侵入。邪来针觉紧又速。谷来针觉缓亦舒。脉气盛实应深刺，以使邪气外泻出；脉气虚弱当浅刺，不使精气外泄去，濡养经脉出邪气。针刺各种疼痛病，深刺方法常多用，脉象坚实有力行。

若是治疗腰上病，手部太阴手阳明，二经穴位刺治行；若是治疗腰下病，足部太阴足阳明，二经穴位刺治行；上病可取下穴位；下病可取上穴位；头病可取足穴位；足病可取腘窝位；头病会觉头沉重；手病会觉臂沉重；足病会觉足沉重。取穴先寻首发位，针刺方法才能用。

春天邪气伤毫毛，夏天邪气伤皮肤，秋天邪气伤肌肉，冬天邪气伤筋骨。治疗时令相关病，深浅因季有不同。若是针刺肥胖人，秋冬深刺方法行，若是针刺瘦弱人，春夏浅刺法为功。疼痛病人多阴证，痛处按压难确定，此时多属是阴证，深刺方法才可行。病在上部属阳证，病在下部属阴证。身痒病邪在皮肤，浅刺方法属阳证。

病起阴经先阴经，然后再来治阳经；病起阳经先阳经，然后再来治阴经。若是刺治热厥病，进针以后应留针，热象转寒待佳音；若是刺治寒厥病，进针以后应留针，寒象转热人欢欣。若是刺治热厥病，应当两次刺阴经，亦要一次刺阳经；若是刺治寒厥病，应当两次刺阳经，亦要一次刺阴经。二阴阴经刺两次；一阳阳经刺一次。久病邪入必定深，必须深刺长留针，隔日应该再一次。邪气偏盛先留神，刺后使其能调和，清除瘀血在血络。此为针理要记得。

先看形体强与弱，再看元气盛与衰。形体肌肉不消瘦，元气衰少脉象躁，厥病缪刺记心怀，积聚邪气又散去，耗散真气又归来。刺者居处要幽静，紧关大门闭窗户，精神活动时察看，不闻外事神贯注，以使精神能内守，专心针刺效果殊。或用浅刺留针法，或用轻微浮刺法，转移病人注意力，直到针下能得气。针刺过后阳气敛，针刺过后阴气散，持守正气莫泄出，谨守邪气莫侵入，得气含义此心初。

针刺禁忌说仔细：房事不久不可刺，针刺不久不房事；醉酒之时不可刺，针刺不在醉酒时；发怒之时不可刺，针刺之时不发怒；劳累之时不可刺，针刺不在劳累时；饱食之时不可刺，针刺之时不饱食；饥饿之时不可刺，针刺不在饥饿时；口渴之时不可刺，针刺不在口渴时。若是异常惊恐人，情绪稳定才可刺。若是乘车前来人，卧床休息再来刺。若是步行前来人，坐下休息然后刺。以上情况十二种，脉象多数已紊乱，经气未能依次行，营卫失调正气散，若是此时草率刺，阳经病侵内脏中，阴经病传至阳经，邪气重新来滋生。不顾禁忌来针刺，摧残病人此医庸，患者无力身酸痛，津液不输消脑髓，五味精微皆丧失，所说失气应知会。

手足太阳二经脉，气将绝时症何在，眼睛上视难回转，角弓反张面苍白，手足抽搐汗如暴，绝汗一出死亡来。手足少阳二经脉，气将绝时症何在，耳聋关节松无力，眼珠难以转动开，目系竭绝一日半，临终面色定青白。手足阳明二经脉，气将绝时症何在，口眼㖞斜与抽动，胡言乱语惊恐来，三脉躁动黄面色，脉气难行死亡快。手足少阴二经脉，气将绝时症何在，牙齿变长多污垢，面色发黑腹胀来，上下不通气机阻，此时病人死亡快。手足厥阴二经脉，气将绝时症何在，胸中发热咽喉燥，小便频数烦无奈，阴囊上缩有舌卷，死亡亦会很快乐。手足太阴二经脉，气将绝时症何在，呼吸困难腹部胀，气逆呕吐是常态，气逆面部为赤色，气未上逆常拥堵，此时面部为黑色，人亡皮毛皆已枯。

黄帝内经·灵枢

经　脉

原文

雷公问于黄帝曰:《禁服》之言,凡刺之理,经脉为始,营其所行,知其度量,内次五脏,外别六腑,愿尽闻其道。黄帝曰:人始生,先成精,精成而脑髓生,骨为干,脉为营,筋为刚,肉为墙,皮肤坚而毛发长,谷入于胃,脉道以通,血气乃行。雷公曰:愿卒闻经脉之始生。黄帝曰:经脉者,所以能决死生,处百病,调虚实,不可不通。

肺手太阴之脉,起于中焦,下络大肠,还循胃口,上膈属肺,从肺系横出腋下,下循臑内,行少阴、心主之前。下肘中,循臂内上骨下廉,入寸口,上鱼,循鱼际,出大指之端;其支者,从腕后直出次指内廉,出其端。是动则病肺胀满,膨膨而喘咳,缺盆中痛,甚则交两手而瞀,此为臂厥。是主肺所生病者,咳,上气喘喝,烦心胸满,臑臂内前廉痛厥,掌中热。气盛有余,则肩背痛,风寒,汗出中风,小便数而欠。气虚则肩背痛寒,少气不足以息,溺色变。为此诸病,盛则泻之,虚则补之,热则疾之,寒则留之,陷下则灸之,不盛不虚,以经取之。盛者寸口大三倍于人迎,虚者则寸口反小于人迎也。

大肠手阳明之脉,起于大指次指之端,循指上廉,出合谷两骨之间,上入两筋之中,循臂上廉,入肘外廉,上臑外前廉,上肩,出髃骨之前廉,上出于柱骨之会上,下入缺盆,络肺,下膈,属大肠;其支者,从缺盆上颈贯颊,入下齿中,还出挟口,交人中,左之右,右之左,上夹鼻孔。是动则病齿痛颈肿。是主津所生病者,目黄口干,鼽衄,喉痹,肩前臑痛,大指次指痛不用。气有余则当脉所过者热肿,虚则寒栗不复。为此诸病,盛则泻之,虚则补之,热则疾之,寒则留之,陷下则灸之,不盛不虚以经取之。盛者,人迎大三倍于寸口;虚者人迎反小于寸口也。

胃足阳明之脉,起于鼻之交頞中,旁纳太阳之脉,下循鼻外,入上齿中,还出夹口环唇,下交承浆,却循颐后下廉,出大迎,循颊车,上耳前,过客主人,循发际,至额颅;其支者,从大迎前下人迎,循喉咙,入缺盆,下膈,属胃络脾;其直者,从缺盆下乳内廉,下夹脐,入气街中;其支者,起于胃口,下循腹里,下至气街中而合,以下髀关,抵伏兔,下膝膑中,下循胫外廉,下足跗,入中指内间;其支者,下膝三寸而别,下入中指外间;其支者,别跗上,入大指间,出其端。是动则病洒洒振寒,善伸数欠，颜黑，病至则恶人与火，闻木声则惕然而惊，心欲动，独闭户塞牖而处，甚则欲上高而歌，弃衣而走，贲响腹胀，是为骭厥。是主血所生病者，狂疟，温淫汗出，鼽衄，口㖞唇疹，颈肿喉痹，大腹水肿，膝膑肿痛，循膺、乳、气街、股、伏兔、骭外廉、足跗上皆痛，中指不用。气盛则身以前皆热，其有余于胃，则消谷善饥，溺色黄。气不足则身以前皆寒栗，胃中寒则胀满。为此诸病，盛则泻之，虚则补之，热则疾之，寒则留之，陷下则灸之，不盛不虚以经取之。盛者人迎大三倍于寸口，虚者人迎反小于寸口也。

脾足太阴之脉，起于大指之端，循指内侧白肉际，过核骨后，上内踝前廉，上腨内，循胫骨后，交出厥阴之前，上膝股内前廉，入腹，属脾络胃，上膈，夹咽，连舌本，散舌下；其支者，复从胃别上膈，注心中。是动则病舌本强，食则呕，胃脘痛，腹胀善噫，得后与气则快然如衰，身体皆重。是主脾所生病者，舌本痛，体不能动摇，食不下，烦心，心下急痛，溏瘕泄，水闭，黄疸，不能卧，强立，股膝内肿厥，足大指不用。为此诸病，盛则泻之，虚则补之，热则疾之，寒则留之，陷下则灸之，不盛不虚以经取之。盛者寸口大三倍于人迎，虚者寸口反小于人迎也。

心手少阴之脉，起于心中，出属心系，下膈，络小肠；其支者，从心系上夹咽，系目系；其直者，复从心系却上肺，下出腋下，下循臑内后廉，行太阴、心主之后，下肘内，循臂内后廉，抵掌后锐骨之端，入掌内后廉，循小指之内出其端。是动则病嗌干心痛，渴而欲饮，是为臂厥。是主心所生病者，目黄胁痛，臑臂内后廉痛厥，掌中热痛。为此诸病，盛则泻之，虚则补之，热则疾之，寒则留之，陷下则灸之，不盛不虚以经取之。盛者寸口大再倍于人迎，虚者寸口反小于人迎也。

小肠手太阳之脉，起于小指之端，循手外侧上腕，出踝中，直上循臂骨下廉，出肘内侧两骨之间，上循臑外后廉，出肩解，绕肩胛，交肩上，入缺盆，络心，循咽，下膈，抵胃，属小肠；其支者，从缺盆循颈上颊，至目锐眦，却入耳中；其支者，别颊上𫐆抵鼻，至目内眦，斜络于颧。是动则病嗌痛颔肿，不可以顾，肩似拔，臑似折。是主液所生病者，耳聋目黄颊肿，颈、颔、肩、臑、肘臂外后廉痛。为此诸病，盛则泻之，虚则补之，热则疾之，寒则留之，陷下则灸之，不盛不虚以经取之。盛者人迎大再倍于寸口，虚者人迎反小于寸口也。

膀胱足太阳之脉，起于目内眦，上额交巅；其支者，从巅至耳上角；

其直者，从巅入络脑，还出别下项，循肩髆内，挟脊抵腰中，入循膂，络肾属膀胱；其支者，从腰中下夹脊，贯臀入腘中；其支者，从髆内左右，别下贯胛，夹脊内，过髀枢，循髀外，从后廉下合腘中，以下贯腨内，出外踝之后，循京骨，至小指外侧。是动则病冲头痛，目似脱，项如拔，脊痛，腰似折，髀不可以曲，腘如结，腨如裂，是为踝厥。是主筋所生病者，痔，疟，狂癫疾，头囟项痛，目黄泪出，鼽衄，项、背、腰、尻、腘、腨、脚皆痛。小指不用。为此诸病，盛则泻之，虚则补之，热则疾之，寒则留之，陷下则灸之，不盛不虚以经取之。盛者人迎大再倍于寸口，虚者人迎反小于寸口也。

肾足少阴之脉，起于小指之下，邪走足心，出于然谷之下，循内踝之后，别入跟中，以上腨内，出腘内廉，上股内后廉，贯脊，属肾络膀胱；其直者，从肾上贯肝膈，入肺中，循喉咙，夹舌本；其支者，从肺出络心，注胸中。是动则病饥不欲食，面如漆柴，咳唾则有血，喝喝而喘，坐而欲起，目䀮䀮如无所见，心如悬若饥状，气不足则善恐，心惕惕如人将捕之，是为骨厥。是主肾所生病者，口热舌干，咽肿上气，嗌干及痛，烦心心痛，黄疸，肠澼，脊股内后廉痛，痿厥嗜卧，足下热而痛。为此诸病，盛则泻之，虚则补之，热则疾之，寒则留之，陷下则灸之，不盛不虚以经取之。灸则强食生肉，缓带披发，大杖重履而步。盛者寸口大再倍于人迎，虚者寸口反小于人迎也。

心主手厥阴心包络之脉，起于胸中，出属心包络，下膈，历络三焦；其支者，循胸出胁，下腋三寸，上抵腋，下循臑内，行太阴少阴之间，入肘中，下臂行两筋之间，入掌中，循中指出其端；其支者，别掌中，循小指次指出其端。是动则病手心热，臂肘挛急，腋肿，甚则胸胁支满，心中澹澹大动，面赤目黄，喜笑不休。是主脉所生病者，烦心心痛，掌中热。为此诸病，盛则泻之，虚则补之，热则疾之，寒则留之，陷下则灸之，不盛不虚以经取之。盛者寸口大一倍于人迎，虚者寸口反小于人迎也。

三焦手少阳之脉，起于小指次指之端，上出两指之间，循手表腕，出臂外两骨之间，上贯肘，循臑外上肩，而交出足少阳之后，入缺盆，布膻中，散络心包，下膈，循属三焦；其支者，从膻中上出缺盆，上项，系耳后直上，出耳上角，以屈下颊至䪼；其支者，从耳后入耳中，出走耳前，过客主人前，交颊，至目锐眦。是动则病耳聋浑浑焞焞，嗌肿喉痹。是主气所生病者，汗出，目锐眦痛，颊痛，耳后、肩、臑、肘、臂外皆痛，小指次指不用。为此诸病，盛则泻之，虚则补之，热则疾之，寒则留之，陷下则灸之，不盛不虚以经取之。盛者人迎大一倍于寸口，虚者人迎反小于寸口也。

胆足少阳之脉，起于目锐眦，上抵头角，下耳后，循颈，行手少阳之前，至肩上，却交出手少阳之后，入缺盆；其支者，从耳后入耳中，出走耳前，至目锐眦后；其支者，别锐眦，下大迎，合于手少阳，抵于䪼，下加颊车，下颈，合缺盆，以下胸中，贯膈，络肝属胆，循胁里，出气街，绕毛际，横入髀厌中；其直者，从缺盆下腋，循胸过季胁，下合髀厌中，以下循髀阳，出膝外廉，下外辅骨之前，直下抵绝骨之端，下出外踝之前，循足跗上，入小指次指之间；其支者，别跗上，入大指之间，循大指歧骨内出其端，还贯爪甲，出三毛。是动则病口苦，善太息，心胁痛不能转侧，甚则面微有尘，体无膏泽，足外反热，是为阳厥。是主骨所生病者，头痛颔痛，目锐眦痛，缺盆中肿痛，腋下肿，马刀侠瘿，汗出振寒，疟，胸、胁、肋、髀、膝外至胫、绝骨、外踝前及诸节皆痛，小指次指不用。为此诸病，盛则泻之，虚则补之，热则疾之，寒则留之，陷下则灸之，不盛不虚，以经取之。盛者人迎大一倍于寸口，虚者人迎反小于寸口也。

肝足厥阴之脉，起于大指丛毛之际，上循足跗上廉，去内踝一寸，上踝八寸，交出太阴之后，上腘内廉，循股阴，入毛中，环阴器，抵小腹，挟胃，属肝络胆，上贯膈，布胁肋，循喉咙之后，上入颃颡，连目系，上出额，与督脉会于巅；其支者，从目系下颊里，环唇内；其支者，复从肝别贯膈，上注肺。是动则病腰痛不可以俯仰，丈夫㿉疝，妇人少腹肿，甚则嗌干，面尘脱色。是主肝所生病者，胸满，呕逆，飧泄，狐疝，遗溺，闭癃。为此诸病，盛则泻之，虚则补之，热则疾之，寒则留之，陷下则灸之，不盛不虚以经取之。盛者寸口大一倍于人迎，虚者寸口反小于人迎也。

手太阴气绝则皮毛焦，太阴者，行气温于皮毛者也，故气不荣则皮毛焦，皮毛焦则津液去皮节，津液去皮节者，则爪枯毛折，毛折者则毛先死，丙笃丁死，火胜金也。

手少阴气绝则脉不通，少阴者心脉也，心者脉之合也，脉不通则血不流，血不流则毛色不泽，故其面黑如漆柴者，血先死，壬笃癸死，水胜火也。

足太阴气绝者则脉不荣肌肉，唇舌者，肌肉之本也，脉不荣则肌肉软，肌肉软则舌萎人中满，人中满则唇反，唇反者肉先死，甲笃乙死，木胜土也。

足少阴气绝则骨枯，少阴者冬脉也，伏行而濡骨髓者也，故骨不濡则肉不能著也，骨肉不相亲则肉软却，肉软却故齿长而垢，发无泽，发无泽者骨先死，戊笃己死，土胜水也。

足厥阴气绝则筋绝，厥阴者肝脉也，肝者筋之合也，筋者聚于阴器，而脉络于舌本也，故脉弗荣则筋急，筋急则引舌与卵，故唇青、舌卷、卵缩，则筋先死，庚笃辛死，金胜木也。

五阴气俱绝则目系转，转则目运，目运者为志先死，志先死则远一日半死矣。六阳气绝，则阴与阳相离，离则腠理发泄，绝汗乃出，故旦占夕死，夕占旦死。此十二经之败也。

经脉十二者，伏行分肉之间，深而不见；其常见者，足太阴过于内踝之上，无所隐故也。诸脉之浮而常见者，皆络脉也。六经络手阳明少阳之大络，起于五指间，上合肘中。饮酒者，卫气先行皮肤，先充络脉，络脉先盛，故卫气已平，营气乃满，而经脉大盛。脉之卒然动者，皆邪气居之，留于本末；不动则热，不坚则陷且空，不与众同，是以知其何脉之病也。

雷公曰：何以知经脉之与络脉异也？黄帝曰：经脉者常不可见也，其虚实也以气口知之，脉之见者皆络脉也。

雷公曰：细子无以明其然也。黄帝曰：诸络脉皆不能经大节之间，必行绝道而出，复合于皮中，其会皆见于外。故诸刺络脉者，必刺其结上，甚血者虽无结，急取之，以泻其邪而出其血，留之发为痹也。

凡诊络脉，脉色青则寒且痛，赤则有热。胃中寒，手鱼之络多青矣；胃中有热，鱼际络赤；其暴黑者，留久痹也；其有赤有黑有青者，寒热气也；其青短者，少气也。凡刺寒热者皆多血络，必间日而一取之，血尽而止，乃调其虚实；其小而短者少气，甚者泻之则闷，闷甚则仆不得言，闷则急坐之也。

手太阴之别，名曰列缺。起于腕上分间，并太阴之经直入掌中，散入于鱼际。其病实则手锐掌热，虚则欠㰦，小便遗数，取之去腕一寸半，别走阳明也。

手少阴之别，名曰通里，去腕一寸，别而上行，循经入于心中，系舌本，属目系。其实则支膈，虚则不能言。取之腕后一寸，别走太阳也。

手心主之别，名曰内关，去腕二寸，出于两筋之间，循经以上系于心，包络心系。实则心痛，虚则为头强。取之两筋间也。

手太阳之别，名曰支正，上腕五寸，内注少阴；其别者，上走肘，络肩髃。实则节弛肘废，虚则生肬，小者如指痂疥，取之所别也。

手阳明之别，名曰偏历，去腕三寸，别入太阴；其别者，上循臂，乘肩髃，上曲颊偏齿；其别者，入耳合于宗脉。实则龋、聋，虚则齿寒、痹隔，取之所别也。

手少阳之别。名曰外关，去腕二寸，外绕臂，注胸中，合心主。病实则肘挛，虚则不收，取之所别也。

足太阳之别，名曰飞扬，去踝七寸，别走少阴。实则鼻窒头背痛，虚则鼽衄，取之所别也。

足少阳之别，名曰光明，去踝五寸，别走厥阴，下络足跗。实则厥，虚则痿躄，坐不能起，取之所别也。

足阳明之别，名曰丰隆，去踝八寸，别走太阴；其别者，循胫骨外廉，上络头项，合诸经之气，下络喉嗌。其病气逆则喉痹瘁喑。实则狂癫，虚则足不收，胫枯，取之所别也。

足太阴之别，名曰公孙，去本节之后一寸，别走阳明；其别者，入络肠胃。厥气上逆则霍乱，实则腹中切痛，虚则鼓胀，取之所别也。

足少阴之别，名曰大钟，当踝后绕跟，别走太阳；其别者，并经上走于心包，下外贯腰脊。其病气逆则烦闷，实则闭癃，虚则腰痛，取之所别者也。

足厥阴之别，名曰蠡沟，去内踝五寸，别走少阳；其别者，循经上睾，结于茎。其病气逆则睾肿卒疝，实则挺长，虚则暴痒，取之所别也。

任脉之别，名曰尾翳，下鸠尾，散于腹。实则腹皮痛，虚则痒搔，取之所别也。

督脉之别，名曰长强，夹膂上项，散头上，下当肩胛左右，别走太阳，入贯膂。实则脊强，虚则头重，高摇之，夹脊之有过者，取之所别也。

脾之大络，名曰大包，出渊腋下三寸，布胸胁。实则身尽痛，虚则百节尽皆纵，此脉若罗络之血者，皆取之脾之大络脉也。

凡此十五络者，实则必见，虚则必下，视之不见，求之上下，人经不同，络脉异所别也。

诗青译文

雷公问黄帝说：

《禁服》篇中您曾说，若知针刺之原理，循行部位先了解，经脉系统要熟悉，以及循行起止点，再加经脉长与短，大小标准亦明确，在内顺序要知全，在外关系与六腑，还有五脏相为属。请您全面来论述，以便后人更清楚。

黄帝说：

生命开始来孕育，先秉父母阴阳气，两者会合成为精，再有脑髓存记忆，然后身体渐成形，骨骼先来做支柱，脉道营藏气与血，筋来约束和强固，肌肉保护人腑脏，以及血脉和筋骨；待到皮肤变坚韧，毛发生长现形雏。完整生命出世后，五谷徐徐入胃中，化生精微全身养，脉道从此得贯通，血气运行不停止，维持生命有始终。

雷公说：

经脉起始在何处，以及循行与分布，还要请您详论述。

黄帝说：

经脉既可行气血，亦能濡养人身体，又要决定生与死，诊断百病调虚实，若是用来医病痛，相关理论必须知。

手部太阴肺经脉，始于中焦胃脘部，下行与谁相联络，本经表里大肠腑，大肠之处又折返，循行环绕胃口上，向上穿过横膈膜，联络本经之肺脏，再沿气管来横走，并由腋出体表中，后沿上臂之内侧，再沿手少阴心经，手厥阴心包络经，两者前面向下行，然后到达肘内侧，又沿前臂之内侧，以及桡骨之下缘，桡骨小头入内侧，动脉搏处寸口位，再上行至手大指，手掌肌肉隆起处，隆起鱼部要知悉，再沿鱼部之边缘，手大拇指达指端；还有支脉另一条，手腕后方分为源，食指拇侧再直行，食指桡侧之前端，手部阳明大肠经，再来衔接记心间。手部太阴肺经脉，异常变动若发生，肺部定然有胀满，气喘咳嗽缺盆痛；病人咳嗽若剧烈，双臂交叉按住胸，并觉眼花与目眩，视物不清臂厥病，肺经经气有逆乱，从而导致疾病生。手部太阴肺腧穴，主治肺脏有疾病，咳嗽气逆与喘促，口渴烦乱在心中，以及胸部有满闷，上臂内侧前缘痛，掌心发热与厥冷。本经经气若有余，肩背风寒遇作痛，自汗容易受风邪，小便次数又多增，尿量减少等疾病。本经经气若不足，肩背风寒遇作痛，呼吸气少难持续，小便颜色亦变更。若是治疗上述病，经气亢盛用泻法，经气不足用补法；属热采用速针法，属寒采用留针法；属于阳气内部衰，脉道虚陷难起来，须用灸法要明白；既非经气有亢盛，亦非经气为虚弱，只是经气来失调，本经所属治腧穴。本经经气若亢盛，寸口脉象比人迎，相比人迎大三倍；本经经气若虚弱，寸口脉象比人迎，脉象反比人迎小。

手部阳明大肠脉，始于食指之指端，食指拇侧沿上缘，拇指食指歧骨间，通过此间合谷穴，上行拇指至后方，腕部外侧之前缘，两筋之中有凹陷，前臂外侧沿上缘，然后肘部外侧入，再沿上臂外侧前，向上行至人肩处，肩峰前缘向外走，再向上行脊骨上，诸阳经会大椎穴，然后再折前下方，进入缺盆并下行，联络表里之肺脏，贯穿膈膜再向下，联络本经腑大肠；另外还有一支脉，缺盆上走至颈部，贯通人体颊部位，下齿龈中来进入，又从口里返出来，口唇旁行要记住，两脉人中交汇穴，相交左脉走右边，相交右脉走左边，上行夹于鼻孔侧，翼旁迎香穴位处，足部阳明胃相连。手部阳明大肠经，异常变动若发生，牙齿疼痛会出现，颈部肿大等病症。阳明大肠上腧穴，主治津之不足病，眼睛发黄口干燥，鼻塞鼻血或出行，喉头肿痛致气闭，肩前上臂皆疼痛，食指亦是不能动。本经经气若有余，经脉过处发热肿。本经经气若不足，会有颤抖和发冷，难以恢复温暖病。治疗上面病证时，经气亢盛用泻法，经气不足用补法；属热采用速针法，属寒采用留针法；属于阳气内部衰，脉道虚陷难起来，须用灸法要明白；既非经气有亢盛，亦非经气为虚弱，仅是经气来失调，本经所属治腧穴。本经经气若亢盛，人迎脉象比寸口，相比寸口大三倍；本经经气若虚弱，人迎脉象比寸口，反比寸口脉象小。

足部阳明胃经脉，起于鼻孔迎香穴，然后上行沿此处，左右相交鼻根部，并且缠束在旁侧，太阳膀胱之经脉，睛明穴至再下行，再沿鼻部外侧来，入于上部齿龈内，返出挟行于口旁，口唇之处并环绕，下交口唇之下方，承浆穴处记心上，再沿腮部后下缘，大迎穴位退行出，下颌角部颊车沿，上行至耳之前部，客主人穴再次通，足部少阳胆经属，后沿发际再上行，再次上行至额颅；另外还有一支脉，大迎穴位前面来，向下行走至颈部，颈部人迎穴位处，再沿喉咙入缺盆，向下贯穿横膈

膜，联络本经之胃腑，并联本经相表里，此为脾脏要记住；再说直行之
经脉，缺盆之处向下行，行至乳房之内侧，再下夹行脐两侧，阴毛毛际
再进入，毛际两旁气冲穴；另外还有一支脉，始于胃部下口处，腹部内
侧沿下行，行至名为气街部，前面所讲直经脉，相会由此再下出，大腿
外侧沿前缘，行至穴位是髀关，然后直达伏兔穴，再下行至人膝盖，小
腿胫部前缘外，下行足背要明白，最后进入足次趾，足部次趾之侧外；
另外还有一支脉，分出膝下三寸处，下行中趾之外侧；另外还有一支
脉，冲阳穴位别行出，向外斜行而走至，厥阴肝经外侧处，然后进入足
大趾，直行大趾之末端，太阴脾经相接衔。阳明胃经之经气，异常变动
若发生，全身阵发冷战栗，冷水淋洒似相同，频频呻吟时呵欠，额部暗
黑等病症。病时怕见火光人，听到木器撞击音，心跳不安神惊恐，喜闭
门窗独处勤。若在病情严重时，欲到高处去歌唱，脱掉衣服人乱跑，亦
有肠鸣兼腹胀，若问此时何病证，骨干厥病记心上。足部阳明胃腧穴，
主治何病会发生，高热神昏有疟疾，大汗温热邪淫胜，鼻塞或是鼻出
血，口角㖞斜唇疮肿，颈部肿大喉关闭，腹部肿胀因水停，膝髌肿痛要
知情，阳明胃经胸膺沿，乳部气街大腿缘，伏兔胫部之端外，足背循行
位记全，几处皆会有疼痛，中趾活动有困难。本经经气若有余，胸腹发
热会出现；若是气盛充胃腑，胃腑气余记心间，胃热谷食易消耗，时常
会有饥饿感，小便发黄少不了。本经经气若不足，胸腹发冷又战栗；胃
中阳虚而有寒，以致运化而无力，水谷中焦来停滞，胀满病象要牢记。
治疗上述病证时，经气充盛用泻法，经气不足用补法；属热采用速针
法，属寒采用留针法；属于阳气内部衰，脉道虚陷难起来，须用灸法要
明白；既非经气有充盛，又非经气为虚弱，仅是经气来失调，本经所属
治腧穴。本经经气为充盛，人迎脉象比寸口，相比寸口大三倍；本经经
气为虚弱，人迎脉象比寸口，反比寸口脉象小。

　　足部太阴脾经脉，足部大趾末端初，大趾内侧有白肉，大趾本节后
核骨，上行内踝前缘至，上行小腿内侧处，再沿胫骨之后缘，厥阴肝经
与交会，并且穿行至前方，向上再行经膝部，大腿内侧之前缘，然后腹
部再进入，本经脾脏相连属，本经胃腑亦连属，再上穿过横膈膜，夹行
咽喉之两侧，连于舌根舌下处；记得还有一支脉，胃腑之处分出来，向
上行走穿膈膜，注入心中要明白，手少阴心记心怀。足部太阴脾经脉，
异常变动若发生，舌根强直会出现，食则呕吐胃脘痛，亦有腹部常胀

满，时时嗳气等病症；排出大便或矢气，脘腹感觉很轻松。下列症状还
出现，全身上下觉沉重。足部太阴脾腧穴，主治脾脏病发生，舌根疼痛
身难转，食物吞咽亦不能，心下引痛心烦躁，大便溏薄痢疾病，水闭在
内难小便，面目肤黄黄疸症，睡卧时难有安静。若是勉强能站立，股膝
内侧之经脉，经处肿胀而厥冷，足部大趾难活动。

　　治疗上述病证时，经气亢盛用泻法，经气不足用补法；属热采用速
针法，属寒采用留针法；属于阳气内部衰，脉道虚陷难起来，须用灸法
要明白；既非经气有亢盛，亦非经气为虚弱，

　　仅是经气来失调，本经所属治腧穴。本经经气若亢盛，寸口脉象比
人迎，相比人迎大三倍；本经经气若虚弱，寸口脉象比人迎，反比人迎
脉象小。

　　手部少阴心经脉，起始心中要记得，然后连属心脉络，向下贯穿横
膈膜，联络本经相表里，脏腑小肠不多说；其中支脉另一条，心脉络从
向上行，夹行咽喉之两旁，向上再行与眼球，连于脑之脉络中；其中一
条直行脉，心脉络从上肺部，然后向下再行走，腋窝之下又横出，下沿
上臂之内侧，内侧后缘为走向，沿循手部太阴肺，厥阴心包络后方，一
直下行至肘内，前臂内侧又再沿，循行内侧之后缘，直达掌后小指侧，
指侧高骨之尖端，手掌内侧后缘入，再沿小指之内侧，到达小指之前
端，太阳小肠经相衔。手部少阴心经脉，异常变动若发生，头痛咽喉又
干燥，口渴欲饮之病症，臂厥证名要记清。手部少阴心腧穴，主治心脏
病发生，胁肋疼痛眼发黄，上下双臂内侧中，内侧后缘有痛感，掌心发
热灼厥冷。治疗上面病证时，经气亢盛用泻法，经气不足用补法；属热
采用速针法，属寒采用留针法；属于阳气内部衰，脉道虚陷难起来，须
用灸法要明白；既非经气有亢盛，亦非经气为虚弱，仅是经气来失调，
本经所属治腧穴。本经经气若亢盛，寸口脉象比人迎，相比人迎大三倍；
本经经气若虚弱，寸口脉象比人迎，反比人迎脉象小。

　　手部太阳小肠脉，小指外侧末始处，手部后缘沿循行，向上到达人
腕部，出于腕后小指侧，腕后小指侧高骨，前臂尺骨沿下缘，直行而上
肘后出。侧行两筋之中间，上臂外侧沿后缘，出于肩后骨缝处，绕行人
体肩胛部，前行相交在肩上，继而进入缺盆处，深入体内相联络，本经
表里心脏处，再沿食管向下行，贯穿横膈达胃部，最后向下再行走，联
络本经小肠腑；其中支脉有一条，缺盆部分是从出，沿颈向上再行走，

到达人体之颊部，颊部行至外眼角，外眼角斜耳内入。另外还有一支脉，颊部别行而为出，眼眶下方为走向，眼眶下方达鼻部，然后再达内眼角，然后向外再斜行，斜行并络于颧骨，太阳膀胱经接触。太阳小肠之经气，异常变动若发生，咽喉疼痛会出现，颔部亦是常发肿，颈项不转难回顾，肩部拉样似疼痛，上臂好像被折断，剧痛难忍等病症。手部小肠上腧穴，主治疾病液发生，耳聋发黄在双眼，面颊亦见有胀肿，颈部颔部与肩部，上臂肘部与前臂，外侧后缘皆疼痛。治疗上面病证时，经气亢盛用泻法，经气不足用补法；属热采用速针法，属寒采用留针法；属于阳气内部衰，脉道虚陷难起来，须用灸法要明白；既非经气有亢盛，亦非经气为虚弱，仅是经气来失调，本经所属治腧穴。本经经气若亢盛，人迎脉象比寸口，相比寸口大两倍；本经经气若是虚，人迎脉象比寸口，反比寸口脉象小。

足部太阳膀胱脉，内眼角部为起始，向上经过人额头，交会颠顶于头部；其中支脉有一条，颠顶行至耳上角；另外还有直行脉，顶颠向内而深入，深入络于脑髓部，然后返还再出来，向下再达颈后部，再沿肩胛之内侧，夹行脊柱之两旁，然后抵达人腰部，又沿脊柱旁肌肉，深入腹内要记住，联络本经相表里，表里脏腑为肾脏，联络本经相表里，表里脏腑膀胱腑；还有支脉另一条，腰间部位来分出，挟行脊柱之两侧，下行贯穿人臀部，膝部腘窝而直入；还有支脉另一条，左右肩胛骨分出，向下贯穿肩胛骨，再挟脊柱之两侧，下行通过髀枢部，又沿大腿之外侧，外侧后缘向下行，而与先前入腘窝，支脉相会腘窝中，由此向下再走行，小腿肚内来贯通，出于外踝骨后方，小趾节后圆骨沿，小趾外侧达末端，足部少阴肾相衔。太阳膀胱之经气，异常变动若发生，伴气上冲觉头疼，眼眶脱出样疼痛，颈项好似被牵引，紧张疼痛亦相同，腰部脊柱如折断，疼痛欲忍难承担，髋关不能有屈伸，膝部好像被捆绑，结滞难动又涩紧，小腿肚痛像开裂，踝厥病名记在心。太阳膀胱经腧穴，主治疾病筋发生，痔疮狂病与疟疾，头囟颈部皆疼痛，眼睛发黄又流泪，鼻塞鼻血或癫病，项背腰尻小腿肚，膝脚部位皆疼痛，足部小趾难以动。治疗上面病证时，经气亢盛用泻法，经气不足用补法；属热采用速针法，属寒采用留针法；属于阳气内部衰，脉道虚陷难起来，须用灸法要明白；既非经气有亢盛，亦非经气为虚弱，仅是经气来失调，本经所属治腧穴。本经经气若亢盛，人迎脉象比寸口，相比寸口大两倍；

本经经气若是虚，人迎脉象比寸口，反比寸口脉象小。

　　足少阴经肾经脉，足部小趾下方始，斜行走向足心部，出于内踝前下方，下方然谷穴位处，然后再沿内踝后，别行向下足跟入，再由足跟行向上，到达内侧小腿肚，出于腘窝之内侧，大腿内侧沿后缘，贯穿人体之脊柱，联络本经属肾脏，并联本经相表里，表里脏腑膀胱腑；直行经脉有一条，肾脏发出向上行，贯穿肝脏横膈膜，然后进入肺脏中，再从肺脏沿喉咙，上行舌根来挟旁；另外还有一支脉，肺脏发出连心脏，并且贯注入胸内，厥阴心包络接壤。足部少阴肾经脉，异常变动若发生，虽觉饥饿不欲食，漆柴暗黑似面容，此时咳唾兼带血，喘息喝喝鸣有声，刚坐不久欲起立，视物模糊观不清，好像物体未曾见，心悬空中不安宁，感觉恰如饥饿态，以上症状已说明；气虚不足常恐惧，病发怦然在心中，总觉有人来逮捕，此时称为骨厥病。足少阴肾经腧穴，主治疾病肾脏生，自觉口中有发热，舌头干燥咽部肿，喉咙干痛气上逆，心中烦乱亦疼痛，黄疸痢疾与脊柱，大腿内侧后缘疼，嗜睡厥冷足痿软，足底发热并疼痛。治疗上面病证时，经气亢盛用泻法，经气不足用补法；属热采用速针法，属寒采用留针法；属于阳气内部衰，脉道虚陷难起来，须用灸法要明白；既非经气有亢盛，亦非经气为虚弱，仅是经气来失调，本经所属治腧穴。若用灸法行治疗，增强饮食肌肉长，放松人体束身带，还要结合来调养，头发散开不扎紧，全身气血得舒畅；即使患者未痊愈，亦要经常早起床，足着重履缓步走，手扶较粗之拐杖，轻微活动不间断，全身筋骨舒才良。本经经气若亢盛，人迎脉象比寸口，相比寸口大两倍；本经经气若是虚，人迎脉象比寸口，反比寸口脉象小。

　　手部厥阴心经脉，胸中部位为起始，然后向外来行走，联络本经心包络，下行贯穿横膈膜，并且由此再经过，联络本经相表里，表里脏腑之三焦；其中支脉有一条，胸中横出至胁部，行至腋下三寸处，上行再至腋窝部，又沿上臂之内侧，然后手太阴肺经，还有手部少阴心，两条中间下循行，而后进入人肘中，前臂内侧两筋下，下行进入人掌间，再沿中指达末端；其中支脉另一条，掌心别行而出现，无名指沿达端末，少阳三焦相接衔。手厥阴心之经气，异常变动若发生，此时掌心会发热，臂肘关节拘挛中，症见腋下有胀肿；若是疾病趋严重，胸部胁肋满闷中，心脏跳动很剧烈，心中不安人惊恐，眼睛发黄面色赤，喜笑难见有止停。手厥阴心上腧穴，主治疾病脉发生，掌心发热心烦躁，亦有病症是心痛。治疗上面病证时，经气亢盛用泻法，经气不足用补法；属热采用速针法，属寒采用留针法；属于阳气内部衰，脉道虚陷难起来，须用灸法要明白；既非经气有亢盛，亦非经气为虚弱，仅是经气来失调，本经所属治腧穴。本经经气若亢盛，人迎脉象比寸口，相比寸口大一倍；本经经气若是虚，人迎脉象比寸口，反比寸口脉象小。

　　手部少阳三焦脉，始于无名指末端，向上行走出何处，小指无名两中间，再沿手背达腕部，前臂外侧骨中间，再上循行穿肘部，上臂外侧再至肩，足少阳胆与交叉，出行旁经之后面，此后再入人缺盆，分布膻中两乳间，联络本经相表里，表里脏腑心包络，向下穿过横膈膜，联络本经属脏腑，上中下焦要记住。其中支脉有一条，胸部膻中向上出，缺盆出来何处走，向上行走颈项部，然后相连人耳后，直上出耳上角处，由此屈折并下行，绕颊达至眼眶部；其中支脉另一条，耳部后从进耳中，然后行至耳前方，足少阳胆亦行经，所属客主人穴前，前条支脉会颊部，上行再至外眼角，少阳胆经相接触。少阳三焦之经气，异常变动若发生，声音模糊耳聋见，咽喉肿痛闭喉咙。少阳三焦上腧穴，主治疾病气发生，患者常会有自汗，面颊眼角外疼痛，耳后肩部与上臂，肘部前臂外缘处，皆有疼痛会发生，无名之指难活动。治疗上面病证时，经气亢盛用泻法，经气不足用补法；属热采用速针法，属寒采用留针法；属于阳气内部衰，脉道虚陷难起来，须用灸法要明白；既非经气有亢盛，亦非经气为虚弱，仅是经气来失调，本经所属治腧穴。本经经气若亢盛，人迎脉象比寸口，相比寸口大一倍；本经经气若是虚，人迎脉象比寸口，反比寸口脉象小。

　　足部少阳胆经脉，始于人体外眼角，向上循行至额处，再折下行耳后绕，然后再沿人颈部，手部少阳三焦前，前方向下再行走，到达身体至人肩，少阳三焦来交叉，出行再至其后方，而后进入缺盆间；其中支脉有一条，耳后方处进耳中，再次出行耳前方，外眼角达再后方；其中支脉另一条，外眼角处别出中，下至大迎穴位处，然后由此而上行，少阳三焦相会合，眼眶下方折行出，到达人体颊车处，再下循行至颈部，并与前述之本经，主干会合缺盆部，再由缺盆胸中下，横膈膜穿要记住，联络本经相表里，表里脏腑之肝脏，联络本经属脏腑，所属脏腑是胆腑，胁部里面向下走，少腹两侧气街出，阴毛边缘再绕过，横行环跳穴位入；直行经脉有一条，缺盆下行至腋部，再沿胸部季胁过，前支脉与再相合，环跳穴位所在处，由此再向下面行，沿着大腿之外侧，到达膝部外缘中，下行腓骨之前方，然后一直向下行，外踝上方之腓骨，腓骨末端凹陷处，下行外踝出前方，由此再沿足背部，进入足部正中间，足间第四与第五；其中支脉另一条，足背别行从而出，大趾次趾中间入，并沿大趾之外缘，行至末端再回转，穿过大趾爪甲部，出于趾甲后三毛，足厥阴肝来接触。足部少阳胆经气，异常变动若发生，时常叹气觉口苦，胸胁部位会作痛，以致身体难转动；若是疾病趋严重，面部灰暗无光泽，全身皮肤亦干燥，失去正常润泽色，足部外侧反发热，阳厥病名要记得。少阳胆经上腧穴，主治疾病骨发生，颔部疼痛和头痛，外眼角痛缺盆肿，腋下肿胀颈瘰疬，自汗战栗又怕冷，疟疾胸胁与肋部，大腿膝盖外侧等，小腿外侧与绝骨，还有外踝前方部，胆经经脉而循行，所经关节皆疼痛，第四足趾难活动。治疗上面病证时，经气亢盛用泻法，经气不足用补法；属热采用速针法，属寒采用留针法；属于阳气内部衰，脉道虚陷难起来，须用灸法要明白；既非经气有亢盛，亦非经气为虚弱，仅是经气来失调，本经所属治腧穴。本经经气若亢盛，人迎脉象比寸口，相比寸口大一倍；本经经气若是虚，人迎脉象比寸口，反比寸口脉象小。

72

足部厥阴肝经脉，始于大趾趾甲后，后方丛毛之边缘，足背上缘向上走，到达内踝前一寸，上行内踝上八寸，太阴脾经与交叉，出行其后要留心，膝部腘窝行内缘，大腿内侧并沿循，然后阴毛再进入，又行环绕过器阴，从此抵达少腹部，挟行胃旁记在心，联络本经属肝脏，再联本经相表里，表里脏腑是胆腑，此后向上再行走，贯穿人体横膈膜，散布胁肋喉咙后，向上进入人鼻腔，后部鼻孔后地方，由此向上再行走，联络脑络与眼球，再向上行出额部，督脉会合最上游；其中支脉有一条，眼球联系人脑络。别行而出行向下，颊部下行在人魄，环绕口唇之内侧；其中支脉另一条，肝脏别行从此出，贯穿人体横膈膜，向上行走肺脏注，手太阴肺相接触。厥阴肝经之经气，异常变动若发生，疼痛出现在腰部，前后俯仰亦不能，男子病发是癫疝，女子病发少腹肿；病情严重喉咙燥，面部灰暗无光症。厥阴肝经上腧穴，主治疾病肝发生，呕吐气逆胸满闷，完谷不化泄泻中，睾丸上下时狐疝，遗尿小便不畅通。治疗上面病证时，经气亢盛用泻法，经气不足用补法；属热采用速针法，属寒采用留针法；属于阳气内部衰，脉道虚陷难起来，须用灸法要明白；既非经气有亢盛，亦非经气为虚弱，仅是经气来失调，本经所属治腧穴。本经经气若亢盛，人迎脉象比寸口，相比寸口大一倍；本经经气若是虚，人迎脉象比寸口，反比寸口脉象小。

手部太阴肺经脉，竭绝会现皮毛枯。太阴肺经行气血，温润肌表与皮肤。若是皮毛失津液，皮毛无液来润泽，爪甲枯槁会出现，毫毛容易被折断，毫毛凋亡先出现。此病丙日逢加重，丁日相逢死亡行。因为丙丁属于火，火克肺金原因明。

手部少阴心经气，竭绝血脉不通畅；血液亦难来流行，头发面色亦无光。患者面色挺黑暗，好像烧焦之木炭，营血先败人体间。此病壬日逢加重，癸日相逢死亡行。因为壬癸属于水，水克心火原因明。

足部太阴脾经气，竭绝经脉难输布。脾主肌肉华在唇，脉散舌下连舌本，唇舌能观肌肉态，唇舌肌肉之为根。经脉不输肌肉软，舌体萎缩中部满，此时口唇翻向外，肌肉衰萎已行先。此病甲日逢加重，乙日相逢死亡行。因为甲乙属于木，木克脾土原因明。

足部少阴肾经气，竭绝骨骼会枯败。因为足部少阴肾，应于冬季之经脉，行于深部养骨髓，气绝骨髓养不来，此时骨骼会枯槁。肌肉不能附骨骼，骨肉分离不相合，肌肉松软又短缩，观察牙齿似觉长，牙齿污垢多积满，头发亦会失光泽，骨骼已经先败完。此病戊日逢加重，己日相逢死亡行。因为戊己属于土，土克肾水原因明。

足部厥阴肝经气，竭绝筋脉挛缩急。因为足部厥阴肝，属于肝脏经脉络，而且肝脏外合筋，与筋密切联系多，经筋聚于生殖器，脉又连络人舌根，若是经气不充分，难以荣养人脉筋，筋脉挛缩又拘急，睾丸上缩卷舌体，若是嘴唇为青色，筋脉败绝须知悉。此病庚日逢加重，辛日相逢死亡行。因为庚辛属于金，金克肝木原因明。

五脏所主五阴经，五经经气竭绝完，眼球连脑扭转脉，眼睛时时向上翻。神志败绝已明确，死期只剩一日半。六腑所主六阳经，六经经气皆竭绝，阴阳两气相分离；表皮不固精气泄，汗如串珠流不断，凝滞不流是汗绝；精气败绝之病象，早晨出现当晚亡，晚上出现次晨亡。

手足阴阳十二经，隐伏在里来循行，循行人体分肉间，位置较深不易见；若问何处常出现，手部太阴肺经脉，手部外踝骨上面，皮肤薄细是为缘。多数浮现在浅表，皆为络脉记心间。手部阴阳有六经，六经络脉再说明，最为突出察诊易，手部阳明大肠经，手部少阳三焦经，大络两条要记清，分起手部五指间，向上会合肘窝中。若是有人饮酒后，酒有慓疾滑利性，先随卫气行皮肤，充溢浅表络脉中，所以络脉先满盛。在外卫气若充溢，在内营气随满盛，经脉血气亦充盛。若是有人未饮酒，经脉突然为充盛，异常变动若发生，有邪入内正说明，自本至末循行路，此间经脉有留停。因为外邪侵人体，皆先入络后入经，经脉若是无异常，外邪尚在浅络中，此时邪气难走窜，郁而发热正当行，脉形坚实要记清；络脉脉形若不坚，说明邪气经脉陷，络脉空虚衰像显。经脉若是被邪袭，异常现象定会现，由此可测何经脉，异常变动邪气来。

雷公问：

经脉络脉若有病，如何知道请说明？

黄帝说：

经脉隐伏在里面，因此即使有疾病，在表常常看不见，虚实情况是如何，气口脉象能推断。凡是体表能看到，络脉病变要知晓。

雷公说：

何理还请你说明。

黄帝说：

络脉不通大关节，络脉行走此处时，要经经脉所不到，开始出于人表皮，大关节若越过后，入里经脉合于皮，相合部位皆会在，皮表部位来显现。针刺络脉之病变，针刺瘀血结聚处，如此疗效才明显。血气郁积之病证，瘀血结聚虽未现，亦应快用刺络法，泻除病邪放恶血，如此治疗莫等闲；若把恶血留人体，血络定会被凝滞，闭塞不通症为痹。

诊察络脉病变时，络脉部位色为青，寒邪在内有滞凝，痛病气血不畅通；络脉部位色为红，体内热病已表明。例如胃中有寒人，手鱼部位之络脉，多会呈现色为青；例如胃中有热人，手鱼部位之络脉，多会呈现色为红。络脉部位忽黑色，滞留已久为痹病。络脉部位之颜色，时而发黑时而红，时而又见有发青，寒热相兼之病证。颜色发青脉络小，元气衰少为象征。针刺邪在浅表处，以治寒热并作证，病邪尚未深经入，浅表血络要多刺，同时针刺要隔日，恶血泻尽才停止，依据病证之虚实，然后再来行调治。络脉色青脉形小，元气衰少之病证。元气衰少很严重，此时泻法若使用，患者感觉心胸闷，烦闷至极昏地倒，此时说话亦不能；因此对于此种人，初觉烦闷尚未昏，立即将他来扶起，半坐半卧急救勤。

手部太阴肺经脉，别出络脉列缺名。手腕上部分肉始，太阴肺经与并行，直入手掌之内侧，散布鱼际部位中。此时若是有病变，属于实证要记清，出现腕后锐骨部，手掌部位发热症；若是此时为虚证，呵欠小便失禁等。对于以上所述病，腕后寸半列缺行。手部太阴肺走向，联络阳明大肠经，主要分支要知情。

手部少阴心经脉，别出络脉通里名。手掌后离腕关节，一寸之处出别行，再沿手部少阴心，向上行走循正经，然后并入人心中，向上再行联舌根，并且连属眼球内，连脑脉络记在心。此时若是有病变，属于实证要记清，胸膈之间会出现，支撑不舒之状症；若是此时为虚证，此时说话不可能；对于以上所述病，掌后寸处通里行。手部少阴心走向，联络太阳小肠经，主要分支要记清。

手部厥阴心包络，别出络脉内关名。距离腕关两寸处，两筋中间出别行，再沿厥阴心包经，正经向上而走行，然后相连在心上，包绕联络在心脏，脏腑联系脉络中。此时若是有病变，属于实证要记清，出现症状是心痛；若是此时为虚证，头颈僵硬强直症。对于以上所述病，手掌后方两筋间，内关穴位治疗行。

手部太阳小肠经，别出络脉支正名。腕关上方五寸处，此处分出而别行，由此向内再行走，手少阴心注于中；别行支脉有一条，支正穴处出别行，向上走行达肘部，然后向上再循行，联络肩偶穴位处。此时若是有病变，属于实证要记清，骨节亦会为弛缓，肘关痿废难活动；若是此时为虚证，皮肤赘疣会发生，好像手指正中间，干结作痒痂疥同。对于以上所述病，太阳小肠经络脉，本经别出之络穴，支正穴位治疗行。

手部阳明大肠经，别出络脉偏历名。掌后腕关三寸处，本经分出而别行，进入太阴肺经脉；别行支脉有一条，偏历穴处出别行，再沿手臂向上走，途径肩骨禹穴位，曲颊穴位上达至，然后斜行牙根位；别出支脉另一条，而后行走入耳中，耳部宗脉来相会。此时若是有病变，属于实证要记清，龋齿耳聋会发生；若是此时为虚证，患者定会牙齿冷，胸膈闭塞不畅通。对于以上所述病，阳明大肠之络脉，本经别出之络穴，偏历穴位治疗行。

手部少阳三焦经，别出络脉外关名。掌后腕关两寸处，本经分出而别行，向外绕行于臂部，然后向上再走行，再行注于人胸部，相会厥阴心包经。此时若是有病变，属于实证要记清，肘关拘挛为病症；若是此时为虚证，肘关弛缓不收症。对于以上所述病，少阳三焦经络脉，本经别出络穴处，外关穴位治疗行。

足部太阳膀胱经，别出络脉飞扬名。它在足部之上方，距离外踝七寸中。本经分出而别走，足少阴肾来并行。此时若是有病变，属于实证要记清，头背疼痛鼻不通；若是此时为虚证，鼻塞出血皆可能。对于以上所述病，太阳膀胱经络脉，本经别出之络穴，飞扬穴位治疗行。

足部少阳胆经脉，别出络脉光明名。它在足部上方处，距离外踝五寸中，本经分出而别走，厥部阴肝来并行。然后向下再行走，联络足背君要明。此时若是有病变，属于实证要记清，下肢定会有厥冷；若是此时为虚证，下肢痿软难移步，坐下再起亦不能。对于以上所述病，少阳胆经之络脉，本经别出之络穴，光明穴位治疗行。

足部阳明胃经脉，别出络脉名丰隆。它在足部上方处，距离外踝八寸中，本经分出而别走，太阴脾经来并行；别行支脉有一条，丰隆穴处出别行，胫骨外缘沿上走，走至头项君要明，各经经气来相会，然后向下再走行，联络咽喉为最终。若是脉气向上逆，咽喉定会见肿闭，突然失喑难言语。此时若是有病变，属于实证要记清，神志失常癫狂证；若是此时为虚证，两足弛缓而不收，小腿肌肉枯萎等。对于以上所述病，足部阳明胃络脉，本经别出之络穴，丰隆穴位治疗行。

足部太阴脾经脉，别出络脉公孙名。足部大趾本节后，一寸远处出本经，本经分出而别走，阳明胃经来并行；别行支脉有一条，别出再行向上走，入腹联络肠胃中。若是脉气厥逆上，吐泻交作霍乱证。此时若是有病变，属于实证要记清，腹部痛如刀绞证；若是此时为虚证，腹胀如鼓之疾病。对于以上所述病，足太阴脾之络脉，本经别出之络穴，公孙穴位治疗行。

足部少阴肾经脉，别出络脉名大钟。足内踝后而别走，环绕足跟至外侧，走向经脉膀胱经；别行支脉有一条，少阴肾经之正经，并行而上心包络，然后向外向下行，贯穿腰脊要知情。

若是脉气为上逆，心烦胸闷之病症。此时若是有病变，属于实证要记清，大便定会不畅通；若是此时为虚证，患者就会腰部痛。对于以上所述病，足少阴肾经络脉，本经别出之络穴，大钟穴位治疗行。

足部厥阴肝经脉，别出络脉蠡沟名。它在足部上方处，距离内踝五寸中，本经分出而别走，走向少阳胆脉经；别行支脉有一条，经过胫部上睾丸，并会聚结阴茎间。若是脉气为上逆，睾丸肿大突疝气。此时若是有病变，属于实证要记清，阴茎勃起复不能；若是此时为虚证，阴部奇痒难忍症。对于以上所述病，足部厥阴肝经络，本经别出之络穴，蠡沟穴位治疗行。

任脉别出之络脉，名为尾翳要记住。始于胸骨下鸠尾，向下再散于腹部。此时若是有病变，属于实证要记清，腹部皮肤皆疼痛；若是此时为虚证，腹部皮肤瘙痒病。对于以上所述病，任脉络脉来取用，本经别出之络穴，尾翳穴位治疗行。

督脉别出之络脉，名为长强要知情。尾骨尖下长强始，再夹脊柱肌肉中，向上走行至项部，并且散在人头部，然后向下再行走，行至肩胛附近处，从此以后在别行，足部太阳膀胱经，并且深入人体内，贯穿脊柱肌肉中。此时若是有病变，属于实证记心间，脊柱强直俯仰难；若是此时为虚证，头部沉重摇不定。以上所述之症状，本条络脉之夹行，夹行脊柱之两侧，引起病变而发生；对于以上所述病，督脉络脉来取用，本经别出之络穴，长强穴位治疗行。

脾脏大络大包名，起始渊腋下方处，渊腋下方离三寸，由此胸胁再散布。此时若是有病变，属于实证要记清，全身各处皆疼痛；若是此时为虚证，骨节弛纵无力病。此时若是有病变，大包穴位附近现，网络状如血纹斑。对于以上所述病，脾中大络来取用，本经别出之络穴，大包穴位治疗行。

十五络脉如上述，若是疾病要发生，脉气壅盛致实证，脉络突出易查明；脉气虚弱致虚证，脉络下陷难分清。若在络穴体表处，任何异常难看到，应在该穴附近处，仔细观察与寻找。高矮胖瘦因人异，经脉长短亦不同，络脉别行分出处，亦存差异在其中，所以医者若诊病，应当灵活来变通。

黄帝内经 · 灵枢

经　别

原 文

黄帝问于岐伯曰：余闻人之合于天道也，内有五脏，以应五音、五色、五时、五味、五位也；外有六腑，以应六律。六律建，阴阳诸经而合之十二月、十二辰、十二节、十二经水、十二时、十二经脉者，此五脏六腑之所以应天道。夫十二经脉者，人之所以生，病之所以成，人之所以治，病之所以起，学之所始，工之所止也，粗之所易，上之所难也。请问其离合出入奈何？岐伯稽首再拜曰：明乎哉问也！此粗之所过，上之所息也，请卒言之。

足太阳之正，别入于腘中，其一道下尻五寸，别入于肛，属于膀胱，散之肾，循膂当心入散；直者，从膂上出于项，复属于太阳，此为一经也。足少阴之正，至腘中，别走太阳而合，上至肾，当十四椎，出属带脉；直者，系舌本，复出于项，合于太阳，此为一合。成以诸阴之别，皆为正也。

足少阳之正，绕髀入毛际，合于厥阴；别者，入季胁之间，循胸里，属胆，散之肝，上贯心，以上夹咽，出颐颔中，散于面，系目系，合少阳于外眦也。足厥阴之正，别跗上，上至毛际，合于少阳，与别俱行，此为二合也。

足阳明之正，上至髀，入于腹里，属胃，散之脾，上通于心，上循咽，出于口，上頞顿，还系目系，合于阳明也。足太阴之正，上至髀，合于阳明，与别俱行，上结于咽，贯舌中，此为三合也。

手太阳之正，指地，别于肩解，入腋走心，系小肠也。手少阴之正，别入于渊腋两筋之间，属于心，上走喉咙，出于面，合目内眦，此为四合也。

手少阳之正，指天，别于巅，入缺盆，下走三焦，散于胸中也。手心主之正，别下渊腋三寸，入胸中，别属三焦，出循喉咙，出耳后，合少阳完骨之下，此为五合也。

手阳明之正，从手循膺乳，别于肩髃，入柱骨，下走大肠，属于肺，上循喉咙，出缺盆，合于阳明也。手太阴之正，别入渊腋少阴之前，入走肺，散之大肠，上出缺盆，循喉咙，复合阳明，此六合也。

诗青译文 🌸

　　黄帝问岐伯说:

　　听说人体之组成,天地万物与相应。在内属阴之五脏,五音五色与五时,五味五位相适应;在外属阳之六腑,又与六律相适应。六律自有阴阳分,人体与之相适应,手足阴阳有各经;人体经脉十二条,自然界中亦十二,月辰节时与河流,又是一一相适应。人体五脏与六腑,自然界中各现象,对应情况要清楚。经脉维持人生命,疾病治疗与形成,皆有重要之作用。所以人在初学时,应先掌握此理论,只有潜心精研者,才知道理很精深。医生医术若粗劣,认为轻易就能懂,医生医术若高明,此间道理才知情,能知困难有多少,亦晓奥妙在其中。为了深入来研究,经脉离合与出入,还要请你说清楚?

　　岐伯很恭谨地再三执拜说:

　　您问可是真英明!此是医术粗劣者,最易忽略之问题,为使后人来研究。下面听我说详细。

　　足部太阳膀胱经,两条正经分别行,一条进入腘窝处,足少阴肾合上行;一条尻下五寸处,向上行再肛门中,并向内行进入腹,本经脏腑再连属,膀胱散行至肾脏,再沿肌肉脊柱旁,内部游走行向上,分散部位是心脏;再说直行另部分,脊柱两旁肌肉处,向上行走出项部,本经经脉再连属,内外再合为一经。足部太阳膀胱经,本经之外另正经。再说足部少阴肾,其中别行之正经,走到膝部腘窝处,别行走向要记住,足部太阳膀胱经,与之相合汇聚处,继而上行至肾脏,外行十四椎之处,并于带脉为连属;直行部分再来说,肾脏上行舌根部,再向外行至项部,足部太阳膀胱经,经脉相合汇聚处。足部太阳膀胱经,足部少阴肾经脉,两条经脉互表里,六合之中合第一。表里经合之关系,皆由阴经之经别。上行并与谁联系,与其表里之阳经,阳经正经而形成;其他相配之关系,莫不如此要牢记。所谓经别皆正经,别道而行之正经。

　　三说足少阳胆经,其中别行之正经,气街部位本经出,绕过人体之髀部,入于阴毛边缘中,足部厥阴肝相聚;其中别行之分支,随即进入季胁间,再沿胸壁之内侧,入内连属腑中胆,由此再行至肝脏,向上心部再贯穿,向上夹行咽喉侧,腮颔部位出中间,然后分散在面部,脑之脉络眼球连，足少阴胆经本经，相聚之处角外眼。四说足部厥阴肝，其中别行之正经，足背部位别行出，上行阴毛边缘中，足少阳胆经脉会，再与足少阳胆经，别行正经上行同。足部少阳胆经脉，足部厥阴肝经脉，两条经脉互表里，六合之中第二合。

五说足部阳明胃，其中别行之正经，上行人体至髀部，向上再行入腹中，连属本经之胃腑，由此至脾因散行，向上再行连于心，再沿咽喉向上行，又从口部来走出，上行鼻梁眼眶中，环绕联系眼球内，内连于脑之脉络，再与足部阳明胃，本经经脉相会合。六说足部太阴脾，其中别行之正经，上行人体至髀部，相会足阳明胃经，再与足阳明胃经，别行正经一同行，最后结络咽喉部，然后贯穿于舌中。足部阳明胃经脉，足部太阴脾经脉，两条经脉互表里，六合之中第三合。

手部太阳小肠七，其中别行之正经，自上向下而行走，肩后骨缝中别行，由此而进入腋下，入心联系小肠中。八说手少阴心经，其中别行之正经，本经别行分出后，走入腋下三寸渊，腋穴部位两筋间，本经所属心脏联，由此上行至喉咙，然后再出人脸面，手部太阳小肠经，支脉会合角内眼。手部太阳小肠经，手部少阴心经脉，两条经脉互表里，六合之中第四合。

手部少阳三焦经，其中别行之正经，起始人体最高处，颠顶之处分别行，由此进入缺盆部，向下走入三焦腑，最后胸中来散布。手厥阴心包络经，其中别行之正经，本经别行分出后，下行腋下三寸处，由此胸中再进入，别走连属三焦腑，再沿喉咙向上走，然后出于人耳后，手部少阳三焦经，经脉会合下完骨。手部少阳三焦经，手厥阴心包络经，两条经脉互表里，六合之中第五合。

手部阳明大肠经，其中别行之正经，手部分出向上走，然后到达人胸部，再沿侧胸乳头间，出于肩髃穴位处，由此向上入柱骨，其后向下再走出，本经所属大肠腑，继而折返再上行，然后连属在肺脏，向上再行沿喉咙，出于人体缺盆部，手部阳明大肠经，本经相会在此处。手部太阴肺经脉，其中别行之正经，本经别行分出后，行至渊腋穴位中，手少阴心经前方，行到本经属肺脏，向下行至大肠腑，此后折返行向上，出于人体缺盆部，并沿喉咙再走行，手部阳明大肠经，经脉相会在此中。手部阳明小肠经，手部太阴肺经脉，两条经脉互表里，六合之中第六合。

黄帝内经·灵枢

经　水

原文

黄帝问于岐伯曰：经脉十二者，外合于十二经水，而内属于五脏六腑。夫十二经水者，其有大小、深浅、广狭、远近各不同，五脏六腑之高下、小大、受谷之多少亦不等，相应奈何？夫经水者，受水而行之；五脏者，合神气魂魄而藏之；六腑者，受谷而行之，受气而扬之；经脉者，受血而营之。合而以治奈何？刺之深浅，灸之壮数，可得闻乎？岐伯答曰：善哉问也！天至高不可度，地至广不可量，此之谓也。且夫人生于天地之间，六合之内，此天之高、地之广也，非人力之所能度量而至也。若夫八尺之士，皮肉在此，外可度量切循而得之，其死可解剖而视之，其脏之坚脆，腑之大小，谷之多少，脉之长短，血之清浊，气之多少，十二经之多血少气，与其少血多气，与其皆多血气，与其皆少血气，皆有大数。其治以针艾，各调其经气，固其常有合乎？

黄帝曰：余闻之，快于耳，不解于心，愿卒闻之。岐伯答曰：此人之所以参天地而应阴阳也，不可不察。

足太阳外合于清水，内属膀胱，而通水道焉。足少阳外合于渭水，内属于胆。足阳明外合于海水，内属于胃。足太阴外合于湖水，内属于脾。足少阴外合于汝水，内属于肾。足厥阴外合于渑水，内属于肝。手太阳外合于淮水，内属小肠，而水道出焉。手少阳外合于漯水，内属于三焦。手阳明外合于江水，内属于大肠。手太阴外合于河水，内属于肺。手少阴外合于济水，内属于心。手心主外合于漳水，内属于心包。凡此五脏六腑十二经水者，外有源泉，而内有所禀，此皆内外相贯，如环无端，人经亦然。故天为阳，地为阴，腰以上为天，腰以下为地。故海以北者为阴，湖以北者为阴中之阴，漳以南者为阳引，河以北至漳者为阳中之阴，漯以南至江者为阳中之太阳，此一隅之阴阳也，所以人与天地相参也。

黄帝曰：夫经水之应经脉也，其远近浅深，水血之多少各不同，合而以刺之奈何？岐伯答曰：足阳明，五脏六腑之海也，其脉大血多，气盛热壮，刺此者，不深弗散，不留不泻也。足阳明刺深六分，留十呼。足太阳深五分，留七呼。足少阳深四分，留五呼。足太阴深三分，留四呼。足少阴深二分，留三呼。足厥阴深一分，留二呼。手之阴阳，其受气之道近，其气之来疾，其刺深者皆无过二分，其留皆无过一呼。其少长大小肥瘦，以心撩之，命曰法天之常。灸之亦然。灸而过此者，得恶火，则骨枯脉涩；刺而过此者，则脱气。

黄帝曰：夫经脉之小大，血之多少，肤之厚薄，肉之坚脆，及腘之大小，可为度量乎？岐伯答曰：其可为度量者，取其中度也，不甚脱肉而血气不衰也。若失度之人，瘠瘦而形肉脱者，恶可以度量刺乎。审切循扪按，视其寒温盛衰而调之，是谓因适而为之真也。

诗青译文

黄帝问岐伯说：

人体经脉十二条，对应河流十二条，脏腑在内相连属。河流各处来分布，河流水位有深浅，面积亦是分大小，流域河床有广狭，源头亦是有近遥；脏腑分布在体内，体内位置分低高，形态亦分小与大，水谷精微受多少，对应关系可明了？江河受纳地上水，水流通行至各方；精神气血与魂魄，五脏集合又闭藏；受纳饮食与水谷，六腑加以来传化，吸收精微全身布；血液经脉来受纳。此间若是相结合，用到医疗又如何？还有针刺深浅度，施灸壮数是什么？关于上面之问题。请你慢慢来解释？

岐伯回答说：

这个问题提得好！天有多高难推算，地有多广测奢谈，解答问题亦为难。人体生于天与地，四方上下生活闲，广阔无垠是为地，高不可登是为天，若想计算天高度，若想测量地广度，绝不可能要记住。人体情况就不同，人体皆为八尺形，深浅广狭有皮肉，测量体表行得通，手指切按即能行；人死解剖其尸体，内部脏腑能查明。五脏坚脆之程度，六腑形态之大小，每条经脉之长短，脏腑受纳之多少，血液清浊之程度，脏腑含精之多少，经脉之中血与气，皆有标准要知晓。此外我们还知道，针刺艾灸疗疾病，调理人体之经气，针刺深浅重或轻，艾炷大小与多少，标准适宜皆能明。

黄帝说：

初闻你道此理后，让我觉得很爽快，有些不是太清楚，请你细细说明白。

岐伯回答说：

人与天地万物应，阴阳深究道理明。足部太阳膀胱经，在外应合于水清，在内连属膀胱腑，全身水液亦相通。足部少阳胆脉经，在外应合于渭水，在内连属胆腑中。足部阳明胃脉经，在外应合于海水，在内连属胃腑中。足部太阴脾脉经，在外应合于湖水，在内连属脾脏中。足部少阴肾脉经，在外应合于汝水，在内连属肾脏中。足部厥阴肝脉经，在外应合于渑水，在内连属肝脏中。手部太阳小肠经，在外应合于淮水，在内连属小肠中；小肠泌别浊与清，饮食之物化糟粕，水液归于膀胱中。手部少阳三焦经，在外应合于漯水，在内连属三焦中。手部阳明大肠经，在外应合于江水，在内连属大肠中。手部太阴肺脉经，在外应合于河水，在内连属肺脏中。手部少阴心脉经，在外应合于济水，在内连属心脏中。手厥阴心包络经，在外应合于漳水，在内连属心包络。上述经脉十二条，五脏六腑与相通，其间运行之气血，好像河水在流动，既有源泉显在外，又有归巢隐其中；望无尽头如环样，内外相互亦贯通，人体经脉正如此，上下循环不止停。在下为地属于阴；在上为天属于阳。人体腰部位置上，对应于天属于阳；人体腰部位置下，对应于地属于阴。天南地北阴阳位，海水以北称为阴，湖水以北阴中阴，漳水以南称为阳，河水以北到漳水，所处称为阳中阴，漯水以南至江水，所处称为阳太阳。人体经脉十二条，循行相应记心上。

黄帝说：

河流远近与深浅，水量多少各不同，相应经脉之差别，怎样结合才能行，针疗如何来运用？

岐伯回答说：

足部阳明胃经脉，五脏六腑海为名，十二经中它最大，受盛营血最丰盈，经气亢盛疾病生，热势必然为炽盛，针刺治疗实证时，深刺才能散邪气，留针泻尽病邪除。足阳明胃若针刺，深度应该是六分，留针时间是十呼；太阳膀胱若针刺，深度应该是五分，留针时间是七呼；少阳胆经若针刺，深度应该是四分，留针时间是五呼；足太阴脾若针刺，深度应该是三分，留针时间是四呼；足少阴肾若针刺，深度应该是两分，留针时间是三呼。厥阴肝经若针刺，深度应该是一分，留针时间是两呼。手部三阴手三阳，循行人体上半部，心肺间距相接近，且其循行经过处，皮肉较薄穴位浅，脉气运行较快速，若对它们行针刺，二分以内刺为度，留针时间要多久，一般不会超一呼。人之年龄有长短，身材大小分瘦胖，体质亦会有差异，医生必须放心上，不同方法来处理，根据具体之情况；治疗措施要灵活，顺应自然方为良。灸法运用亦如此，施灸壮数有多少，还有艾炷大与小，因人而异效果好。患者情况若不顾，而是妄用针灸疗，壮数若是超限度，定有恶火来侵扰，此时骨节会枯痿，血脉亦会有滞涩；深度留针超限度，元气虚脱要记得。

黄帝问：

人体经脉之大小，血营皮肤之厚薄，还有肌肉坚与脆，䐃之大小再说说，衡量标准是什么？

岐伯回答：

若说衡量之标准，皆以身材为适中，肌肉亦非太消瘦，血气未衰体健形。对于身材与体质，中等水平才相当，肌肉消瘦脱陷者，此间标准难衡量。所以医者若临证，首先仔细切脉象，循按肌肉触皮肤，按压筋骨细辨详，盛衰温寒与气血，再来诊治才为良。只有做到这一点，因人制宜才能谈，此时医生方可说，治病要诀记心间。

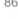

黄帝内经 · 灵枢

经　筋

原文

足太阳之筋，起于足小指，上结于踝，邪上结于膝，其下循足外侧，结于踵，上循跟，结于腘；其别者，结于腨外，上腘中内廉，与腘中并上结于臀，上夹脊，上项；其支者，别入结于舌本；其直者，结于枕骨，上头下颜，结于鼻；其支者，为目上网，下结于頄；其支者，从腋后外廉，结于肩髃；其支者，入腋下，上出缺盆，上结于完骨；其支者，出缺盆，邪上出于頄。其病小指支，跟肿痛，腘挛，脊反折，项筋急，肩不举，腋支，缺盆中纽痛，不可左右摇。治在燔针劫刺，以知为数，以痛为腧，名曰仲春痹也。

足少阳之筋，起于小指次指，上结外踝，上循胫外廉，结于膝外廉；其支者，别起外辅骨，上走髀，前者结于伏兔之上，后者结于尻；其直者，上乘䏚季胁，上走腋前廉，系于膺乳，结于缺盆；直者，上出腋，贯缺盆，出太阳之前，循耳后，上额角，交巅上，下走颔，上结于頄；支者，结于目外眦，为外维。其病小指次指支转筋，引膝外转筋，膝不可屈伸，腘筋急，前引髀，后引尻，即上乘䏚季胁痛，上引缺盆膺乳，颈维筋急，从左之右，右目不开，上过右角，并跷脉而行，左络于右，故伤左角，右足不用，命曰维筋相交。治在燔针劫刺，以知为数，以痛为腧，名曰孟春痹也。

足阳明之筋，起于中三指，结于跗上，邪外上加于辅骨，上结于膝外廉，直上结于髀枢，上循胁，属脊；其直者，上循骭，结于膝；其支者，结于外辅骨，合少阳；其直者，上循伏兔，上结于髀，聚于阴器，上腹而布，至缺盆而结，上颈，上夹口，合于頄，下结于鼻，上合于太阳，太阳为目上网，阳明为目下网；其支者，从颊结于耳前。其病足中指支胫转筋，脚跳坚，伏兔转筋，髀前肿，癞疝，腹筋急，引缺盆及颊，卒口僻，急者目不合，热则筋纵，目不开。颊筋有寒，则急引颊移口；有热则筋弛纵缓不胜收，故僻。治之以马膏，膏其急者，以白酒和桂，以涂其缓者，以桑钩钩之，即以生桑灰置之坎中，高下以坐等。以膏熨急颊，且饮美酒，啖美炙肉，不饮酒者，自强也，为之三拊而已。治在燔针劫刺，以知为数，以痛为腧，名曰季春痹也。

足太阴之筋，起于大指之端内侧，上结于内踝；其直者，结于膝内辅骨，上循阴股，结于髀，聚于阴器，上腹，结于脐，循腹里，结于肋，散于胸中；其内者，著于脊。其病足大指支，内踝痛，转筋痛，膝内辅骨痛，阴股引髀而痛，阴器纽痛上引脐，两胁痛引膺中，脊内痛。治在燔针劫刺，以知为数，以痛为腧，命曰仲秋痹也。

足少阴之筋，起于小指之下，并足太阴之筋，邪走内踝之下，结于踵，与太阳之筋合，而上结于内辅之下，并太阴之筋而上循阴股，结于阴器，循脊内夹膂，上至项，结于枕骨，与足太阳之筋合。其病足下转筋，及所过而结者皆痛及转筋。病在此者，主痫瘛及痉，在外者不能俯，在内者不能仰。故阳病者腰反折不能俯，阴病者不能仰。治在燔针劫刺，以知为数，以痛为腧，在内者熨引饮药。此筋折纽，纽发数甚者，死不治，名曰孟秋痹也。

足厥阴之筋，起于大指之上，上结于内踝之前，上循胫，上结内辅之下，上循阴股，结于阴器，络诸筋。其病足大指支内踝之前痛，内辅痛，阴股痛转筋，阴器不用，伤于内则不起，伤于寒则阴缩入，伤于热则纵挺不收。治在行水清阴气。其病转筋者，治在燔针劫刺，以知为数，以痛为腧，命曰季秋痹也。

手太阳之筋，起于小指之上，结于腕，上循臂内廉，结于肘内锐骨之后，弹之应小指之上，入结于腋下；其支者，后走腋后廉，上绕肩胛，循颈出足太阳之筋前，结于耳后完骨；其支者，入耳中；直者，出耳上，下结于颔，上属目外眦。其病小指支肘内锐骨后廉痛，循臂阴入腋下，腋下痛，腋后廉痛，绕肩胛引颈而痛，应耳中鸣，痛引颔，目瞑，良久乃得视，颈筋急，则为筋瘘颈肿。寒热在颈者，治在燔针劫刺之，以知为数，以痛为腧，其为肿者，复而锐之。名曰仲夏痹也。

手少阳之筋，起于小指次指之端，结于腕，上循臂，结于肘，上绕臑外廉，上肩走颈，合手太阳；其支者，当曲颊入系舌本；其支者，上曲牙，循耳前，属目外眦，上乘颔，结于角。其病当所过者即支转筋，舌卷。治在燔针劫刺，以知为数，以痛为腧，名曰季夏痹也。

手阳明之筋，起于大指次指之端，结于腕，上循臂，上结于肘外，上臑，结于髃；其支者，绕肩胛，夹脊；直者，从肩髃上颈；其支者，上颊，结于頄；直者，上出手太阳之前，上左角，络头，下右颔。其病当所过者支痛及转筋，肩不举，颈不可左右视。治在燔针劫刺，以知为数，以痛为腧，名曰孟夏痹也。

手太阴之筋，起于大指之上，循指上行，结于鱼后，行寸口外侧，上循臂，结肘中，上臑内廉，入腋下，出缺盆，结肩前髃，上结缺盆，下结胸里，散贯贲，合贲下，抵季胁。其病当所过者支转筋痛，甚成息贲，胁急吐血。治在燔针劫刺，以知为数，以痛为腧，名曰仲冬痹也。

手心主之筋，起于中指，与太阴之筋并行，结于肘内廉，上臂阴，结腋下，下散前后挟胁；其支者，入腋，散胸中，结于贲。其病当所过者支转筋，前及胸痛息贲。治在燔针劫刺，以知为数，以痛为腧，名曰孟冬痹也。

手少阴之筋，起于小指之内侧，结于锐骨，上结肘内廉，上入腋，交太阴，夹乳里，结于胸中，循贲，下系于脐。其病内急，心承伏梁，下为肘网。其病当所过者支转筋，筋痛。治在燔针劫刺，以知为数，以痛为腧。其成伏梁唾血脓者，死不治。名曰季冬痹也。

经筋之病，寒则筋急，热则筋弛纵不收，阴痿不用。阳急则反折，阴急则俯不伸。焠刺者，刺寒急也，热则筋纵不收，无用燔针。

足之阳明，手之太阳，筋急则口目为僻，眦急不能卒视，治皆如右方也。

诗青译文

足部太阳之经筋，小指爪足外侧出，向上聚结足外踝，斜而向上何处聚，人体两膝关节处，向下再沿足外踝，两足跟部聚结来，后沿足跟行向上，聚结腘部记心怀；还有该经别支筋，外踝开始向上行，聚于外侧小腿肚，上达内侧腘窝中，与从足跟向上行，一支上行来相并，聚结人体之臀部，再沿脊柱之两侧，上行人体颈项中；颈部分出有一支，别出经筋这一条，进入喉咙中舌处，舌体结聚要记牢；颈部分出再一支，别出经筋另一条，直行向上聚枕骨，向上达至头顶部，又沿颜面行向下，最后聚结在鼻处；下行经筋分一支，网络样行上睑部，再下聚结在颧骨；还有一条是分支，夹脊上行而别出，腋窝后侧从外廉，上行聚结肩髃部；另条腋窝后外廉，进入人体腋下部，向上行至缺盆处，向上再行在耳后，聚结人体完骨处；另支缺盆再分出，斜而向上颧骨入，与从颜面下行者，支筋相合聚颧骨。太阳经脉经筋病，支出足部小趾间，足跟肿痛时常有，腘窝部位亦拘挛，脊柱反张又见到，颈部拘挛筋脉痛，患者难来举起肩；腋窝分支亦可见，缺盆之中觉扭痛，左右摇摆不止停。需用燔针来刺治，疾进疾出病愈时，腧穴来刺疼痛位，此病名为仲春痹。

足部少阳之经筋，第四足趾出趾端，足背上行外踝聚，胫骨外侧再循沿，然后向上再结聚，膝部外侧聚知全。其中经筋一分支，外辅骨处来分出，上行达至大腿位，此分两支要记住。行于前面有一支，聚结伏兔之上面；行于后面有一支，聚结尾骶记心间；还有直行另一支，上行胁下空软处，以及季肋之部位，向上再行腋前部，横过胸旁连乳位，上聚缺盆要记住；直行支筋另一条，出于腋部缺盆穿，耳后绕至上额角，然后行于经筋前，人体颠顶来交会，头顶侧面下颔部，转向上聚在颧处；还有支筋另一条，颧部发出要知晓，聚结身体外眼角，眼之外围要记牢。足部少阳经筋病，第四足趾引转筋，牵扯膝外转筋侧，从而膝部难屈伸；腘窝筋脉有拘急，前面牵引髀疼痛，后面牵引尻疼痛，上引胁下空软处，以及软肋部位痛，上引缺盆胸乳部，颈部之筋来维系，发生拘急正此时。若从左侧向右侧，维络筋脉有拘急，右眼难开不足奇，经筋上过右额角，跷脉并行要知悉，阴阳跷脉交叉处，左右经筋交叉亦，左筋维络是右侧，左额角筋若受伤，右足定会难运动，维筋相交记心上。若是治疗此病证，火针疾刺疾出行，针刺次数愈为度，穴位之处觉疼痛。孟春痹名要知情。

足部阳明之经筋，次趾中间来起行，聚结足背要分明；另外斜行有一条，足背外侧上辅骨，聚结于膝外侧部，直上聚结在髀枢，上沿胁部络脊柱；另外直行有一条，足背向上沿胫骨，聚结正是在膝部；由此分出有支筋，聚结在人外辅骨，足少阳筋相合处；再说直行之支筋，向上而行沿辅骨，聚结就在大腿部，聚结阴器行向上，然后腹部再散布，上行聚结缺盆部，向上再行过项颈，在嘴周围作环绕，然后汇合在颧部，向下聚结在鼻处，再从鼻旁行向上，太阳经筋与相合。太阳经脉之小筋，网维眼精之上胞，阳明经脉之小筋，网维眼精之下胞；另条支筋颧部出，过颊聚耳要记牢。足部阳明经筋病，中趾胫部皆转筋，足部亦有跳动感，强直感觉记在心，髀部前肿又癫疝，伏兔部位转筋勤，腹部筋脉拘急真。上牵缺盆及颊部，口角喝斜突发生，筋脉拘急之一侧，眼睑闭合亦不能，有热筋脉则弛纵，病人难把眼睛睁。颊筋有寒会拘急，牵引颊部口角喝；有热筋脉则弛缓，收缩无力是常态，口部会向一侧来。口角㖞斜有办法，马脂油涂拘急侧，拘急一侧之面颊，以期润养拘急筋，再用白酒调桂末，涂在弛缓侧面颊，以使筋脉被温通，然后再来用桑钩，钩住病人之口角，㖞斜复位乐悠悠。桑木炭火坑再入，病人来定坑高低，烤到颊部为适宜，同时马脂来温熨，拘急侧面要知悉，再令患者来饮酒，烤肉美味亦可食，若是病人不饮酒，少量饮些也可以，再用手来抚患处，舒筋活络为目的。其他疾病若治疗，同样可以用燔针，疾进疾出方法好，次数病愈为标准，针刺穴位在痛处，季春痹病记在心。

足部太阴之经筋，大趾趾端内侧始，上行聚结于内踝；其中直行之支线，向上聚膝内腓骨，再沿股内行侧上，然后聚结于髀部，继而聚结在前阴，向上再行至腹部，然后聚结在脐位，向上再行沿内腹，最后聚结两胁位，散在胸中为结束。其中行于内侧支，附着两旁在脊柱。足部太阴之筋病，大趾足牵内踝痛，转筋膝内疼辅骨，股内侧牵髀部痛，阴器扭样痛拘紧，上引脐部两胁痛，牵引胸脊内里痛。此种疾病若治疗，医生可以用燔针，疾进疾出为方法，次数病愈为标准，针刺穴位在痛处，仲秋痹病记在心。

足部少阴之经筋，足部小趾下方出，然后足心再进入，行于内侧人足部，太阴经筋行相并，而后斜行再向上，内踝之下足跟聚，太阳经筋向下合，上聚下方内辅骨，太阴经筋相并行，上沿内侧大腿根，聚结人体阴器中，再沿脊柱肌肉旁，上行人体项位部，聚结头后人枕骨，太阳经筋相合处。足部少阴之筋病，足心转筋定发生，经筋经过聚结位，症见转筋和疼痛。亦有痛证与抽搐，项背反张等疾病。病在背侧难前俯，病在胸腹难后仰。背部为阳腹为阴，项背筋急病为阳，腰部向后能折反，身体俯前难担当；腹部筋急为阴病，身体前曲难后仰。此种疾病若治疗，同样可以用燔针，疾进疾出为方法，次数病愈为标准，针刺穴位在痛处，不宜针刺病胸腹，可以熨贴病患位，按摩导引筋脉舒，汤药养血亦记住。若是经筋反纠结，发作次数频频中，说明病情很严重，往往是为不治证。孟秋痹病称其名。

足部厥阴之经筋，足部大趾上方始，上行聚结内踝前，上沿胫骨来聚结，内侧辅骨之下面，再沿内侧大腿根，上行聚结前阴间，足部三阴足阳明，各经经筋并相连。足部厥阴之筋病，足部大趾牵内踝，牵引内踝痛前部，内侧辅骨亦觉疼，腿之内侧转筋痛，前阴难来起作用，房劳

过度阴精伤，阳痿若举已不能。若是寒邪来伤害，阴器内缩定发生，若
是热邪来伤害，阴器挺长收不成。若是治疗本疾病，利水渗湿方法好，
以及清化湿热法，厥阴经气来协调；疼痛转筋一类病，同样可以用燔
针，疾进疾出为方法，次数病愈为标准，针刺穴位在痛处，季秋痹病记
在心。

　　手部太阳之经筋，手部小指上部始，聚结人体之手腕，前臂内侧
再上沿，肘内高骨聚后边。手指弹拨筋此处，此时小指觉麻酸，上行结
聚腋下面；其中分支有一条，后行腋窝之后缘，再沿颈部来行走，上绕
人体之胛肩，太阳经筋前面至，聚结耳后完骨间；支筋分出又一条，
人体两耳来进入；直行耳出行向上，向下聚结人腮部，然后再折行向
上，外部眼角为连属。手部太阳之筋病，手部小指引肘内，高骨后缘有
疼痛，手臂侧沿至腋下，以及腋下后侧位，病人皆有疼痛感，环绕肩
胛并牵引，颈部疼痛亦发生，牵引颌部与眼部，并现疼痛鸣耳中，眼
睛闭后若长久，视力恢复看物清。若是颈筋拘急时，成筋痿与颈肿证；
寒热若发在颈部，同样可以用燔针，疾进疾出手法疗，次数病愈为标
准，针刺穴位在痛处，刺后若还颈项肿，锐利之针再更换，仲夏痹症为
其名。

　　手部少阳之经筋，起始在人无名指，靠近小指之一侧，上行聚结人
腕处，再沿手臂行向上，聚结人体之肘部，上绕大臂之外侧，经过肩部
至颈部，太阳经筋与相合。颈部分支有一条，深入在里下颌角，联系舌
根要明了；颈部分支另一条，向下走至颊车穴，沿耳前行要知晓，连属
眼部外眼角，向上再经人额部，最终聚结在额角。手部少阳之筋病，本
经经筋循行处，定有掣引与转筋，易见舌体有卷曲。若是遇到此类病，
同样可以用火针，疾进疾出为方法，次数病愈为标准，针刺穴位在痛
处，季夏痹病记在心。

　　手部阳明之经筋，起始人体之食指，靠近大指之侧端，聚结先在手
腕部，手臂上行再循沿，然后聚结肘外侧，又沿大臂行向上，聚结肩髃
记心上。另有分支绕肩胛，挟于脊柱两侧出；其中直行一部分，上行肩
髃至颈部；从此分出再一支，行至颊部聚颧部；直行分支颈部上，太阳
经筋出前方，上行及至左额角，网络头部记心房，下行进入右腮帮。手
部阳明之筋病，可见经筋所循行，以及聚结之部位，掣引转筋与疼痛，
肩部不易被抬举，颈部亦难左右动。若是遇到此类病，同样可以用火

针，疾进疾出手法疗，次数病愈为标准，针刺穴位在痛处，孟夏痹病记在心。

手部太阴之经筋，手部大指末端始，后沿大指行向上，聚结手后小鱼际，上行寸口外侧位，上行再沿手前臂，然后结聚在肘部，行至臂部内侧处，进入腋下出缺盆，肩髃之前又结聚，返回向上聚缺盆，腋下一支胸进入，然后聚结在胸内，散布人体横膈部，手部厥阴之经筋，经筋相合在膈部，继而下行再抵至，抵至季胁部位处。手部太阴之筋病，本部经筋所循行，聚结部位被掣引，转筋疼痛或严重，进步发为息贲病，呼吸急促气逆喘，胁下拘急吐血中。若是遇到此类病，同样可以用火针，疾进疾出手法疗，次数病愈为标准，针刺穴位在痛处，仲冬痹病记在心。

手厥阴心包经筋，始上行于手指端，通过人体两掌后，太阳经筋行并肩，聚结在肘内侧处，上过肘部内侧间，然后聚结人腋下，腋下前后再布散，两胁分布要知全；另有分支入腋下，散布胸部聚膈中。若是厥阴心包经，此经经筋疾病生，聚结部位有掣引，可见经筋所循行，转筋胸痛息贲病，此时呼吸为迫促，上逆喘息为病症。若是遇到此类病，同样可以用燔针，疾进疾出手法疗，次数病愈为标准，针刺穴位在痛处，孟冬痹病记在心。

手部少阴心经筋，手部小指内侧出，沿循小指行向上，掌后小指侧高骨，向上聚结肘内侧，继而行上腋内入，手部太阴筋相交，走向胸部乳行伏，然后聚结在胸中，沿膈下行连脐部。手部少阴之筋病，胸内时常见拘急，心下坚伏有积块，伏梁病名要牢记。上肢经筋若发病，肘部牵引拘急时，身体屈伸不顺利。手部少阴之筋病，可见经筋所循行，或是掣引聚结处，还有转筋和疼痛。若是遇到此类病，同样可以用燔针，疾进疾出为方法，次数病愈为标准，针刺痛处记在心，若是发展为伏梁，呕吐脓血为症状，脏气已损加剧亡。季冬痹名要记清。

大凡经筋若发病，遇寒筋脉有拘急，遇热筋脉则松弛，甚或阳痿难举起。筋挛拘急或在背，向后反张是背脊；筋挛拘急或在腹，身体前曲难伸直。焠刺烧针之刺法，治疗受寒筋急病，若是因热而引起，筋脉弛缓之病证，火针不宜被采取。

若是足部阳明筋，还有手部太阳筋，两条经筋皆拘急，口目定是喎斜时；若是眼角有拘急，视物不是很清晰。治疗以上这些病，焠针劫刺方法宜。

黄帝内经·灵枢

骨　度

原 文

黄帝问于伯高曰：《脉度》言经脉之长短，何以立之？伯高曰：先度其骨节之大小、广狭、长短，而脉度定矣。

黄帝曰：愿闻众人之度，人长七尺五寸者，其骨节之大小、长短各几何？伯高曰：头之大骨围二尺六寸，胸围四尺五寸，腰围四尺二寸。发所覆者，颅至项尺二寸，发以下至颐长一尺，君子参折。

结喉以下至缺盆中长四寸，缺盆以下至髑骺长九寸，过则肺大，不满则肺小。髑骺以下至天枢长八寸，过则胃大，不及则胃小。天枢以下至横骨长六寸半，过则回肠广长，不满则狭短。横骨长六寸半。横骨上廉以下至内辅之上廉长一尺八寸，内辅之上廉以下至下廉长三寸半，内辅下廉下至内踝长一尺三寸，内踝以下至地长三寸，膝腘以下至跗属长一尺六寸，跗属以下至地长三寸。故骨围大则太过，小则不及。

角以下至柱骨长一尺，行腋中不见者长四寸，腋以下至季胁长一尺二寸，季胁以下至髀枢长六寸，髀枢以下至膝中长一尺九寸，膝以下至外踝长一尺六寸，外踝以下至京骨长三寸，京骨以下至地长一寸。

耳后当完骨者广九寸，耳前当耳门者广一尺三寸，两颧之间相去七寸，两乳之间广九寸半，两髀之间广六寸半。足长一尺二寸，广四寸半。肩至肘长一尺七寸，肘至腕长一尺二寸半，腕至中指本节长四寸，本节至其末长四寸半。项发以下至脊骨长二寸半，脊骨以下至尾骶二十一节长三尺，上节长一寸四分分之一，奇分在下，故上七节至于脊骨九寸八分分之七。

此众人骨之度也，所以立经脉之长短也。是故视其经脉之在于身也，其见浮而坚，其见明而大者，多血；细而沉者，多气也。

诗青译文

黄帝问伯高道：

经脉长短据《脉度》，有何依据说清楚？

伯高说：

骨节宽狭与大小，长短均要先来量，以测经脉之短长。

黄帝道：

成人计算七尺五，大小长短怎算出？

伯高说：

头颅二尺六大骨，四尺胸围又寸五，腰围四尺又二寸。

头发覆盖之部位，一尺又二至项颅，发际至颐前一尺，发后至颐二尺二，君子折中一尺一。

喉结缺盆长四寸，缺盆剑骨离九寸，超过九寸为肺大，不满九寸为肺小。剑骨天枢离八寸，超过八寸是胃大，不满八寸是胃小。天枢耻骨六寸半，超过回肠长而宽，不满回肠短而狭。耻骨横长六寸半，横骨辅骨一尺八，内辅上下三寸半，内辅骨尖一尺三，内踝足底长三寸。膝腘足跗一尺六，跗属足底长三寸。以上所说骨字数，细小不及超为粗。

头角柱骨一尺长，肩骨腋中四寸长，腋部软肋一尺二，软肋髀枢离六寸，髀枢膝盖一尺九，膝向骨尖一尺六，骨尖京骨长三寸，足底京骨离一寸。

耳后完骨九寸宽，耳前耳门一尺三，颧骨两间宽七寸，两乳间距九寸半，足部长为一尺二，两髀间距六寸半。足部宽为四寸半。肘至腕关一尺二，肩峰尺七距肘关，腕至中指节四寸，中指四寸半节端。项后发际向下至，背骨大椎二寸半，大椎向下尾骶骨，二十一节长三尺，上面七节每节数，一寸四分又一厘，共有九寸八分七。

平常之人骨长度，经脉长短由此出。经脉在内表面浮，粗大多血实明显，细小多气隐内部。

黄帝内经·灵枢

五 十 营

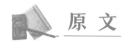

原文

黄帝曰：余愿闻五十营奈何？岐伯答曰：天周二十八宿，宿三十六分，人气行一周千八分，日行二十八宿。人经脉上下、左右、前后二十八脉，周身十六丈二尺，以应二十八宿，漏水下百刻，以分昼夜。故人一呼，脉再动，气行三寸，一吸，脉亦再动，气行三寸，呼吸定息，气行六寸。十息，气行六尺。二十七息，气行一丈六尺二寸，日行二分。二百七十息，气行十六丈二尺，气行交通于中，一周于身，下水二刻，日行二十分有奇。五百四十息，气行再周于身，下水四刻，日行四十分有奇。二千七百息，气行十周于身，下水二十刻，日行五宿二十分。一万三千五百息，气行五十营于身，水下百刻，日行二十八宿，漏水皆尽，脉终矣。所谓交通者，并行一数也。故五十营备，得尽天地之寿矣，凡行八百一十丈也。

诗青译文

黄帝说：

经脉之气体内行，五十周次请说明。

岐伯回答说：

周天星宿二十八，星宿间距三十六。五十经气一昼夜，一千零八正好够。太阳运行一昼夜，二十八星已历周，分布人体之经脉，上下前后与左右，二十八条记心头，经脉长度要知情，一十六丈又二尺，二十八星相对应。铜壶漏水下一刻，昼夜以此来划分，经气计算在经脉，运行时间要留心。脉跳两次人一呼，经气运行是三寸；脉跳两次人一吸，经气运行又三寸，呼吸过程一往复，经气运行共六寸，人若呼吸为十次，经气运行是六尺。呼吸次数二十七，气行一丈六尺二，太阳运行是二分。呼吸次数二百七，十六丈二经行时，气行上下通八脉，一周水下二刻来，太阳二十记心怀。呼吸五百四十次，脉气运行两星期，此时水下为四刻，太阳运行是四十。呼吸二千七百次，经气运行是十次，此时水下二十刻，太阳五星零二十。呼吸一万三千五，经气周次是五十，此时水下一百刻，太阳行遍全星时，铜壶有水皆漏尽，经气周次是五十。所谓经气互通融，二十八脉一周行。经气若持一昼夜，五十周次来运行，颐养天年人长命。五十周次行经气，八百一十要记清。

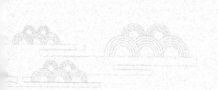

黄帝内经·灵枢

营 气

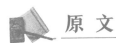

原 文

黄帝曰：营气之道，内谷为宝。谷入于胃，乃传之肺，流溢于中，布散于外，精专者行于经隧，常营无已，终而复始，是谓天地之纪。

故气从太阴出，注手阳明，上行至面，注足阳明，下行至跗上，注大指间，与太阴合，上行抵脾，从脾注心中，循手少阴出腋下臂，注小指，合手太阳，上行乘腋出頔内，注目内眦，上巅下项，合足太阳，循脊下尻，下行注小指之端，循足心，注足少阴，上行注肾，从肾注心，外散于胸中，循心主脉出腋下臂，出两筋之间，入掌中，出中指之端，还注小指次指之端，合手少阳，上行注膻中，散于三焦，从三焦注胆，出胁，注足少阳，下行至跗上，复从跗注大指间，合足厥阴，上行至肝，从肝上注肺，上循喉咙，入颃颡之窍，究于畜门。其支别者，上额循巅下项中，循脊入骶，是督脉也；络阴器，上过毛中，入脐中，上循腹里，入缺盆，下注肺中，复出太阴。此营气之所行也，逆顺之常也。

诗青译文

102

黄帝说：

营气运行至全身，饮食纳入最为珍。先入胃里再传肺，充溢脏腑健体身，布散在外濡养人。饮食精华在经脉，周而复始来营运，规律未止天酬勤。营气运行再详述，手部太阴此为出，手部阳明为其注，足部阳明脉上传，足部大趾下足跗，足部太阴相会处。入内至脾上行股，脾从上传心里注，手部少阴出腋窝，下臂再至手小指，手部太阳相会合。上行腋部出眼眶，注于内角头中央，下走项后会太阳。脊柱下行在尾骶，小指足尖足心入，足部少阴来入注。上行入肾转心脏，向外布散人胸部，手部厥阴出腋窝，下臂腕后两筋托，掌中指入无名尖，手部少阳与相合。两乳之间上膈膜，三焦注胆出胁肋，足部少阳注记得。下行足背足大指，厥阴经脉来合足。上行肝脏注肺脏，上颚有窍喉咙入，深入鼻内通脑处。督脉分支额头顶，沿脊入骶项后中；由此再环绕阴器，阴毛中部向上行，脐中上沿入内腹，缺盆下注在肺部，手部太阴又复出。营气运行此为途，上下循道要记住。

黄帝内经·灵枢

脉　度

原 文

黄帝曰：愿闻脉度。岐伯答曰：手之六阳，从手至头，长五尺，五六三丈。手之六阴，从手至胸中，三尺五寸，三六一丈八尺，五六三尺，合二丈一尺。足之六阳，从足上至头，八尺，六八四丈八尺。足之六阴，从足至胸中，六尺五寸，六六三丈六尺，五六三尺，合三丈九尺。跷脉从足至目，七尺五寸，二七一丈四尺，二五一尺，合一丈五尺。督脉、任脉各四尺五寸，二四八尺，二五一尺，合九尺。凡都合一十六丈二尺，此气之大经隧也。经脉为里，支而横者为络，络之别者为孙，盛而血者疾诛之，盛者泻之，虚者饮药以补之。

五脏常内阅于上七窍也，故肺气通于鼻，肺和则鼻能知臭香矣；心气通于舌，心和则舌能知五味矣；肝气通于目，肝和则目能辨五色矣；脾气通于口，脾和则口能知五谷矣；肾气通于耳，肾和则耳能闻五音矣。五脏不和七窍不通，六腑不和则留为痈。故邪在腑则阳脉不和，阳脉不和则气留之，气留之则阳气盛矣。阳气太盛则阴脉不利，阴脉不利则血留之，血留之则阴气盛矣。阴气太盛则阳气不能荣也，故曰关。阳气太盛，则阴气弗能荣也，故曰格。阴阳俱盛，不得相荣，故曰关格。关格者，不得尽期而死也。

黄帝曰：跷脉安起安止，何气荣水？岐伯答曰：跷脉者，少阴之别，起于然骨之后，上内踝之上，直上循阴股入阴，上循胸里入缺盆，上出人迎之前，入頄属目内眦，合于太阳、阳跷而上行，气并相还则为濡目，气不荣则目不合。

黄帝曰：气独行五脏，不荣六腑，何也？岐伯答曰：气之不得无行也，如水之流，如日月之行不休，故阴脉荣其脏，阳脉荣其腑，如环之无端，莫知其纪，终而复始。其流溢之气，内溉脏腑，外濡腠理。

黄帝曰：跷脉有阴阳，何脉当其数？岐伯答曰：男子数其阳，女子数其阴，当数者为经，其不当数者为络也。

诗青译文

黄帝说：

经脉长度请说明。

岐伯回答说：

手部阳经有六条，手至头部五尺长，六条共是长三丈。手部阴经亦六条，手至胸部三尺五，三六一丈又八尺，六条共是二丈一。足部阳经有六条，足至头部是八尺，六条共是四丈八。足部阴经亦六条，足至胸部六尺五，六条共是三丈九。跷脉足部再至目，每条长为七尺五，左右两条一丈五。督任脉各四尺五，共为九尺要记住。所有经脉加起来，一十六丈又二尺，皆助营气来通行。经脉循行在内里，经脉分支要知情，横行联络各络脉，细小脉络孙络名。孙络气盛若血多，立即放血莫啰嗦，快速除邪笑呵呵。邪气若盛用泻法，虚则服药方法佳。

五脏精气有盛衰，头面七窍反应来。肺气相通人鼻窍，鼻子能闻气味道；心气相通人舌窍，舌头能辨滋味妙；肝气相通人眼窍，眼睛能观颜色俏；脾气相通人口窍，嘴巴能品众佳肴；肾气相通人耳窍，耳朵能听声音娇。五脏功能若失调，难以相应人七窍；六腑功能若失调，邪留聚结痛来到。若是邪留在六腑，属阳经脉不畅通，阳气停歇又留滞，阳气定会为偏盛。此时阴脉难通利，血液常流未止停，若是阴气为太过。阳气入内运不能，此时为关美其名。若是阳气为太过，阴气外出亦不行，难与阳气相交会，此时为格美其名。若是阴阳皆太过，阴阳调和不可能，相互荣养难做到，此时关格美其名。关格阴阳已离决，阴阳难以两相融，不尽天年要知情。

黄帝说：

跷脉起止在何处？何经润水说清楚？

岐伯回答说：

足部少阴经支别，然骨后起照海穴，足部内踝经上方. 大腿内侧沿向上，然后再入人前阴，又上达胸入缺盆，上行出于人迎前，内侧眼角颧骨连，合于太阳阳跷脉，继续上行又向前，阴阳跷脉气相合，可以滋润人双眼，脉气若是未滋润，目张不合时常见。

黄帝说：

阴跷脉气行五脏，六腑难来被荣养，是何原因你讲讲？

岐伯回答说：

脏气运行不止停，好像流水日月行。阴脉荣养相应脏，阳脉荣养腑相应，往来运行无起点，转流次数难分明。跷脉之气流不止，在内营养人脏腑，在外濡养人肌肤。

黄帝说：

跷脉自有阴阳分，又是如何来计算？

岐伯回答说：

男子阳跷脉为长，阴跷为络记心间；女子阴跷脉为长，阳跷为络要知全。跷脉长度同经脉，络脉长度难计算。

黄帝内经 · 灵枢

营卫生会

原文

　　黄帝问于岐伯曰：人焉受气？阴阳焉会？何气为营？何气为卫？营安从生？卫于焉会？老壮不同气，阴阳异位，愿闻其会。岐伯答曰：人受气于谷，谷入于胃，以传与肺，五脏六腑，皆以受气，其清者为营，浊者为卫，营在脉中，卫在脉外，营周不休，五十而复大会，阴阳相贯，如环无端。卫气行于阴二十五度，行于阳二十五度，分为昼夜，故气至阳而起，至阴而止。故曰：日中而阳陇为重阳，夜半而阴陇为重阴，故太阴主内，太阳主外，各行二十五度，分为昼夜。夜半为阴陇，夜半后而为阴衰，平旦阴尽而阳受气矣。日中而阳陇，日西而阳衰，日入阳尽而阴受气矣。夜半而大会，万民皆卧，命曰合阴，平旦阴尽而阳受气，如是无已，与天地同纪。

　　黄帝曰：老人之不夜瞑者，何气使然？少壮之人不昼瞑者，何气使然？岐伯答曰：壮者之气血盛，其肌肉滑，气道通，荣卫之行不失其常，故昼精而夜瞑。老者之气血衰，其肌肉枯，气道涩，五脏之气相搏，其营气衰少而卫气内伐，故昼不精，夜不瞑。

　　黄帝曰：愿闻营卫之所行，皆何道从来？岐伯答曰：营出于中焦，卫出于下焦。

　　黄帝曰：愿闻三焦之所出。岐伯答曰：上焦出于胃上口，并咽以上，贯膈而布胸中，走腋，循太阴之分而行，还至阳明，上至舌，下足阳明，常行于阳二十五度，行于阴亦二十五度，一周也，故五十度而复大会于手太阴矣。黄帝曰：人有热，饮食下胃，其气未定，汗则出，或出于面，或出于背，或出于身半，其不循卫气之道而出何也？岐伯曰：此外伤于风，内开腠理，毛蒸理泄，卫气走之，固不得循其道，此气慓悍滑疾，见开而出，故不得从其道，故命曰漏泄。

　　黄帝曰：愿闻中焦之所出。岐伯答曰：中焦亦并胃中，出上焦之后，此所受气者，泌糟粕，蒸津液，化其精微，上注于肺脉，乃化而为血，以奉生身，莫贵于此，故独得行于经隧，命曰营气。

　　黄帝曰：夫血之与气，异名同类。何谓也？岐伯答曰：营卫者精气也，血者神气也，故血之与气，异名同类焉。故夺血者无汗，夺汗者无血，故人生有两死，而无两生。

黄帝曰：愿闻下焦之所出。岐伯答曰：下焦者，别回肠，注于膀胱而渗入焉。故水谷者，常并居于胃中，成糟粕而俱下于大肠，而成下焦，渗而俱下，济泌别汁，循下焦而渗入膀胱焉。黄帝曰：人饮酒，酒亦入胃，谷未熟而小便独先下何也？岐伯答曰：酒者熟谷之液也，其气悍以清，故后谷而入，先谷而液出焉。

黄帝曰：善。余闻上焦如雾，中焦如沤，下焦如渎，此之谓也。

诗青译文

黄帝问岐伯说：

人体精气出何处？阴阳之气怎交会？何气名字称为营？何气名字称为卫？营气怎样才生成？营卫怎样来相汇？老年壮年气不同，日夜气行亦有异，如何交会说仔细？

岐伯答道：

人体精气自饮食，入胃消化再经脾，水谷精微被吸收，而后上传注于肺，五脏六腑得实惠。精华部分称为营，慓悍部分称为卫，卫气运行经脉外，营气运行经脉内，川流不息未察觉，五十周次来相会，阴阳两分互贯通，如环无端无始终。卫气运行在阴分，二五周次来循环，卫气运行在阳分，二五周次来循环，白天黑夜来划分，气行阳分为起始，气行阴分为终止。重阳中午阳盛时，重阴半夜阴盛时。太阴主管人内部，太阳主管人外部，营卫各行二十五，皆以昼夜划分出。半夜阴气为最盛，慢慢阴气衰减中，晨时阴气已用尽，阳分受气始为勤。中午阳气为最盛，日斜阳气衰减中，日落阳气已用尽，阴分受气始为勤。半夜阴阳两相和，此时入睡称合阴。晨时阴气已用尽，阳分受气始为勤。如此循环未止息，阴阳对立又统一。

黄帝说：

老年夜晚难入睡，此为何气来作祟？壮年白天难入睡，又是何气来作祟？

岐伯答道：

壮年气血很旺盛，肌肉滑利气通畅，营卫运行亦正常，白天精神为饱满，夜晚睡觉熟又香。老年气血已衰少，肌肉枯瘦阻气道，五脏之气被耗损，营气减退免不了，卫气在内伐阴气，白天精神难振奋，夜晚欲睡难成真。

黄帝说：

营卫时常在运行，何道而出请说明？

岐伯答道：

营气出于人中焦，卫气出于上下焦。

黄帝说：

三焦之气从何出？

岐伯说：

上焦胃口上贲门，并行食道至喉咙，贯穿膈膜胸部散，横走腋下要知情，手部太阴循行线，回复再至手阳明，向上至达舌部后，下循足部阳明经，营卫两气同运行，阳分二十五周次，阴分二十五周次，此为一周行昼夜，卫气五十遍全身，再与营气来相会，手部太阴与相亲。

黄帝说：

人吃热食刚入胃，精微未成已出汗，时而在面时在背，有时又在半身间，不循卫气道路出，何故请你再谈谈？

岐伯说：

外表风邪来侵袭，毛窍疏泄开腠理，卫气走向人外表，难以运行循常道，卫气本性慓悍滑，疏张之处定有它，若顺此道来出行，循行脉道不可能，因为此时出汗多，名为漏泄要记得。

黄帝说：

中焦出处再说说。

岐伯答道：

中焦与胃相并列，上焦出后有分别，只为吸收人精气，泌去糟粕蒸津液，化作精微再传上，注于肺脉化血液，营养周身勤奉献，精华物质在体间，在内独行经脉处，称为营气最稀罕。

黄帝说：

血气同类不同名，如何理解说来听？

岐伯答道：

营卫皆是属精气；血为精气所化生，高贵物质神气名。失血过多汗亦少；出汗过多血亦少。夺血夺汗人皆亡，血汗缺一生渺茫。

黄帝说：

下焦出处请说明。

岐伯答道：

下焦分别浊与清，糟粕回肠向下行，膀胱水注渗其中。水谷同时在脾胃，吸收消化此时忙，传输糟粕入大肠；水液渗入膀胱里，循行下焦记心上。

黄帝说：

若是酒精饮入胃，五谷未被来消化，小便独自先向下？

岐伯答道：

酒为谷类所熟蒸，酿造液体而生成，其性清稀又慓悍，先在五谷后在胃，吸收迅速才珍贵，五谷腐熟前端来，多余水分排体外。

黄帝说：很对。

上焦作用主输布，好像蒸腾云与雾；中焦作用主熟腐，又能运化水与谷，下焦作用排废料，恰如沟渠来顺道，此间道理要知晓！

黄帝内经 · 灵枢

四时气

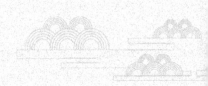

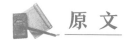 **原文**

黄帝问于岐伯曰：夫四时之气，各不同形，百病之起，皆有所生，灸刺之道，何者为定？岐伯答曰：四时之气，各有所在，灸刺之道，得气穴为定。故春取经血脉分肉之间，甚者深刺之，间者浅刺之。夏取盛经孙络，取分间绝皮肤。秋取经俞，邪在腑，取之合。冬取井荥，必深以留之。

温疟汗不出，为五十九痏。风㽱肤胀，为五十七痏，取皮肤之血者，尽取之。飧泄，补三阴交，上补阴陵泉，皆久留之，热行乃止。转筋于阳治其阳，转筋于阴治其阴，皆卒刺之。

徒㽱，先取环谷下三寸，以铍针针之，已刺而筩之，而内之，入而复出，以尽其㽱，必坚束之。束缓则烦悗，束急则安静，间日一刺之，㽱尽乃止。饮闭药，方刺之时徒饮之，方饮无食，方食无饮，无食他食百三十五日。

著痹不去，久寒不已，卒取其三里。肠中不便，取三里，盛泻之，虚补之。

疠风者，素刺其肿上，已刺，以锐针针其处，按出其恶气，肿尽乃止，常食方食，无食他食。

腹中常鸣，气上冲胸，喘不能久立，邪在大肠，刺肓之原、巨虚上廉、三里。

小腹控睾、引腰脊，上冲心，邪在小肠者，连睾系，属于脊，贯肝肺，络心系。气盛则厥逆，上冲肠胃，熏肝，散于肓，结于脐。故取之肓原以散之，刺太阴以予之，取厥阴以下之，取巨虚下廉以去之，按其所过之经以调之。

善呕，呕有苦，长太息，心中憺憺，恐人将捕之，邪在胆，逆在胃，胆液泄则口苦，胃气逆则呕苦，故曰呕胆。取三里以下胃气逆，则刺少阳血络以闭胆逆，却调其虚实以去其邪。饮食不下，膈塞不通，邪在胃脘在上脘则刺抑而下之，在下脘则散而去之。

小腹痛肿，不得小便，邪在三焦约，取之太阳大络，视其络脉与厥阴小络结而血者，肿上及胃脘，取三里。

睹其色，察其目，知其散复者，视其目色，以知病之存亡也。一其形，听其动静者，持气口人迎以视其脉，坚且盛且滑者病日进，脉软者病将下，诸经实者病三日已。气口候阴，人迎候阳也。

诗青译文 🌸

黄帝问岐伯道：

气候时常有变化，各具千秋与不同，为何人体会生病，针灸怎样来使用？

岐伯回答说：

四时邪气侵人体，患病部位难统一。灸刺治疗有原则，若定穴位按四季。若是春天行针刺，络脉分肉有间隙，病重深刺轻浅刺；若是夏天行针刺，阳经孙络或分肉，透过皮肤再浅刺；若是秋天行针刺，各经腧穴取来刺，若是病邪在六腑，合穴部位用来时；若是冬天行针刺，各经井荥穴位宜，留针时长且深刺。

温疟之时汗不出，治疗热病五十九，主要腧穴取则舒。风水病见皮肤浮，治疗水病五十个，主要腧穴取则舒。若是皮肤有血络，针刺放血势必行。若是患有飧泄症，三阴交穴补才能，还要上刺阴陵泉，留针长时记心间，止针待针有热感。转筋若在外侧位，三阳腧穴取为对；转筋若在内侧位，三阴腧穴取为对，刺入火针永相随。

水肿风邪若未见，铍针刺脐下三寸，而后再用中空筒，吸收腹水刺入针。反复直到水放尽。水去之后肌肉坚。排水若是比较慢，患者觉得满闷烦；排水若是比较快，病人舒适又自在。此法隔天刺一次，直至水尽才停止，并可兼服利水药。初行针刺若服药。服药不可任意食，任意食时莫服药，禁食伤脾助湿物，日数一百三十五。

各种痹证久不愈，寒湿久留在内部，火针刺其三里足；腹部若是觉不适，足三里穴针来治。邪盛就用下泻法，正虚就用补益法。若是患有麻风病，针刺肿胀常为用，而后锐针刺患处，手压毒气恶血出，肿消为止人舒服。适宜食物应常吃，反理食物应忌吃。

腹中时常闻鸣响，气逆胸部冲向上，人难久立又喘促，说明有邪在大肠，针刺气海足三里，巨虚上廉派用场。

小腹牵引睾丸痛，腰脊心痛向上冲，小肠疝病为其名，小肠下连睾系随，向后附属在脊椎，联络心系通肝肺。邪盛厥气向上逆，干扰肝脏犯肠胃，散布肓膜聚在脐。若是人患小肠病，脐下气海取穴位，祛散邪气有作为。手部太阴来针刺，以补肺部经脉虚；足部厥阴又可取，以泻肝部经脉实；下巨虚穴亦可取，以除小肠病邪去，按邪所过经脉治。

时时呕吐有苦味，叹息惊恐人不安，胃气上逆所导致，患者犹如被捕般，此为邪气在于胆。胆汁外泄觉苦味，胃气上逆呕苦水，名为呕胆要知会。应取穴位足三里，以降胃气向上逆，足部少阳血络刺。又抑胆气向上逆，再据虚实补泄法，祛除邪气调虚实。饮食入咽滞不下，胸膈闭塞难通达，邪在胃脘已作答。若是邪气在上脘，针刺上脘穴位间，滞气下行法为先；若是邪气在下脘，针刺下脘穴位间，使其散行温法用，散寒方法用在前。

小便不畅小腹肿，邪在膀胱不流动，下焦阻塞难通彻，大络委阳穴位行。若是太阳足络脉，足部厥阴孙络脉，皆有瘀血聚结在，且有肿势胃脘上，足三里穴愈自来。

应察眼神和气色，推知正气复或散。亦看目色之变化，病邪失达可判断。更要专注形和神，患者神态仔细观，诊断气口人迎脉。脉象洪大滑坚硬，此时定是邪气盛，病情日渐会加重；若是脉象是软缓，正气渐渐在恢复，病势将退征兆前。病在各脉皆有力，再过三天会愈痊，气口太阴手肺属，又是五脏之君主，手足各脉阴候故；人迎阳明足胃属，又是六腑之源处，手足各脉阳候故。

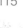

黄帝内经 · 灵枢

五　邪

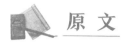 **原文**

邪在肺，则病皮肤痛，寒热，上气喘，汗出，咳动肩背。取之膺中外腧，背三节五脏之旁，以手疾按之，快然乃刺之。取之缺盆中以越之。

邪在肝，则两胁中痛，寒中，恶血在内，行善掣，节时脚肿。取之行间以引胁下，补三里以温胃中，取血脉以散恶血；取耳间青脉以去其掣。

邪在脾胃，则病肌肉痛。阳气有余，阴气不足，则热中善饥；阳气不足，阴气有余，则寒中肠鸣腹痛；阴阳俱有余，若俱不足，则有寒有热。皆调于三里。

邪在肾，则病骨痛阴痹。阴痹者，按之而不得，腹胀腰痛，大便难，肩背颈项痛，时眩。取之涌泉、昆仑，视有血者尽取之。

邪在心，则病心痛，喜悲，时眩仆，视有余不足而调之其腧也。

诗青译文

病邪来侵若入肺，恶寒发热痛皮肤，气逆咳喘又出汗，咳嗽牵引肩背处。侧胸上面来取穴，云门肺腧名中府。刺时快手按此位，患者若觉很舒服，此处进针要记住。同时可取缺盆穴，以使肺邪向上出。

病邪来侵若入肝，两胁疼痛有中寒，恶血瘀留在内里，关节疼痛走引牵，脚肿时时来做伴。此时可取行间穴，郁结之气引下行，足三里穴来温胃，络脉瘀血刺法用，驱散恶血在其中，再取耳后瘛脉穴，牵引病痛可减轻。

病邪来侵入脾胃，肌肉疼痛应该知，阴气不足阳有余，热在其中容易饥；阳气不足阴有余，寒中腹痛肠鸣起；阴阳有余或不足，寒热时时会交替。三里穴位来针刺。

病邪来侵若入肾，阴痹骨痛记在心。阴痹表面难摸到，腹胀便难腰痛真，肩背颈项疼处处，患者时见目眩晕。可取涌泉昆仑穴；刺出瘀血人欢欣。

病邪来侵若入心，不仅心痛易悲伤，亦有目眩跌仆状。诊时先分虚与实，本经腧穴可来治。

黄帝内经·灵枢

寒 热 病

原文

皮寒热者，不可附席，毛发焦，鼻槁腊，不得汗。取三阳之络，以补手太阴。肌寒热者，肌痛，毛发焦而唇槁腊，不得汗。取三阳于下以去其血者，补足太阴以出其汗。骨寒热者，病无所安，汗注不休。齿未槁，取其少阴于阴股之络；齿已槁，死不治。骨厥亦然。骨痹，举节不用而痛，汗注烦心，取三阴之经补之。身有所伤，血出多，及中风寒，若有所堕坠，四肢懈惰不收，名曰体惰。取其小腹脐下三结交。三结交者，阳明、太阴也，脐下三寸关元也。厥痹者，厥气上及腹。取阴阳之络，视主病也，泻阳补阴经也。

颈侧之动脉人迎。人迎，足阳明也，在婴筋之前。婴筋之后，手阳明也，名曰扶突。次脉，手少阳脉也，名曰天牖。次脉，足太阳也，名曰天柱。腋下动脉，臂太阴也，名曰天府。阳迎头痛，胸满不得息，取之人迎。暴喑气鞕，取扶突与舌本出血。暴聋气蒙，耳目不明，取天牖。暴挛痫眩，足不任身，取天柱。暴瘅内逆，肝肺相搏，血溢鼻口，取天府。此为天牖五部。

臂阳明有入頄遍齿者，名曰大迎。下齿龋取之。臂恶寒补之，不恶寒泻之。足太阳有入頄遍齿者，名曰角孙。上齿龋取之，在鼻与頄前。方病之时其脉盛，盛则泻之，虚则补之。一曰取之出眉外。足阳明有夹鼻入于面者，名曰悬颅，属口，对入系目本，头痛，引颔取之，视有过者取之，损有余，益不足，反者益甚。足太阳有通项入于脑者，正属目本，名曰眼系，头目苦痛取之，在项中两筋间，入脑乃别。阴跷、阳跷，阴阳相交，阳入阴，阴出阳，交于目锐眦，阳气盛则瞋目，阴气盛则瞑目。

热厥取足太阴、少阳，皆留之；寒厥取足阳明、少阴于足，皆留之。舌纵涎下，烦悗，取足少阴。振寒洒洒，鼓颔，不得汗出，腹胀烦悗，取手太阴。

刺虚者，刺其去也；刺实者，刺其来也。春取络脉，夏取分腠，秋取气口，冬取经腧。凡此四时，各以时为齐。络脉治皮肤，分腠治肌肉，气口治筋脉，经腧治骨髓、五脏。

身有五部：伏兔一；腓二，腓者腨也；背三；五脏之俞四；项五。此五部有痈疽者死。病始手臂者，先取手阳明、太阴而汗出；病始头首者，先取项太阳而汗出；病始足胫者，先取足阳明而汗出。臂太阴可汗出，足阳明可汗出。故取阴而汗出甚者，止之于阳，取阳而汗出甚者，止之于阴。凡刺之害，中而不去则精泄，不中而去则致气；精泄则病甚而恇，致气则生为痈疽也。

诗青译文

　　患者体表有寒热，疼痛与床难接触，毛发干枯鼻孔燥，并有汗液不得出，足部太阳取络穴，手部太阴来补足。患者肌肉有寒热，肌肉疼痛毛发枯，唇舌干燥难汗出。足部太阳下络穴，散瘀太阴来补足。患者骨骼有寒热，大汗淋漓躁不安，牙齿枯槁若未现，足部少阴大腿内，络穴大钟记心间，牙齿枯槁若已见，称为死症治愈难。骨厥病症理知全。病人若患骨痹证，全身骨节难运动，汗出如注痛亦甚，心烦可取三阴经，针刺补法正适用。身体若被利器伤，血出风寒又逞强，或是人从高处落，肢体无力叫体惰，三结交取准没错，病人若患为厥痹，厥逆之气腹上及，阴阳经络取穴位，须察主病所在处，阳经来泻阴经补。

　　颈侧动脉人迎穴，足部阳明胃为属，颈筋前面无别处。手部阳明有腧穴，颈筋后面名扶突。手部少阳天牖穴，扶突再后此穴出。足部太阳天柱穴，天牖又后要记住。腋下三寸何动脉，手部太阴名天府。头痛若是阳邪逆，胸满呼吸皆不利，人迎穴位取来治；突然失喑喉舌硬，扶突穴位取来刺，针刺舌根出血时；突然耳聋经气闭，耳目失聪不明理，天牖穴位取来治。癫痫眩晕兼拘挛，身体难支因足软，天柱穴位能承担。突然热渴腹气逆，肝肺内火互搏击，血逆妄行溢口鼻，天府穴位取来刺。天牖五部已清晰。

　　再来说说大迎穴，手部阳明大肠经，入于颧部遍全齿，下齿疼痛此穴行，恶寒为补泻反用。第三来说角孙穴，足部太阳膀胱经，入于颧部遍全齿，若是治疗上齿痛，角孙颧骨前穴行，脉气充盛用泻法，反之补法拿来用。鼻外取穴亦可行。悬颅足部阳明胃，入于面部夹鼻中。经脉下行为属口，口入目本向上行。泻其有余补不足；取之不当是反途！目本直连是眼系，太阳膀胱足过颈，入于头上脑部中。患者头目若疼痛，头项两筋穴位取。此脉入脑后连属，阴阳跷脉在此处，入阳在里阴出外，眼部内角会交来。阴气偏盛合两目，阳气偏盛两目开。

热厥足部太阴脾,治疗足部少阳肝。寒厥足部阳明胃,治疗足部少阴肾,寒热两厥要留针。口角流涎舌不收,胸中烦闷人难受,太阴肺经穴在手。

正气虚病若针刺,顺脉去向施补法;邪气实病若针刺,迎脉来向施泻法。春季取穴在络脉;夏季取穴肌肤间;秋季取穴在气口,冬季取穴经脉先。行针应时记心间。皮肤疾病络脉穴,肌肉疾病肌肤穴,筋脉疾病气口穴,若取各部经脉穴,骨髓诸病皆可愈。

五脏身体五重位:伏兔小腿与背部,五脏腧穴与项部。五部若是痈疽患,不治之症病难除。疾病若是手臂起,阳明大肠太阴肺,使其出汗刺穴位;疾病若是头部起,太阳膀胱足项部,刺此穴位使汗出;疾病若是足胫起,足部阳明胃穴位,使其出汗刺穴位。手部太阴刺汗出,足部阳明刺汗出。针刺阴经出汗多,可取阳经来止汗;针刺阳经出汗多,可取阴经来止汗。错误用针何危害:病邪刺中停留针,患者精气耗泄快;病邪未中即出针,邪气凝聚散不开。前者病重身体弱,后者痈疽病常来。

黄帝内经·灵枢

癫 狂

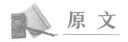 **原 文**

目眦外决于面者，为锐眦；在内近鼻者，为内眦；上为外眦，下为内眦。

癫疾始生，先不乐，头重痛，视举目，赤甚作极，已而烦心，候之于颜，取手太阳、阳明、太阴，血变而止。癫疾始作，而引口啼呼喘悸者，候之手阳明，太阳，左强者攻其右，右强者攻其左，血变而止。癫疾始作，先反僵，因而脊痛，候之足太阳、阳明、太阴、手太阳，血变而止。

治癫疾者，常与之居，察其所当取之处。病至，视之有过者泻之，置其血于瓠壶之中，至其发时，血独动矣，不动，灸穷骨二十壮。穷骨者，骶骨也。

骨癫疾者，顑齿诸腧分肉皆满，而骨居，汗出烦悗。呕多沃沫，气下泄，不治。筋癫疾者，身倦挛急，脉大，刺项大经之大杼。呕多沃沫，气下泄，不治。脉癫疾者，暴仆，四肢之脉皆胀而纵。脉满，尽刺之出血；不满，灸之夹项太阳，灸带脉于腰相去三寸，诸分肉本腧。呕多沃沫，气下泄，不治。癫疾者，疾发如狂者，死不治。

狂始生，先自悲也，喜忘，苦怒，善恐者，得之忧饥，治之取手太阴、阳明，血变而止，及取足太阴、阳明。狂始发，少卧不饥，自高贤也，自辩智也，自尊贵也，善骂詈，日夜不休，治之取手阳明、太阳、太阴、舌下少阴，视脉之盛者皆取之，不盛，释之也。

狂，善惊、善笑、好歌乐、妄行不休者，得之大恐，治之取手阳明、太阳、太阴。狂，目妄见、耳妄闻、善呼者，少气之所生也，治之取手太阳、太阴、阳明、足太阴、头、两顑。狂者多食，善见鬼神，善笑而不发于外者，得之有所大喜，治之取足太阴、太阳、阳明，后取手太阴、太阳、阳明。狂而新发，未应如此者，先取曲泉左右动脉，及盛者见血，有顷已；不已，以法取之，灸骨骶二十壮。

风逆，暴四肢肿，身漯漯，唏然时寒，饥则烦，饱则善变，取手太阴表里，足少阴、阳明之经，肉清取荥，骨清取井、经也。

厥逆为病也，足暴清，胸若将裂，肠若将以刀切之，烦而不能食，脉大小皆涩，暖取足少阴，清取足阳明，清则补之，温则泻之。厥逆腹胀满，肠鸣，胸满不得息，取之下胸二胁咳而动手者，与背腧以手按之立快者是也。内闭不得溲，刺足少阴、太阳，与骶上以长针；气逆则取其太阴、阳明，厥甚取少阴、阳明，动者之经也。

少气，身漂漂也，言吸吸也，骨酸体重，懈惰不能动，补足少阴。短气，息短不属，动作气索，补足少阴，去血络也。

诗青译文

眼角外凹陷脸面，称为锐眦记心间；若是内角靠鼻梁，称为内眦记心上。若是向上为外眦，若是向下为内眦。

癫病开始显露时，先是闷闷不乐中，头部沉重且疼痛，目光发直眼通红。若是发作愈为甚，心情烦躁不安宁。诊时可察人面部，当取手部太阳经，手部阳明手太阴，面部血色正常后，再来止针要知情。癫病开始发作时，口中啼呼记心上，兼有气喘和心悸，手部阳明手太阳，此时采用缪刺法，身体左侧若硬僵，此时用针刺右侧，身体右侧若硬僵，此时用针刺左侧，面部血色转正常，再来止针莫思量。癫病开始发作时，先是身体僵反张，此时脊背有疼痛，足部阳明足太阳，足部太阴手太阳，取穴治疗记心上，面部血色正常后，再来止针莫思量。

治疗癫病之医生，要和患者一起住，观察决定取何经，取穴何经效果殊。看到疾病来发作，见到经脉就放血，血装葫芦要记得，待到患者再发病，葫芦中血有声响。若是未闻血响动，可灸骶骨二十壮。

癫病若是深入骨，腮齿腧穴分肉间，两个部位皆满胀，骨肉分离又出汗，烦闷呕吐多涎沫，向下泄气亦能见，不治之症记心间。癫病若是深入筋，身体疲倦重拘挛，此时脉象应为大，项后大杼不得闲。若已呕吐多涎沫，向下泄气亦能见，不治之症记心间。癫病若是深入血，病来仆倒挺突然，四肢脉胀又纵缓。若是此时脉象满，刺之出血能愈瘈；若是此时脉不满，颈项两旁之腧穴，带脉腰距三寸穴，四肢腧穴分肉间，灸法治疗要知全。若已呕吐多涎沫，向下泄气亦能见，不治之症记心间。若是患有癫病人，病发之时如狂病，无法救治先说明。

狂病开始显露时，先是独自悲伤中，健忘恐惧人易怒，忧愁饥饿所致成。手部太阴手阳明，面部血色正常后，再来止针要知情，然后再取足太阴，还有足部阳明经。狂病开始发作时，少睡饥饿人不知，自认贤良又高尚，能言才智比人强，自觉尊贵爱骂人，日夜不休吵得慌。手部太阴舌少阴，手部阳明手太阳，仔细观察此穴位，血脉若盛皆取用；若是血脉不旺盛，尽管放弃莫思量。

患者惊恐说疯话，爱笑歌曲唱不停，胡乱行动未休止，定是受到大惊恐。手部阳明手太阳，手部太阴刺才行。若是患有狂病人，幻视幻听好呼叫，是因气衰神减少。手部太阳手太阴，手部阳明足太阴，头部两颧部记在心。若是患有狂病人，自觉见鬼又贪吃，暗笑人前不表露，定是受到大惊喜。足部太阴足太阳，足部阳明先来刺，手部太阴手太阳，手部阳明后再刺。若是狂病初发时，以上症状未出现，左右动脉来针刺，先取穴位是曲泉，血脉若盛就放血，不久患者可愈痊。如果患者还未愈，方法同前述已详，并灸骶骨二十壮。

外感风邪而厥气，厥气内逆风逆病，突然四肢觉疼痛，时而大汗淋漓中，时而寒冷唏不止，饥饿心中会烦乱，饱食多动人不安。手部太阴肺经脉，手部阳明大肠经，足部少阴肾经脉，足部阳明胃经行。若是肌肉觉寒凉，上述各经取荥穴；若是骨里觉寒凉，上述各经取井穴。

厥逆疾病症状见，两脚突然觉发冷，胸部好像要开裂，刀刮一样肠子痛，心烦难以来进食，脉来皆为涩象行。若是患者觉温暖，就取足部少阴经；若是患者觉寒凉，就取足部阳明经，身体寒凉用补法，身体温暖泻法行。厥逆疾病症状见，肠鸣腹部又胀满，呼吸不畅胸亦满，应取胸下两胁间，即是患者咳嗽时，起动应手之部位，背腧穴位亦可取，手按舒快之部位。内闭小便若不通，足部少阴足太阳，骶骨上面长强穴，要用长针记心上。若是患者有气逆，足部太阴足阳明，若是厥逆很严重，足部少阴足阳明。

若是患者气已衰，身体大汗淋漓时，骨节酸痛身沉重，上气难来接下气，浑身懈怠又无力。治疗可以用补法，足部少阴肾之经。若是患者为气短，呼吸短促不连续，活动就像已没气，治疗可以用补法，来补足部少阴经，去其血络才能行。

黄帝内经 · 灵枢

热　病

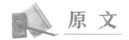 **原 文**

　　偏枯，身偏不用而痛，言不变，志不乱，病在分腠之间，巨针取之，益其不足，损其有余，乃可复也。痱之为病也，身无痛者，四肢不收，智乱不甚，其言微知，可治；甚则不能言，不可治也。病先起于阳，后入于阴者，先取其阳，后取其阴，浮而取之。

　　热病三日，而气口静、人迎躁者，取之诸阳，五十九刺，以泻其热而出其汗，实其阴以补其不足者。身热甚，阴阳皆静者，勿刺也；其可刺者，急取之，不汗出则泄。所谓勿刺者，有死征也。热病七日八日，脉口动喘而短者，急刺之，汗且自出，浅刺手大指间。热病七日八日，脉微小，病者溲血，口中干，一日半而死。脉代者，一日死。热病已得汗出，而脉尚躁，喘且复热，勿庸刺，喘甚者死。热病七日八日，脉不躁，躁不散数，后三日中有汗；三日不汗，四日死。未曾汗者，勿庸刺之。

　　热病先肤痛，窒鼻充面，取之皮，以第一针，五十九刺，苛轸鼻，索皮于肺，不得索之火，火者心也。热病先身涩，倚而热，烦悗，干唇嗌，取之脉，以第一针，五十九刺；肤胀口干，寒汗出，索脉于心，不得索之水，水者肾也。热病嗌干多饮，善惊，卧不能安，取之肤肉，以第六针，五十九刺；目眦青，索肉于脾，不得索之木，木者肝也。热病面青脑痛，手足躁，取之筋间，以第四针于四逆；筋躄目浸，索筋于肝，不得索之金，金者肺也。热病数惊，瘛疭而狂，取之脉，以第四针，急泻有余者；癫疾毛发去，索血于心，不得索之水，水者肾也。热病身重骨痛，耳聋而好暝，取之骨，以第四针，五十九刺；骨病不食，啮齿耳青，索骨于肾，不得索之土，土者脾也。

　　热病不知所痛，耳聋不能自收，口干，阳热甚，阴颇有寒者，热在髓，死不可治。热病头痛，颞颥、目瘛脉痛，善衄，厥热病也，取之以第三针，视有余不足。热病体重，寒热痔，肠中热，取之以第四针，于其俞及下诸指间，索气于胃络，得气也。热病夹脐急痛，胸胁满，取之涌泉与阴陵泉，取以第四针，针嗌里。

　　热病而汗且出，及脉顺可汗者，取之鱼际、太渊、大都、太白，泻之则热去，补之则汗出，汗出太甚，取内踝上横脉以止之。热病已得汗，而脉尚躁盛，此阴脉之极也，死；其得汗而脉静者，生。热病者脉尚盛躁而不得汗者，此阳脉之极也，死；脉盛躁得汗静者，生。

热病不可刺者有九：一曰汗不出，大颧发赤，哕者死；二曰泄而腹满甚者死；三日目不明，热不已者死；四曰老人婴儿热而腹满者死；五曰汗不出，呕下血者死；六曰舌本烂，热不已者死；七曰咳而衄，汗不出，出不至足者死；八曰髓热者死；九曰热而痉者死。腰折，瘛疭，齿噤 也。凡此九者，不可刺也。

所谓五十九刺者，两手外内侧各三，凡十二痏；五指间各一，凡八痏，足亦如是；头入发一寸旁三分各三，凡六痏；更入发三寸边五，凡十痏；耳前后口下者各一，项中一，凡六痏。巅上一，囟会一，发际一，廉泉一，风池二，天柱二。

气满胸中喘息，取足太阴大指之端，去爪甲如薤叶，寒则留之，热则疾之，气下乃止。心疝暴痛，取足太阴、厥阴，尽刺去其血络。喉痹舌卷，口中干，烦心心痛，臂内廉痛不可及头，取手小指次指爪甲下去端如韭叶。目中赤痛，从内眦始，取之阴跷。风痉身反折，先取足太阳之腘中及血络出血；中有寒，取三里。癃，取之阴跷及三毛上及血络出血。男子如蛊，女子如阻，身体腰脊如解，不欲饮食，先取涌泉见血，视跗上盛者，尽见血也。

诗青译文

本篇来说偏枯病，半身不遂亦疼痛，患者言语神志好，疾病分肉腠理行，并未入里要分明。疗时卧床并发汗，九针之中用大针。补其不足泻有余，康复路阔人欢欣。痱病症状身无痛，四肢弛缓屈伸难，神志混乱不太甚，语言模糊尚可辨，此时病情较为轻，尚可治疗莫须谈；若是病情较严重，已经不能用语言，治疗起来有困难。痱病先起在阳分，然后深入阴分间，先取阳经阴经后，针刺程度应浮浅。

热病若是第三天，气口脉象是稳平，邪犹在表未入里，人迎脉象有躁动，五十九个腧穴刺，阳经之上治热病，祛除在表之热邪，邪随汗去有作用。阴精不足来补益，此时阴经能溢充。患者发热若很重，气口人迎为沉静，一般不要行针刺，此为阳病见阴证；若是还能用针刺，疾刺方法必须用，虽然此时未出汗，泄出热邪依然行。所谓不能用针刺，脉证不符人会终。热病已有七八天，患者脉象是躁动，头晕目眩又气喘，马上针刺治疗中，使人汗出热散去，手大指间浅刺行。热病已有七八天，正气不足脉微小，阴为衰竭阳为盛，患者尿血口干燥，一天半后死亡了；若是还见有代脉，此时已是脏气衰，一天死亡莫等待。热病已见人出汗，脉象为躁兼气喘，不久热势又再起，不可针刺记心间。气喘若是又加剧，患者将死没几天。热病已有七八天，脉象已经不是躁，或是有躁不疾散，邪气犹在要记牢，后面三天能发汗，邪气随汗能解掉；三天之后仍未汗，四天之后死亡到。若是患者未得汗，不能针刺要知晓。

热病先有皮肤痛，鼻塞面部见浮肿，热伤皮毛之证候，浅刺皮部在各经，九针之中第一针，五十九个腧穴中；若是鼻部有小疹，是为有邪在皮毛，因为皮毛肺为主，要从肺经来治疗。若是治疗无效果，属火心经腧穴好，因为火热属于心，心火能克制肺金。热病初起身不爽，唇燥咽干心烦闷，应刺病人之血脉，九针之中第一针，五十九穴选施针。若是腹胀口中干，邪在血脉出冷汗，因为心主是血脉，心经腧穴要承担。若是治疗无效果，属水肾经腧穴入，因为肾水克心火。热病表现为咽干，易惊口渴饮喜欢，患者难来安静卧，邪客肌肉生病变，九针之中第六针，五十九穴穴位选。若是眼角色为青，脾经定是有病变，由于脾来主肌肉，针刺肌肉莫拖延，若是治疗无效果，论治应从肝主木，因为肝木克脾土。热病若是面色青，手足躁动头脑痛，邪客于筋之病变，针刺至筋能建功。九针之中第四针，四肢不利施针行。双足难走泪不止，肝经病患记心中，由于肝脏来主筋，针刺至筋要记清，从肝论治为其名。若是治疗无效果，论治肺金应相从，肺克肝木要知情。热病惊痫常发作，抽搐精神似狂魔，邪热已入病人心。应该深刺入血络，九针之中第四针，速泻有余之邪热。若是时而发癫病，心经疾病毛发落，心主血脉不多说。若是治疗无效果，应从肾水来论治，因为肾水克心火。热病身体酸又重，骨节疼痛兼耳聋，双目常闭不欲开，邪热进入肾脏中，刺深至骨才能行，九针之中第四针，五十九穴选穴能。若是骨病不能食，牙齿相磨双耳青，属于肾经之病患，应当刺骨主肾经。若是治疗无效果，应从脾土来论治，因为脾土克肾行。

热病表现不觉痛，四肢不便口干聋，阳气偏盛时发热，阴气偏盛时发冷，邪热深入骨髓处，无可救治是死证。热病表现见头痛，颞骨眼睛四周中，筋脉抽搐时作痛，易出鼻血厥热病，热邪上逆之病证。九针之中第三针，泻余补其不足行。此时还应要注意，寒热痔疮常发生。热病身体若沉重，患者胃肠灼热中，邪热脾胃所造成，九针之中第四针，针刺腧穴脾胃经，各足趾间穴位行。针刺胃经络脉同，得气为佳要记清。热病脐周忽觉痛，患者胸胁见胀满，邪在足部少阴经，足部太阴之表现，九针之中第四针，阴陵泉穴与涌泉，肾脾二经咽喉络，舌下又可刺廉泉。

　　热病若是出汗后，脉象表现为安静，有阳病证得阳脉，脉证相合为顺中，可以继续来发汗，手足太阴针刺行，鱼际太渊与大都，太白穴位要记清，泻法来刺热散去，补法来刺发汗出。汗出若是已太过，内踝三阴交穴刺，泻后出汗会停止。热病虽然见出汗，脉象仍然为躁盛，此为阴气欲断绝，孤阳不敛为死证；汗后脉象若平静，预后良好是顺证。热病脉象若躁盛，但是此时难出汗，阳气欲绝为死证；热病脉象若躁盛，汗后脉象若平静，预示良好是顺证。

　　热病情况有九种，针刺疗法有禁用：不汗呃逆两颧红，虚阳上越之死证。泄泻腹胀若严重，脾气败绝之死证。发热不退视不清，精气衰竭之死证。老幼发热腹胀满，邪热伤脾之死证。不汗呕血又下血，阴血耗伤之死证。舌根已烂热不止，阴气大伤之死证。咳血衄血无汗出，出汗难以到足部，真阴耗竭之死证。热邪已经入骨髓，肾阴衰竭之死证。发热出现若痉病，耗伤阴血要记清，热极生风之死证。发热出现痉病时，腰背角弓见反张，口噤不开又抽搐，牙齿切磨有声响。上述情况有九种，皆为热邪太过盛，真阴耗竭之死证，不可施针记心中。

　　常用穴位五十九，请你详细来说明？指端外侧各三穴，内侧亦是各三穴，左右一共十二穴；五指之间各一穴，双手一共是八穴，双足亦是要记得；头部发际一寸处，两旁开时各三穴，此间一共有六穴，再入发际三寸处，两旁开时各五穴，双侧总共有十穴；耳部前后各一穴，口下项中各一穴，此间一共有六穴；颠顶囟会各一穴，前后发际各一穴，还有廉泉亦一穴，左右风池共二穴，左右天柱共二穴，此间一共有九穴。上述穴位加起来，五十九穴要明白。

　　胸中气满喘急促，足部太阴大趾端，位置在距爪甲角，此地犹如韭叶宽，寒证留针方法治；热证疾刺效明显，上逆之气若下降，喘息未闻停针先。若是患有心疝病，腹中突然觉剧痛，足部太阴足厥阴，放血疗法要采用，尽数祛除脉上血，以泻其邪来建功。若是患有喉痹病，舌卷不伸又口干，手臂内侧心烦痛，难以上举至头颠，手部无名小指侧，此

130

处穴位在指端，距离爪甲韭叶宽。双目赤色又疼痛，内眼角处为起始，阴阳跷脉会合处，照海穴位要针刺。风痉颈项若强直，角弓反张亦同行，足部太阳应先取，委中穴位腘窝中，浅表络脉刺出血。若是体内有寒在，应取足部三里穴，足部阳明要明白。若是患有癃闭病，照海大敦来针刺，表浅血络刺出血，以此泻去其邪气。男患蛊病像疝瘕，女患月经阻隔病，患者不思来饮食，腰脊分开一样疼，涌泉穴位先出血，足背血络盛满处，亦要全部刺血出，以泻邪气要记住。

黄帝内经·灵枢

厥　病

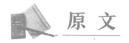 **原文**

厥头痛，面若肿起而烦心，取之足阳明、太阴。厥头痛，头脉痛，心悲善泣，视头动脉反盛者，刺尽去血，后调足厥阴。厥头痛，贞贞头重而痛，泻头上五行，行五，先取手少阴，后取足少阴。厥头痛，意善忘，按之不得，取头面左右动脉，后取足太阴。厥头痛，项先痛，腰脊为应，先取天柱，后取足太阳。厥头痛，头痛甚，耳前后脉涌有热（一本云有动脉），泻出其血，后取足少阳。

真头痛，头痛甚，脑尽痛，手足寒至节，死不治。头痛不可取于腧者，有所击堕，恶血在于内，若肉伤，痛未已，可即刺，不可远取也。头痛不可刺者，大痹为恶，日作者，可令少愈，不可已。头半寒痛，先取手少阳、阳明，后取足少阳、阳明。

厥心痛，与背相控，善瘈，如从后触其心，伛偻者，肾心痛也，先取京骨、昆仑，发针不已，取然谷。厥心痛，腹胀胸满，心尤痛甚，胃心痛也，取之大都、太白。厥心痛，痛如以锥针刺其心，心痛甚者，脾心痛也，取之然谷、太溪。厥心痛，色苍苍如死状，终日不得太息，肝心痛也，取之行间、太冲。厥心痛，卧若徒居，心痛间，动作痛益甚，色不变，肺心痛也，取之鱼际、太渊。

133

真心痛，手足清至节，心痛甚，旦发夕死，夕发旦死。心痛不可刺者，中有盛聚，不可取于腧。肠中有虫瘕及蛟蛕，皆不可取以小针。心腹痛，懊作痛，肿聚往来上下行，痛有休止，腹热喜渴，涎出者，是蛟蛕也，以手聚按而坚持之，无令得移，以大针刺之，久持之，虫不动，乃出针也。恚腹懊痛，形中上者。

耳聋无闻，取耳中。耳鸣，取耳前动脉。耳痛不可刺者，耳中有脓，若有干耵聍，耳无闻也。耳聋，取手足小指次指爪甲上与肉交者，先取手，后取足。耳鸣，取手足中指爪甲上，左取右，右取左，先取手，后取足。

足髀不可举，侧而取之，在枢合中，以圆利针，大针不可刺。病注下血，取曲泉。风痹淫泺，病不可已者，足如履冰，时如入汤中，股胫淫泺，烦心头痛，时呕时悗。眩已汗出，久则目眩，悲以喜恐，短气不乐，不出三年死也。

诗青译文

经气上逆人头痛，表现心烦面又肿，足部阳明穴位取，亦有太阴足脾经。经气上逆人头痛，头部血络亦胀痛，心情悲忧常哭泣，络脉显著勤搏动，先用针刺来放血，足厥阴肝调治行。经气上逆若头痛，痛点难移头亦重，头部纵行成排列，五条穴位经脉行，每行之中选五个，针刺泻邪方法成，先泻手部少阴心，后调足部少阴肾。经气上逆若头痛，记忆减退痛不定，头面左右取动脉，泻其邪气针刺行，然后再刺来调理，足部经穴太阴脾。经气上逆若头痛，项部先疼腰后痛，天柱穴位泻法刺，足部太阳膀胱经，再取足部太阳经，相应穴位治疗行。经气上逆若头痛，头痛表现较严重，耳部前后脉络热，刺破脉络放血行，然后再取少阳经。

疼痛剧烈头更甚，全脑处处皆疼痛，手足冰冷膝关肘，不治之症要知情。以下头痛有几种。远端腧穴不可行，撞击跌仆有外伤，致使瘀血内留停，远端腧穴不可行；肌肉若是受损伤。患者疼痛难止停，只能局部来针刺，远端腧穴不可行。痹证严重致头痛，若是每天来发作，针刺暂时能缓解，难以根治要记得。半边发凉偏头痛，手部少阳三焦经，手部阳明大肠经，足部少阳胆脉经，足部阳明胃脉经。

厥心疼痛牵后背，拘急抽掣记心中，背后撞击心脏样，弯腰曲背人疼痛，肾经邪气心上犯，肾心痛称为病名。京骨穴与昆仑穴，足部太阳膀胱经。若是针后痛不止，少阴肾经然谷中。厥心疼痛见腹胀，胸闷心痛很严重，胃经邪气心侵犯，胃心痛称为病名。大都太白两穴位，足部太阴脾经行。若是厥心有疼痛，锥刺心时一样同，脾经邪气心侵犯，脾心痛称为病名。然谷太溪两穴位，足部少阴肾经行。若是厥心有疼痛，死灰一样面色青，患者难以深呼吸，肝气犯心所造成，肝心痛称为病名。行间太冲二穴位，足部厥阴肝经行。若是厥心有疼痛，微痛卧床人安静，一旦动作痛加剧，面色不改如初同，肺气逆乱心侵犯，肺心痛称为病名，鱼际太渊两穴位，手部太阴肺经行。

若是患者真心痛，发作之时手足冰，直至肘膝部位处，此时心痛极严重，早上发作晚上亡，晚上发作早亡终。若见体内有瘀血，还有积聚之实证，亦见有形之实邪，针刺腧穴不能用。肠中有虫成聚瘕，或是肠有寄生虫，使用小针就不行；虫病引起心腹痛，烦闷不舒在心中，腹中积聚有肿块，时痛时止上下动，腹内发热流涎渴，只因肠有寄生虫。手按肿块或痛处，使之不能随意动，然后大针再刺入，拔出针时不动虫。疼痛满腹人觉闷，腹中上下动虫病，此种方法治疗行。

耳聋病人不闻声，针刺穴位在耳中；耳鸣取耳前动脉，耳内疼痛因脓疡，耳垢充塞致耳痛。若是耳聋何处刺，手足指甲是无名，与肉交界穴位处，手上穴位先来刺，后刺穴位是足部；若是耳鸣何处刺，手足指甲是中指，左部耳鸣取右侧，右部耳鸣取左侧，手上穴位先来取，足部穴位后来取。

大腿难以来屈伸，患者侧卧才是真，大转子处环跳穴，九针之中圆利针。肝不藏血而下血，曲泉穴位治疗行。风痹病症极为甚，踏冰寒冷一样同，时像浸泡在沸水，下肢亦是很严重，呕吐头痛心烦闷，目眩之后速出汗，时长目眩更困难；有时悲伤有时喜，恐惧不悦心里边，患者有时还短气。死期不会超三年。

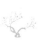

黄帝内经·灵枢

病　本

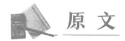 **原 文**

先病而后逆者，治其本。先逆而后病者，治其本。先寒而后生病者，治其本。先病而后生寒者，治其本。先热而后生病者，治其本。先病而后生热者，治其本。先病而后泄者，治其本。先泄而后生他病者，治其本，必且调之，乃治其他病。先病而后中满者，治其标。先中满而后烦心者，治其本。

有客气，有同气。大小便不利，治其标，大小便利，治其本。病发而有余，本而标之，先治其本，后治其标；病发而不足，标而本之，先治其标，后治其本。谨察间甚，以意调之，间者并行，甚为独行。先小大便不利而后生他病者，治其本也。

诗青译文

若是先病后厥逆，先治本病为目的；若先厥逆而后病，先治厥逆为目的；先寒后病先治寒，先病后寒治病先；先热后病先治热，先病后热治病先；先病后泄治病原，先泄后病先治泄，先将泄泻调治好，然后再把他病疗。先病中满先治满，先病后泄治病先，先满心烦治满先。

患者若忌内外邪，两便皆是不通利，先治两便要注意；若是两便能通利，以治先病要牢记。疾病已发实证余，变本为标为邪气，邪气有余先来治，其他征候再顾及。正气不足生疾病，标本转化在此时，人体正气应先扶，以将病邪来祛除。谨慎观察疾病情，调治缓急分重轻。病情轻缓不分步，可以标本同时行。急重则需来分步，标本谁先要辨明。若是两便不通畅，先通两便要记清。

黄帝内经 · 灵枢

杂　病

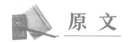 **原文**

　　厥，夹脊而痛者至顶，头沉沉然，目晄晄然，腰脊强，取足太阳腘中血络。厥，胸满面肿，唇漯漯然，暴言难，甚则不能言，取足阳明。厥，气走喉而不能言，手足清，大便不利，取足少阴。厥，而腹向向然，多寒气，腹中榖榖，便溲难，取足太阴。

　　嗌干，口中热如胶，取足少阴。膝中痛，取犊鼻，以圆利针，针发而间之。针大如氂，刺膝无疑。喉痹不能言，取足阳明；能言，取手阳明。疟不渴，间日而作，取足阳明；渴而间日作，取手阳明。齿痛，不恶清饮，取足阳明；恶清饮，取手阳明。聋而不痛者，取足少阳；聋而痛者，取手阳明。衄而不止，衃血流，取足太阳；衃血，取手太阳；不已，刺宛骨下；不已，刺腘中出血。腰痛，痛上寒，取足太阳、阳明；痛上热，取足厥阴；不可以俯仰，取足少阳。中热而喘，取足少阴、腘中血络。喜怒而不欲食，言益少，刺足太阴；怒而多言，刺足少阳。顑痛，刺手阳明与顑之盛脉出血。项痛不可俯仰，刺足太阳；不可以顾，刺手太阳也。

　　小腹满大，上走胃至心，淅淅身时寒热，小便不利，取足厥阴。腹满，大便不利，腹大，亦上走胸嗌，喘息喝喝然，取足少阴。腹满，食不化，腹向向然，不能大便，取足太阴。

　　心痛引腰脊，欲呕，取足少阴。心痛腹胀，啬啬然大便不利，取足太阴。心痛引背，不得息，刺足少阴；不已，取手少阴。心痛引小腹满，上下无常处，便溲难，刺足厥阴。心痛但短气不足以息，刺手太阴。心痛，当九节刺之，按，已刺按之，立已；不已，上下求之，得之立已。

　　顑痛，刺足阳明曲周动脉见血，立已；不已，按人迎于经，立已。气逆上，刺膺中陷者与下胸动脉。腹痛，刺脐左右动脉，已刺按之，立已；不已，刺气街，已刺按之，立已。痿厥，为四末束悗，乃疾解之，日二，不仁者十日而知，无休，病已止。哕，以草刺鼻，嚏，嚏而已；无息而疾迎引之，立已；大惊之，亦可已。

诗青译文 ✿

　　杂病第一是厥病，上逆之气脊侧行，疼痛直达人颠顶，头昏双目视不清，腰背强直亦常见，病在足部太阳经。针刺委中穴血络，泻邪点刺血出成。厥病胸中若满闷，涎液不收面部肿，语言突然有困难，甚至说话语不清，病在足部阳明胃，针刺穴位足阳明。气若上逆塞咽喉，又难言语手足冷，大便此时不爽快，病在足部少阴肾，针刺肾经穴位行。厥气上逆腹胀满，寒气内盛有肠鸣，大小两便皆不利，病在足部太阴脾，针刺脾经穴位行。

　　咽部口中皆燥热，嘴部津液黏似胶，病在足部少阴肾，针刺肾经来治疗。若是足膝见疼痛，圆利针刺挟鼻中，此穴足部阳明胃，出针隔时再疗行，此针长似牛尾毛，适合膝部来治疗。喉痹若是难说话，足部阳明胃刺行；喉痹若是能说话，手部阳明大肠经。疟病若是不口渴，间隔一日才发作，足部阳明胃即可。疟病若是有口渴，而且每天皆发作，阳明大肠正适合。不怕饮冷牙齿疼，足部阳明胃经行；若怕饮冷牙齿疼，手部阳明大肠经。耳聋若是不疼痛，针刺足部少阳经；耳聋并且见疼痛，手部阳明大肠经。鼻血不止有血块，足部太阳膀胱经；鼻血不多有血块，手部太阳小肠经；总是出血不停止，手部太阳小肠经；若是出血还未止，足部太阳膀胱经，委中穴位针刺行。再来说说腰痛病，疼痛部位若发冷，针刺足部阳明胃，足部太阳膀胱经；疼痛部位若发热，足厥阴肝正适合；疼痛不能俯仰身，足少阳胆须刺针。感受热邪喘又渴，针刺足部少阴肾，委中穴位在附近。易怒不欲来饮食，又多沉默少言语，针刺足部太阴脾；经常发怒话特多，足少阳胆不多说。下巴若是有疼痛，手部阳明大肠经，跳动明显之动脉，针刺出血即能行。项部疼痛难俯仰，针刺足部太阳经；项部疼痛难回头，针刺手部太阳经。

　　小腹若是见胀满，上及胃脘和心胸，此时小便不顺利，恶寒瑟缩发热中，针刺足部厥阴经。大便不通腹胀满，气逆冲胸甚喉咽，张口喘息喝喝声，足少阴肾要知全。食谷不化腹胀满，腹中闻声难大便，足太阴脾要知全。心痛牵引腰脊痛，并有恶心欲呕吐，针刺足部少阴经。若是心痛腹胀满，大便干涩不通畅，针刺足太阴脾经。心痛牵引至后背，此时喘息不通利，针刺足少阴肾经。若是刺后仍未愈，手部少阳三焦经。

心痛气短难呼吸，手部太阴肺来刺。心痛刺穴有办法，筋缩穴在九椎下，若是疼痛还未止，针刺之后手按压，一般能愈人回家。若是此时还不好，筋缩穴位附近找，找到正确之位置，此法马上就见效。

　　患者腮部若疼痛，针刺足阳明胃经，颊车周围之动脉，出血之后马上行；若是疼痛还未止，手按动脉旁人迎，此时很快能止疼。若是气逆冲向上，针刺足阳明胃经，膺窗穴位屋翳穴，胸下动脉亦成行。若是疼痛在腹部，针刺天枢穴位处，刺后用手再压按，疾病快愈人如初；若是此时还未愈，针刺足阳明胃经，此经之处气街穴，针刺过后手压按，疾病快愈人轻松。若是人患痿厥病，人体四肢来缠束，若是觉得很闭闷，将其解开要迅速。此法每日做两次，四肢若是无感觉，十日之后感觉出，一直坚持用此法，莫要废弃在半途，病愈才停要记住。若是人患呃逆病，用草伸入鼻腔中，喷嚏之后呃逆停；呼吸亦要来屏住，待到呃逆行将至，迅速提气再呼气，气向下行很快止，或是即将发作时，突然惊吓他一下，此种方法亦可以。

黄帝内经·灵枢

周　痹

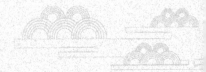

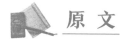 **原 文**

黄帝问于岐伯曰：周痹之在身也，上下移徙，随其脉上下，左右相应，间不容空，愿闻此痛，在血脉之中邪？将在分肉之间乎？何以致是？其痛之移也，间不及下针，其慉痛之时，不及定治而痛已止矣。何道使然？愿闻其故。岐伯答曰：此众痹也，非周痹也。

黄帝曰：愿闻众痹。岐伯对曰：此各在其处，更发更止，更居更起，以右应左，以左应右，非能周也，更发更休也。黄帝曰：善。刺之奈何？岐伯对曰：刺此者，痛虽已止，必刺其处，勿令复起。

帝曰：善。愿闻周痹何如？岐伯对曰：周痹者，在于血脉之中，随脉以上，随脉以下，不能左右，各当其所。黄帝曰：刺之奈何？岐伯对曰：痛从上下者，先刺其下以遏之，后刺其上以脱之；痛从下上者，先刺其上以遏之，后刺其下以脱之。

黄帝曰：善。此痛安生？何因而有名？岐伯对曰：风寒湿气，客于外分肉之间，迫切而为沫，沫得寒则聚，聚则排分肉而分裂也，分裂则痛，痛则神归之，神归之则热，热则痛解，痛解则厥，厥则他痹发，发则如是。

帝曰：善。余已得其意矣。此内不在脏，而外未发于皮，独居分肉之间，真气不能周，故命曰周痹。故刺痹者，必先切循其下之六经，视其虚实，及大络之血结而不通，及虚而脉陷空者而调之，熨而通之。其瘛坚，转引而行之。黄帝曰：善。余已得其意矣，亦得其事也。九者，经巽之理，十二经脉阴阳之病也。

诗青译文

黄帝说：

若是人患周痹病，邪沿血脉上下行，上下左右皆发作，浑身无处不疼痛。病邪是在分肉间？还是藏在血脉中？此病何来请说明？痛位移动如此快，针刺时间不够用，痛在某处较集聚，治法如何还未定，疼痛已经游它处，是何道理说来听？

岐伯说：

此为众痹非周痹。

黄帝说：

何为众痹说仔细？

岐伯回答说：

众痹病邪在人体，经常此伏又彼起，左侧影响至右侧，右侧影响至左侧，全身患病不普遍，疼痛易发又易止。

黄帝说：

这个说法讲得好。又是如何来治疗？

岐伯回答说：

疼痛已停刺原处，以免发作而重复。

黄帝说：

讲得好。我想再听周痹病？

岐伯回答说：

周痹邪气血脉间，上下容易左右难，痛点到处在流窜。

黄帝说：

如何治疗说清楚？

岐伯回答说：

疼痛从上及至下，先阻病邪刺下部，解除痛源刺上部；疼痛从下及至上，先阻病邪刺上部，解除痛源刺下部。

黄帝说：

此种疼痛怎产生？为何称它周痹病？

岐伯回答道：

风寒湿入肌肤间，分肉津液压涎沫，涎沫受寒聚不散，再来排挤肉渐裂。肉裂定会有疼痛，疼痛精神会集中，精神集中定发热，发热寒散缓疼痛，疼痛缓解厥气逆，厥逆疼痛被阻闭，反复发作上下移。

黄帝说：

好。我已知晓此道理。在内还未入脏腑，在外亦未散皮肤，而是滞留分肉间，真气不能全身布。针刺必须先压按，并沿足六分布处，虚实亦要勤观察，脉络因虚内陷下，大络血行或结郁，温通经络用熨法，筋脉拘急若坚劲，转用按摩导引法，行其气血效果佳。

黄帝接着说：

疾病机理我已明，亦懂治疗之方法。十二经脉各种病，九针皆能气送达。

144

黄帝内经·灵枢

口　问

原 文

黄帝闲居，辟左右而问于岐伯曰：余已闻九针之经，论阴阳逆顺，六经已毕，愿得口问。岐伯避席再拜曰：善乎哉问也！此先师之所口传也。

黄帝曰：愿闻口传。岐伯答曰：夫百病之始生也，皆生于风雨寒暑，阴阳喜怒，饮食居处，大惊卒恐。则血气分离，阴阳破败，经络厥绝，脉道不通，阴阳相逆，卫气稽留，经脉虚空，血气不次，乃失其常。论不在经者，请道其方。

黄帝曰：人之欠者，何气使然？岐伯答曰：卫气昼日行于阳，夜半则行于阴。阴者主夜，夜者主卧。阳者主上，阴者主下。故阴气积于下，阳气未尽，阳引而上，阴引而下，阴阳相引，故数欠。阳气尽，阴气盛，则目瞑；阴气尽而阳气盛，则寤矣。泻足少阴，补足太阳。

黄帝曰：人之哕者，何气使然？岐伯曰：谷入于胃，胃气上注于肺。今有故寒气与新谷气，俱还入于胃，新故相乱，真邪相攻，气并相逆，复出于胃，故为哕。补手太阴，泻足少阴。

黄帝曰：人之唏者，何气使然？岐伯曰：此阴气盛而阳气虚，阴气疾而阳气徐，阴气盛而阳气绝，故为唏。补足太阳，泻足少阴。

黄帝曰：人之振寒者，何气使然？岐伯曰：寒气客于皮肤，阴气盛，阳气虚，故为振寒寒栗，补诸阳。

黄帝曰：人之噫者，何气使然？岐伯曰：寒气客于胃，厥逆从下上散，复出于胃，故为噫。补足太阴、阳明，一曰补眉本也。

黄帝曰：人之嚏者，何气使然？岐伯曰：阳气和利，满于心，出于鼻，故为嚏。补足太阳荣、眉本，一曰眉上也。

黄帝曰：人之嚲者，何气使然？岐伯曰：胃不实则诸脉虚，诸脉虚则筋脉懈惰，筋脉懈惰则行阴用力，气不能复，故为嚲。因其所在，补分肉间。

黄帝曰：人之哀而泣涕出者，何气使然？岐伯曰：心者，五脏六腑之主也；目者，宗脉之所聚也，上液之道也；口鼻者，气之门户也。故悲哀愁忧则心动，心动则五脏六腑皆摇，摇则宗脉感，宗脉感则液道开，液道开故泣涕出焉。液者，所以灌精濡空窍者也，故上液之道开则泣，泣不止则液竭，液竭则精不灌，精不灌则目无所见矣，故命曰夺精。补天柱经夹颈。

黄帝曰：人之太息者，何气使然？岐伯曰：忧思则心系急，心系急则气道约，约则不利，故太息以伸出之。补手少阴、心主、足少阳，留之也。

黄帝曰：人之涎下者，何气使然？岐伯曰：饮食者皆入于胃，胃中有热则虫动，虫动则胃缓，胃缓则廉泉开，故涎下。补足少阴。

黄帝曰：人之耳中鸣者，何气使然？岐伯曰：耳者，宗脉之所聚也，故胃中空则宗脉虚，虚则下溜，脉有所竭者，故耳鸣。补客主人、手大指爪甲上与肉交者也。

黄帝曰：人之自啮舌者，何气使然？岐伯曰：此厥逆走上，脉气辈至也。少阴气至则啮舌，少阳气至则啮颊，阳明气至则啮唇矣。视主病者，则补之。

凡此十二邪者，皆奇邪之走空窍者也。故邪之所在，皆为不足。故上气不足，脑为之不满，耳为之苦鸣，头为之苦倾，目为之眩；中气不足，溲便为之变，肠为之苦鸣；下气不足，则乃为痿厥心悗。补足外踝下留之。

黄帝曰：治之奈何？岐伯曰：肾主为欠，取足少阴。肺主为哕，取手太阴、足少阴。唏者，阴盛阳绝，故补足太阳，泻足少阴。振寒者，补诸阳。噫者，补足太阴、阳明。嚏者，补足太阳、眉本。軃，因其所在，补分肉间。泣出，补天柱经侠颈，侠颈者，头中分也。太息，补手少阴、心主，足少阳留之。涎下，补足少阴。耳鸣，补客主人、手大指爪甲上与肉交者。自啮舌，视主病者，则补之。目眩头倾，补足外踝下留之。痿厥心悗，刺足大指间上二寸留之，一曰足外踝下留之。

诗青译文

黄帝闲暇独处时，屏退左右问岐伯：九针针术已学毕，阴阳顺逆也记得，六经亦是很熟稔，现在我想学更多，就你别处所了解。可否再来说一说。岐伯听罢离坐位，对着黄帝忙下跪：本是先师口头传，你若如此我惭愧。

黄帝说：

口传请你再说说。

岐伯回答说：

疾病为何会发生，风雨寒暑外袭成，或是喜怒太过度，房事不节亦其中，饮食起居无规律，还有突然受惊恐，血气分离成逆乱，阴阳之间失平衡，经络受阻脉道闭，气脉阴阳逆乱行，卫气难以向外散，滞留于内虚脉经，气血循行已紊乱，正常运转见亦看，此时人体生疾病。下面请你来授权，经典书中未记载，有关道理我谈谈。

黄帝说：

有人时常打哈欠，何气引起说说看？

岐伯回答说：

卫气阳分在白日，卫气阴分在夜晚，阴气所主在夜晚，此时应是抱枕眠。阳气生发主向上，阴气向下主沉降。入夜之前阴气下，阳气始入阴分间，此时尚未全进入，阴气向上阳气牵，阴气引阳向下去，阴阳相引哈欠连。入夜阳气入阴分，所以能够安心眠；黎明阴气将欲尽，阳气渐盛清醒还。此病究竟如何治，抑制阴气记心间，泻其足部少阴经，补其足部太阳经。

黄帝说：

有人时常会呃逆，是何原因请说明？

岐伯说：

食物水谷入胃部，经过腐熟消化行，再经脾气来助力，精微上注至肺中。胃中若有素寒气，入胃水谷与饮食，定与寒气相搏斗，互攻混杂向上逆，再从胃出行向上，此时称为呃逆证。应补手部太阴经，应泻足部少阴经。

黄帝说：

唏嘘抽咽时常见，是何原因说清楚？

岐伯回答说：

阴气亢盛阳气虚，阴行快速阳受阻，甚至阴气为亢盛，阳气衰微不为殊。足少阴经应该泻，足太阳经应该补。

黄帝说：

有人时常会振寒，是何原因再谈谈？

岐伯回答说：

阴寒之气滞皮肤，阴气亢盛阳气虚，振寒寒栗为表现，振奋阳气应温补。

黄帝说：

有人时常会嗳气，是何原因说详细？

岐伯回答说：

寒气侵入人胃中，扰乱胃气正常行，胃气不和向上逆，嗳气病证即形成。应补足部太阴经，还有足部阳明经。

黄帝说：

有人时常打喷嚏，是何原因请明晰？

岐伯回答说：

阳气和利满于心，上出鼻腔嚏来喷。应补足部太阳经，荥穴通谷记在心，眉根攒竹并刺针。

黄帝说：

有人时常身无力，是何原因请告知？

岐伯回答说：

身体若是胃气虚，经脉气血不充足，筋骨肌肉失荣养，懈怠无力莫逞强，此时勉强行房事，元气定会受损伤，元气难以来恢复，痹病出现很正常。此病生在肌肉间，判断部位久时长，补法针刺莫思量。

黄帝说：

人若处在哀伤时，常流眼泪和鼻涕，是何原因说仔细？

岐伯回答说：

心为脏腑之主宰；目是经脉汇聚处，脏腑经气注于目，由上外泻之道路；口鼻为气之门户。所有悲伤与哀怨，还有忧愁和痛苦，皆会牵动至心神，心神不安连脏腑，继而波及各经脉，排液路径皆通疏，鼻涕眼泪自然出；液体灌输精微物，濡养孔窍要记住，液道开放人流泪，损耗精液不为殊，哭泣不止耗精液，使其无以来输布，孔窍无液眼失明，此时病名为夺精。应补足部太阳经，天柱穴位刺才行。

黄帝说：

有人时常会叹息，是何原因说清楚？

岐伯回答说：

过于忧思心拘急，此时气道受约束，受到约束气不畅，深长呼吸可缓舒。手部少阴手厥阴，足部少阳皆应补，留针方法效果殊。

黄帝说：

有人时常会流涎，是何原因再谈谈？

岐伯回答说；

饮食水谷入胃中，遇热蠕动寄生虫，此时胃气会迟缓，舌下张开穴廉泉，口开涎出难收敛。针刺足部少阴肾，补肾方法要为先。

149

黄帝说：

有人时常会耳鸣，是何原因说清楚？

岐伯回答说：

身体宗脉聚耳部，胃中若是很空虚，水谷精微难供给，宗脉难以被养濡，此时脉中亦空虚，宗脉空虚阳不升，精微难以向上行，入耳经脉和气血，耗伤不得被充养，耳部时常有鸣响。足少阳胆客主穴，手太阴肺少商穴，补法针刺效果良。

黄帝说：

有人时常自咬舌，是何原因再明晰？

岐伯回答说：

由于厥气向上逆，脉气上逆为原因。少阴之气若上逆，足少阴肾通舌根，自咬其舌此时勤；少阳之气若上逆，少阳经脉行两颊，自咬其颊不足夸；阳明之气若上逆，阳明经脉绕口唇，自咬口唇会留痕。治疗应据疾病位，病在何经需知会，扶正祛邪功至伟。

以上病邪十二种，邪气侵入孔窍症。邪气能侵此部位，正气不足而造成。凡是上焦气虚证，脑髓定会不充盈，空虚耳鸣为感觉，头部低垂无力撑，双目晕眩亦其中；凡是中焦气虚证，二便不调肠中鸣；凡是下焦气虚证，两足无力而厥冷，人有窒闷在心中，留针补益为方法，足部外踝昆仑穴，针刺足部太阳经。

黄帝说：

上述各病怎治疗？

岐伯回答说：

肾气所主呵欠病，应补足少阴肾经；肺气所主哕逆病，应补手太阴脉经，应补足少阴脉经；唏嘘阴盛阳衰病，应补足太阳脉经，应泻足少阴脉经；身上发冷振寒证，应补各穴之阳经；若是人患噫气病，应补足太阴脉经，应补足阳明脉经；若是时时有喷嚏，足部太阳攒竹补；因为所在经脉异，各取其经分肉处；哭泣涕泪两皆出，应补颈后天柱穴；若是叹气时发作，应补手少阴心经，还有手厥阴心包，以及足少阳胆经，针刺留针要记清；若是口角时流涎，应补足少阴肾经；若是患者时耳鸣，应补客主人穴位，手太阴肺少商穴；若是患者自咬舌，发病部位经脉补；头垂无力昏眩目，补足外踝足大指；四肢痿厥心烦闷，本节之后二寸处，亦可昆仑留针刺。

黄帝内经·灵枢

师　传

原 文

　　黄帝曰：余闻先师，有所心藏，弗著于方。余愿闻而藏之，则而行之，上以治民，下以治身，使百姓无病，上下和亲，德泽下流，子孙无忧，传于后世，无有终时，可得闻乎？岐伯曰：远乎哉问也！夫治民与自治，治彼与治此，治小与治大，治国与治家，未有逆而能治之也，夫惟顺而已矣。顺者，非独阴阳脉论气之逆顺也，百姓人民皆欲顺其志也。

　　黄帝曰：顺之奈何？岐伯曰：入国问俗，入家问讳，上堂问礼，临病人问所便。

　　黄帝曰：便病人奈何？岐伯曰：夫中热消瘅则便寒，寒中之属则便热。胃中热，则消谷，令人悬心善饥，脐以上皮热；肠中热，则出黄如糜，脐以下皮寒。胃中寒，则腹胀；肠中寒，则肠鸣飧泄。胃中寒、肠中热，则胀而且泄；胃中热、肠中寒，则疾饥，小腹痛胀。

　　黄帝曰：胃欲寒饮，肠欲热饮，两者相逆，便之奈何？且夫王公大人，血食之君，骄恣从欲，轻人，而无能禁之，禁之则逆其志，顺之则加其病，便之奈何？治之何先？岐伯曰：人之情，莫不恶死而乐生，告之以其败，语之以其善，导之以其所便，开之以其所苦，虽有无道之人，恶有不听者乎？

　　黄帝曰：治之奈何？岐伯曰：春夏先治其标，后治其本；秋冬先治其本，后治其标。

　　黄帝曰：便其相逆者奈何？岐伯曰：便此者，食饮衣服，亦欲适寒温，寒无凄怆，暑无出汗。食饮者，热无灼灼，寒无沧沧。寒温中适，故气将持，乃不致邪僻也。

　　黄帝曰：《本脏》以身形、肢节、䐃肉，候五脏六腑之小大焉。今夫王公大人、临朝即位之君而问焉，谁可扪循之而后答乎？岐伯曰：身形肢节者，脏腑之盖也，非面部之阅也。

　　黄帝曰：五脏之气，阅于面者，余已知之矣。以肢节知而阅之奈何？岐伯曰：五脏六腑者，肺为之盖，巨肩陷咽，候见其外。黄帝曰：善。岐伯曰：五脏六腑，心为之主，缺盆为之道，骺骨有余，以候䮑骭。黄帝曰：善。岐伯曰：肝者主为将，使之候外，欲知坚固，视目小大。黄帝曰：善。岐伯曰：脾者主为卫，使之迎粮，视唇舌好恶，以知吉凶。黄帝曰：善。岐伯曰：肾者主为外，使之远听，视耳好恶，以知其性。

黄帝曰：善。愿闻六腑之候。岐伯曰：六腑者，胃为之海，广骸、大颈、张胸，五谷乃容；鼻隧以长，以候大肠；唇厚人中长，以候小肠；目下果大，其胆乃横；鼻孔在外，膀胱漏泄；鼻柱中央起，三焦乃约。此所以候六腑者也。上下三等，脏安且良矣。

诗青译文

黄帝说：

听说先师多心得，有些尚未载史册，希望倾听并牢记，以后用来作准则，不但可以益民众，自己亦会受益多，能解百姓疾病苦，后人上下皆亲善，子孙不再苦疾病，朝夕常鉴世代传，这些请你再谈谈？

岐伯说：

你的思想真深邃！民身彼此有大小，逆行定难治理好，客观规律要顺应，治国理家为此道。阴阳经脉气血顺，人民舒心固基牢。

黄帝说：

顺是如何能做到？

岐伯说：

到达一个国家后，风俗习惯了解透；进入异域每一户，有何忌讳要清楚；登堂礼节更要懂；即使医生在临证，患者适宜才能行。

黄帝问：

患者如何才适宜？

岐伯说：

热易致饥人消渴，用寒方法不会错；若是寒邪入内侵，用热方法才会顺。胃里有热消化快，心似悬挂饿常来。脐上皮肤有热感，肠热糜样粪便排。脐下皮肤若寒冷，肠寒飧泄肠鸣生。肠中有热胃中寒，定会导致泄胀满；肠中有寒胃中热，小腹胀痛易饥饿。

黄帝说：

胃热宜食寒性物，肠寒宜食热性物，寒热性质正相反，如何治疗说清楚？王公大人肉食君，骄傲恣意轻别人，对其劝阻特觉累，因为意志与相违，他们意志若顺从，疾病定会更严重。此种情况该如何？如何治疗你说说？

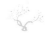

岐伯说：

人皆怕死又想活？告诉身体益害处，并且指导如何做，不懂情理人虽有，能听劝告还是多？

黄帝问：

怎样治疗你说清？

岐伯说：

春夏先治外标病，然后再治内本病；秋冬先治内本病，然后再治外标病。

黄帝问：

叛逆之人再说明？

岐伯说：

日常寒温要适中。天冷加衣莫受冻；天热减衣莫出汗。凉热食物莫为餐。寒温适中守真气，邪气难来侵人体。

黄帝说：

本脏篇中已说明，根据四肢与体形，还有关节和肌肉，脏腑形态即能明。王公自认人物大，此人身体是否佳，医生不能随便查，此事如何来解答？

岐伯说：

人体肢节与身形，覆在脏腑外部上，观察虽能知内脏，望面简单不同样。

黄帝说：

五脏精气何情况，皆由面部来观察，道理我已学到家。欲从肢节知内脏，还要请你来讲讲？

岐伯说：

五脏六腑肺最高，如同伞盖要知晓。肩部上下何动态，咽喉或升或陷凹，观察肺脏皆知道。

黄帝说：

讲得好。

岐伯继续说：

五脏六腑心主宰。缺盆通道血脉连，两肩端骨看远近，胸骨剑突观长短，缺盆骨位可测知，心脏大小与脆坚。

黄帝说：

很有道理。

岐伯说：

肝在五脏称将军，目为开窍有精神，从外可测坚固否，眼睛大小应察勤。

黄帝说：

很好。

岐伯说：

脾脏全身之捍卫，接受水谷之精微，输送身体各部位。欲知脾病吉凶否，唇舌口味了解透。

黄帝说：

对。

岐伯说：

肾脏主水观听力，肾脏虚实可测知。

黄帝说：

讲得好，如何测知人六腑。

岐伯说：

胃是谷海在六腑，凡肉丰满之颊部，颈部粗大胸部阔，说明胃量大而足。鼻道深长知大肠；口唇厚入中沟长，即可测候人小肠。下眼胞大胆刚强；鼻孔掀露在外面，易于漏泄知膀胱。中央鼻柱高突起，可知三焦是固密。上中下部皆匀称，脏腑安好人若神。

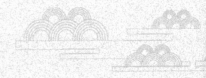

黄帝内经·灵枢

决　气

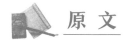 **原 文**

黄帝曰：余闻人有精、气、津、液、血、脉，余意以为一气耳，今乃辨为六名，余不知其所以然。岐伯曰：两神相搏，合而成形，常先身生，是谓精。何谓气？岐伯曰：上焦开发，宣五谷味，熏肤、充身、泽毛，若雾露之溉，是谓气。何谓津？岐伯曰：腠理发泄，汗出溱溱，是谓津。何谓液？岐伯曰：谷入气满，淖泽注于骨，骨属屈伸，泄泽，补益脑髓，皮肤润泽，是谓液。何谓血？岐伯曰：中焦受气取汁，变化而赤，是谓血。何谓脉？岐伯曰：壅遏营气，令无所避，是谓脉。

黄帝曰：六气者，有余不足，气之多少，脑髓之虚实，血脉之清浊，何以知之？岐伯曰：精脱者，耳聋；气脱者，目不明；津脱者，腠理开，汗大泄；液脱者，骨属屈伸不利，色夭，脑髓消，胫酸，耳数鸣；血脱者，色白，夭然不泽，其脉空虚，此其候也。

黄帝曰：六气者，贵贱何如？岐伯曰：六气者，各有部主也，其贵贱善恶，可为常主，然五谷与胃为大海也。

诗青译文

黄帝说：

精气津液与血脉，常闻存在人体中，总觉应为一股气，现在却被分六种，是何原因请说明。

岐伯说：

男女两人交合后，幼小生命会产生，就在形体出现前，基本物质成为精。

黄帝问：

何者为气说来听？

岐伯说：

饮食化作精微物，通过上焦散全身，温煦皮肤充形体，皮毛头发被滋润，雾露灌溉生物样，此时名气记在心。

黄帝问：

何者为津再说说？

岐伯说：

肌腠疏泄若太过，出汗就会较为多。此汗为津要记得。

黄帝问：

何者为液来谈谈？

岐伯说：

若是饮食进入胃，水谷精微周身全，外溢部分注骨髓，关节灵活能屈转；渗出部分散皮肤，此时名液记心间。

黄帝问：

何者为血说清楚？

岐伯说：

脾胃接纳饮食物，其中精微被吸收，气化变成红色液，此时名血记心头。

黄帝问：

何者为脉再说来？

岐伯说：

约束营血难溢外，此时名字叫作脉。

黄帝问：

六气有余或不足，有何表现说清楚？如何了解气多少，脑髓是实还是虚，血脉清浊怎分出？

岐伯说：

若是多精被消耗，必定耳聋闻不遥；有人若是气为虚，眼睛视物难看到；津虚腠理会泄开，人体大汗会出来；液虚关节难屈伸，面色枯槁无泽润，脑髓不充小腿软，经常耳鸣莫须谈；血虚面白不润泽；脉虚脉管下陷多，以上所列须掌握，六气异常要记得。

黄帝问：

六气对人何作用，有多重要再说明？

岐伯说：

六气分统各脏器，其在人体重要性，以及功能正常否，所属脏器才决定。六气五谷精微化，精微物质胃化生，胃是源泉要知情。

肠　胃

原文

黄帝问于伯高曰：余愿闻六腑传谷者，肠胃之小大、长短、受谷之多少奈何？伯高曰：请尽言之，谷所从出入、浅深、远近、长短之度：唇至齿长九分，口广二寸半。齿以后至会厌，深三寸半，大容五合。舌重十两，长七寸，广二寸半。咽门重十两，广一寸半，至胃长一尺六寸。胃纡曲屈，伸之长二尺六寸，大一尺五寸，径五寸，大容三斗五升。小肠后附脊，左环回周迭积，其注于回肠者，外附于脐上，回运环反十六曲，大二寸半，径八分分之少半，长三丈二尺。回肠当脐，右环回周叶积而下，回运环反十六曲，大四寸，径一寸寸之少半，长二丈一尺。广肠傅脊，以受回肠，左环叶积，上下辟，大八寸，径二寸，寸之大半，长二尺八寸。肠胃所入至所出，长六丈四寸四分，回曲环反，三十二曲也。

诗青译文

黄帝向伯高问道：

我想知道人六腑，消化器官何情况，胃肠大小与长短，饮食容纳之数量？

伯高说：

出入深浅与远近，长短度数又如何，让我详细来说说，口唇牙齿九分间，口角宽度二寸半，牙齿向后至会厌，距离就是三寸半，五合食物口腔间。舌重十两长七寸，其宽就是二寸半，咽门重量亦十两，其宽亦是一寸半。咽门至胃一尺六，胃形迂回曲折弯，伸直为长二尺六，一尺五寸外周长，直径正好是五寸，三斗五升为容量。小肠就在人腹腔，依附脊柱在前方，向左环绕又重叠，下口再注人回肠，环绕弯曲十六个，在外依附人脐上，二寸半是外周长，直径八分三分一，三丈二尺是总长。回肠脐部环向左，环绕重叠向下延，外部周长是四寸，亦有曲折十六弯，直径一寸三分一，二丈一尺总长间。广肠依附在脊前，其与回肠相接连，重叠脊前向左绕，由上到下逐渐宽，最宽周长是八寸，直径二寸三分二，二尺八寸总长延。食物入口出口间，六丈四寸又四分，三十二曲记周全。

黄帝内经·灵枢

平人绝谷

原 文

黄帝曰：愿闻人之不食，七日而死何也？伯高曰：臣请言其故。胃大一尺五寸，径五寸，长二尺六寸，横屈，受水谷三斗五升。其中之谷常留二斗，水一斗五升而满。上焦泄气，出其精微，慓悍滑疾，下焦下溉诸肠。小肠大二寸半，径八分分之少半，长三丈二尺，受谷二斗四升，水六升三合合之大半。回肠大四寸，径一寸寸之少半，长二丈一尺。受谷一斗，水七升半。广肠大八寸，径二寸寸之大半，长二尺八寸，受谷九升三合八分合之一。肠胃之长，凡五丈八尺四寸，受水谷九斗二升一合合之大半，此肠胃所受水谷之数也。

平人则不然，胃满则肠虚，肠满则胃虚，更虚更满，故气得上下，五脏安定，血脉和利，精神乃居。故神者，水谷之精气也。故肠胃之中，当留谷二斗，水一斗五升。故平人日再后，后二升半，一日中五升，七日五七三斗五升，而留水谷尽矣。故平人不食饮七日而死者，水谷精气津液皆尽故也。

 诗青译文

黄帝说：

若是七天无饮食，此人一定会病故，有何道理说清楚？

伯高说：

其中道理我来讲。一尺五寸胃周长，二尺六长五寸径，其形是为弯曲状，三斗五升饮食装，二斗食物存期间，一斗五升水就满。上焦精气来输布，中焦化生精微物，上焦全身来散布，其中包括行快速，还有滑利之阳气，其余部分在下焦，诸肠之中被灌注。小肠周长二寸半，直径八分三分一，长为三丈又二尺，二斗四升物和食，六升三合三二水。回肠周长是四寸，直径一寸三分之一，长度二丈又一尺，七升半水一斗食。直肠周长是八寸，直径二寸三分二，长度二尺又八寸，食物九升与三合，又有八分之一合。算算肠胃总长度，五丈八尺又四寸，九斗二升与一合，三分之二合食物，肠胃容数要记住。

健康之人莫如此，胃中饮食被充满，肠中空虚是无物，肠中饮食被充满，胃中空虚是无物。肠胃如何来相处，充满空虚交替出，全身上下皆通畅，人气方能被散布。五脏功能若正常，血脉调和会畅顺，精神才能盛与旺。神是如何来形成，精微物质所化生。一般人体肠胃中，存留二斗饮食物，水是一斗又五升。常人每日两大便，每次泄约二升半，一日排出五升整，三斗五升共七天，原来存留在肠胃，饮食之物排泄完。人若七天无饮食，此人一定会病故，精微物质和津液，全被消耗至竭枯。

黄帝内经 · 灵枢

海 论

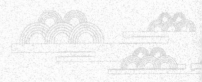

原文

黄帝问于岐伯曰：余闻刺法于夫子，夫子之所言，不离于营卫血气。夫十二经脉者，内属于腑脏，外络于肢节，夫子乃合之于四海乎？岐伯答曰：人亦有四海、十二经水。经水者，皆注于海，海有东西南北，命曰四海，黄帝曰：以人应之奈何？岐伯曰：人有髓海，有血海，有气海，有水谷之海，凡此四者，以应四海也。

黄帝曰：远乎哉，夫子之合人天地四海也，愿闻应之奈何？岐伯曰：必先明知阴阳表里荥腧所在，四海定矣。

黄帝曰：定之奈何？岐伯曰：胃者为水谷之海，其腧上在气街，下至三里。冲脉者，为十二经之海，其腧上在于大杼，下出于巨虚之上下廉。膻中者为气之海，其腧上在于柱骨之上下，前在于人迎。脑为髓之海，其腧上在于其盖，下在风府。

黄帝曰：凡此四海者，何利何害？何生何败？岐伯曰：得顺者生，得逆者败，知调者利，不知调者害。

黄帝曰：四海之逆顺奈何？岐伯曰：气海有余者，气满胸中，悗息面赤；气海不足，则气少不足以言。血海有余，则常想其身大，怫然不知其所病；血海不足，亦常想其身小，狭然不知其所病。水谷之海有余，则腹满；水谷之海不足，则饥不受谷食。髓海有余，则轻劲多力，自过其度；髓海不足，则脑转耳鸣，胫酸眩冒，目无所见，懈怠安卧。

黄帝曰：余已闻逆顺，调之奈何？岐伯曰：审守其腧，而调其虚实，无犯其害，顺者得复，逆者必败。黄帝曰：善。

165

诗青译文

黄帝问：

每次你讲刺法时，营卫气血随口出。营卫气血行经脉，内联人体之脏腑，外联关节和肢体，四海如何说明白？

岐伯回答说：

人体之中有四海，十二经水应经脉，经水留注在海内，自然界中有四海，四海之名由此来。

黄帝说：

人体四海怎相应？

岐伯说：

髓血水谷与气海，东南西北四海应。

黄帝说：

这个问题很精深，两海如何来相应？

岐伯回答说：

先明人体之阴阳，表里经脉荥输穴，方知四海在何方。

黄帝说：

四海要穴如何定？

岐伯说：

胃为纳故水谷海。气血所输要穴位，在下则为足三里，在上则为气冲穴；故为十二经之海，冲脉十二经密切。冲脉气血要穴位，在上则为大杼穴，在下上巨下巨虚；膻中宗气会聚处，名为气海不为殊。膻中气血要穴位，在上哑门大椎穴，在前则有人迎穴；脑为髓海应知会，脑之气血要穴位，在上则为百会穴，在下则为风府穴。

黄帝说：

四海滋助与损害？如何促进和耗败？这些请你说明白。

岐伯说：

四海功能若正常，生命活动必定旺；四海功能若失常，生命活动定不强。调养四海健康利，不调四海受损伤。

黄帝说：

何为正常与反常？

岐伯说：

气海邪气若有余，面赤胸闷呼吸急；气海正气若不足，气少说话亦无力。血海邪气若有余，感觉不舒有大郁。水谷之海邪有余，腹满疾病来侵袭；水谷之海正不足，人觉饥饿难欲食。髓海邪气若有余，行动无度快唯一；髓海正气若不足，头晕耳鸣腿无力，周身懈怠懒运动，常欲安卧在时时。

黄帝说：

四海疾病怎治疗？

岐伯说：

应察四海各要穴，调节虚实记心田，虚补实泻莫违背，不良后果可避免。遵循法则来施治，身体康复家团圆，否则死亡会出现。

黄帝说：

其中道理讲得好！

黄帝内经·灵枢

五　乱

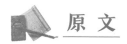 **原 文**

黄帝曰：经脉十二者，别为五行，分为四时，何失而乱？何得而治？岐伯曰：五行有序，四时有分，相顺则治，相逆则乱。

黄帝曰：何谓相顺而治？岐伯曰：经脉十二者，以应十二月。十二月者，分为四时。四时者，春秋冬夏，其气各异，营卫相随，阴阳已和，清浊不相干，如是则顺之而治。

黄帝曰：何谓逆而乱？岐伯曰：清气在阴，浊气在阳，营气顺脉，卫气逆行，清浊相干，乱于胸中，是谓大悗。故气乱于心，则烦心密嘿，俯首静伏。乱于肺，则俯仰喘喝，接手以呼。乱于肠胃，是为霍乱。乱于臂胫，则为四厥。乱于头，则为厥逆，头重眩仆。

黄帝曰：五乱者，刺之有道乎？岐伯曰：有道以来，有道以去，审知其道，是谓身宝。黄帝曰：善。愿闻其道。岐伯曰：气在于心者，取之手少阴、心主之俞。气在于肺者，取之手太阴荥、足少阴俞。气在于肠胃者，取之足太阴、阳明；不下者，取之三里。气在于头者，取之天柱、大杼；不知，取足太阳荥俞；气在于臂足，取之先去血脉，后取其阳明、少阳之荥俞。

黄帝曰：补泻奈何？岐伯曰：徐入徐出，谓之导气，补泻无形，谓之同精，是非有余不足也，乱气之相逆也。黄帝曰：允乎哉道，明乎哉论，请著之玉版，命曰治乱也。

169

诗青译文 🌸

黄帝说：

人体有脉十二经，属性分别合五行，又与四时相适应，因何引起紊乱脉？如何正常来运营？

岐伯说：

五行连序有规律，气候变化有时令，凡是运行之经脉，四时五行若相应，正常活动可保障，若是逆乱疾病生。

黄帝说：

如何适应请说明？

岐伯说：

十二经脉月相应。十二月份四时中，又有春夏与秋冬，其间气候各不同。营卫之气随内外，阴阳相互两协调，适应四时人康健，清浊两气难骚扰。

黄帝说：

逆乱反常请明了？

岐伯说：

清之营气为阴分，浊之卫气为阳分，营气脉内顺脉行，卫气脉外逆脉行。清浊之气受邪犯，乱在胸中叫大悗。低头静伏不欲动，心情烦郁默不言；乱肺俯仰两不定，喘声两手按胸前；乱于肠胃为霍乱；乱于手臂与足胫，四肢厥冷皆可见；乱于头部厥上逆，甚至仆倒头晕眩。

黄帝说：

上述逆乱五种病，如何针刺请说明？

岐伯说：

营卫之气往来行，定有规律在其中，这些规律若掌握，实为箴言论养生。

黄帝道：

治则你讲我来听。

岐伯说：

若是气逆乱于心，可取大陵与神门。若是气逆乱于肺，手太阴肺鱼际穴，足少阴肾太溪穴。若是气逆乱肠胃，太白陷谷莫违背；无效三里要准备。若是气逆乱头部，取穴大杼与天柱；若是疾病仍不减，荥输两穴还要按。气乱手臂与足胫，先刺血脉瘀不通，荥输两经再取行。

黄帝说：

补泻手法又如何？

岐伯说：

进出慢针来导引，逆气恢复是为根。导气手法无形巧，目的皆在气精调。因为上症所表现，未属虚证和实证，一时气乱而造成。

黄帝说：

所说恰当有道理！论证亦是很明晰！珍贵玉版将其著，命名治乱十九序。

黄帝内经·灵枢

胀　论

原　文

黄帝曰：脉之应于寸口，如何而胀？岐伯曰：其脉大坚以涩者，胀也。黄帝曰：何以知脏腑之胀也？岐伯曰：阴为脏，阳为腑。

黄帝曰：夫气之令人胀也，在于血脉之中耶，脏腑之内乎？岐伯曰：三者皆存焉，然非胀之舍也。黄帝曰：愿闻胀之舍。岐伯曰：夫胀者，皆在于脏腑之外，排脏腑而郭胸胁，胀皮肤，故命曰胀。

黄帝曰：脏腑之在胸胁腹里之内也，若匣匮之藏禁器也，名有次舍，异名而同处，一域之中，其气各异，未解其意愿闻其故。岐伯曰：夫胸腹，脏腑之郭也。膻中者，心主之宫城也。胃者，太仓也。咽喉小肠者，传送也。胃之五窍者，闾里门户也。廉泉玉英者，津液之道也。故五脏六腑者，各有畔界，其病各有形状。营气循脉，卫气逆为脉胀，卫气并脉循分为肤胀。三里而泻，近者一下，远者三下，无问虚实，工在疾泻。

黄帝曰：愿闻胀形。岐伯曰：夫心胀者，烦心短气，卧不安。肺胀者，虚满而喘咳。肝胀者，胁下满而痛引小腹。脾胀者，善哕，四肢烦悗，体重不能胜衣，卧不安。肾胀者，腹满引背央央然，腰髀痛。六腑胀：胃胀者，腹满，胃脘痛，鼻闻焦臭，妨于食，大便难。大肠胀者，肠鸣而痛濯濯，冬日重感于寒，则飧泄不化。小肠胀者，少腹䐜胀，引腰而痛。膀胱胀者，少腹满而气癃。三焦胀者，气满于皮肤中，轻轻然而不坚。胆胀者，胁下痛胀，口中苦，善太息。凡此诸胀者，其道在一，明知逆顺，针数不失。泻虚补实，神去其室，致邪失正，真不可定，粗之所败，谓之夭命。补虚泻实，神归其室，久塞其空，谓之良工。

黄帝曰：胀者焉生？何因而有？岐伯曰：卫气之在身也，常然并脉循分肉，行有逆顺，阴阳相随，乃得天和，五脏更始，四时循序，五谷乃化。然后厥气在下，营卫留止，寒气逆上，真邪相攻，两气相搏，乃合为胀也。黄帝曰：善。何以解惑？岐伯曰：合之于真，三合而得。帝曰：善。

黄帝问于岐伯曰：《胀论》言：无问虚实，工在疾泻，近者一下，远者三下。今有其三而不下者，其过焉在？岐伯对曰：此言陷于肉肓而中气穴者也。不中气穴则气内闭；针不陷肓，则气不行；上越中肉，则卫气相乱，阴阳相逐。其于胀也，当泻不泻，气故不下，三而不下，必更其道，气下乃止，不下复始，可以万全，乌有殆者乎。其于胀也，必审其脉，当泻则泻，当补则补，如鼓应桴，恶有不下者乎。

诗青译文

黄帝说：

脉象反应在寸口，何种脉象是病胀？

岐伯说：

洪盛坚实滞涩脉，此为病胀记心上。

黄帝说：

脏腑病胀说清楚？

岐伯说：

阴脉病胀在于脏，阳脉病胀在于腑。

黄帝说：

气异之人患胀病，是在脏腑之内里？还是存在血脉中？

岐伯说：

脏腑血脉皆存在，非发部位要分明。

黄帝说：

发生部位说来听。

岐伯说：

胀病脏腑外面生，内压脏腑外胁胸，皮肤发胀胀病名。

黄帝说：

脏腑深居胸腔腹，好似珍品藏匣中，虽然名皆称有异，各自居守顺序行。为何功能却不同？

岐伯说：

脏腑外卫廓胸腹，胃是水谷之仓库，膻中宫城为心脏，咽喉小肠送食路，咽门贲门与幽门，阑门魄门五窍门，间巷邻里为门户，廉泉玉英津为途。脏腑位置是固定，表现症状各不同。营气运行为正常，卫气运行若紊乱，引起脉胀要知情；若是卫气入脉里，分肉之间来循行，皮肤肿胀为其名。针刺应取足三里，泻之方法当其时。胀位足三里穴近，针泻一次就可以；胀位足三里穴远，针泻三次才算完。胀病初起泻法疗，不论虚实来治标。

黄帝说：

胀病证候再谈谈。

岐伯说：

心患胀病何表现，心烦气短睡不安；肺患胀病何表现，胸部虚满咳嗽喘；肝患胀病何表现，小腹疼痛胁胀满；脾患胀病何表现，不能胜衣睡难眠，四肢未开呃逆吐，闷胀肢沉难舒展；肾患胀病何表现，背部不畅腹胀满，腰髀疼痛暂未缓。胃患胀病何表现，腹部胀满胃脘疼，鼻中若闻焦臭味，厌食大便不畅通；大肠胀病何表现，肠中濯濯作痛烦，冬季再受寒邪犯，完谷未化不泄难；小肠胀病何表现，腰部疼痛小腹满；膀胱患胀何表现，小腹满胀难小便；三焦胀病何表现，气塞皮肤空虚幻；胆患胀病何表现，口苦胁痛常息叹。综合脏腑各胀病，原则规律皆相同，气血明确行顺逆，恰当刺法治疾病。若是泻法治虚证，或是补法治实证，神气难来再内守，正气亦会不安定，真气动摇人毙命。若是补法治虚证，或是泻法治实证，经脉充实气内守，此人医术才高明。

黄帝说：

胀病为何会发生？

岐伯说：

人体卫气若正常，常在血脉分肉中，循行顺逆各有异，阳行白昼阴夜行，脉里营气亦相随，自然规律相适应。营气行走脏腑脉，顺应四季变化来，水谷精微化常态。若是阴阳不相依，气厥而下凝又滞，营卫循行不常时，寒气上逆正邪搏，胀病形成定为多。

黄帝说：

很好！能否讲得更清晰？

岐伯说：

营卫循行若紊乱，邪气侵入真气来，两者搏结无胜负，有些存留在血脉，亦有残留存脏腑，形成胀病要明白。

黄帝说：

讲得真好！

黄帝问：

前面听你曾讲过，若是胀病在初起，无论患者虚与实，皆用泻法来针刺，病位较近针一次，病位较远针三次。三次过后若未愈，是何原因请明示。

岐伯回答说：

皆因肌肉有空隙，刺中气血输注位，一至三次病即退。未中气血输注位，经气不行邪留内。若是妄中皮肉间，阴阳营卫互排斥，卫气必定会逆乱。当用针泻又不用，上逆之气下行难。三次过后气不下，调换穴位找因缘，上逆之气若下走，消除胀病是必然。若是胀病仍未解，再换穴位针刺疗。对于有些慢胀病，认真审察不可少，用心来施补泻法，好比槌来把鼓敲，胀病岂能治不好？

黄帝内经 · 灵枢

五癃津液别

原 文

黄帝问于岐伯曰：水谷入于口，输于肠胃，其液别为五，天寒衣薄则为溺与气，天热衣厚则为汗，悲哀气并则为泣，中热胃缓则为唾。邪气内逆，则气为之闭塞而不行，不行则为水胀，余知其然也，不知其何由生？愿闻其道。

岐伯曰：水谷皆入于口，其味有五，各注其海。津液各走其道。故上焦出气，以温肌肉，充皮肤，为津；其流而不行者，为液。天暑衣厚则腠理开，故汗出；寒留于分肉之间，聚沫则为痛。天寒则腠理闭，气涩不行，水下流于膀胱，则为溺与气。

五脏六腑，心为之主，耳为之听，目为之候，肺为之相，肝为之将，脾为之卫，肾为之主外。故五脏六腑之津液，尽上渗于目，心悲气并则心系急，心系急则肺举，肺举则液上溢。夫心系急，肺不能常举，乍上乍下，故咳而泣出矣。

中热则胃中消谷，消谷则虫上下作，肠胃充郭故胃缓，胃缓则气逆，故唾出。

五谷之津液，和合而为膏者，内渗入于骨空，补益脑髓，而下流于阴股。阴阳不和，则使液溢而下流于阴，髓液皆减而下，下过度则虚，虚故腰背痛而胫痠。

阴阳气道不通，四海闭塞，三焦不泻，津液不化，水谷并行肠胃之中，别于回肠，留于下焦，不得渗膀胱，则下焦胀，水溢则为水胀。此津液五别之逆顺也。

诗青译文

黄帝问：

水谷皆从口里入，肠胃贮存又运输，化生津液分为五。衣薄或是天寒冷，变为小便气同途；衣厚或是天炎热，变为汗液润皮肤；气机并合哀泪珠；中焦有热胃弛缓，上泛唾液待啐出；邪气内犯气机闭，名为水胀留水气。此类现象我了解，五液究竟如何生，还要请你来说明。

岐伯说：

水谷皆从口里入，所喜五脏味有五，津液随喜行其道，其气故由三焦输，温养肌肉皮肤润，津为上面所论述；留而不行液为属。炎热若穿厚衣服，腠理张开故汗出，寒邪羁留在分肉，津液凝沫痛难舒；天气寒冷腠理密，湿气难来至汗窍，下流膀胱小便处。

心为主宰耳听觉，眼主视觉肺宰相，肝像将军脾护卫，肾脏主骨形体样。津液向上入眼睛，心有悲哀气来并，心系引急肺上举，津液向上泛溢中。心急若肺难上举，咳嗽流泪已分明。

胃里消化谷物快，中焦有热肠虫来。水谷可使肠胃廓，胃缓气逆液常在。

五谷津液与膏脂，内渗骨孔脑补益，向下流入生殖器。若是阴阳不协调，津液下流至阴窍，流泄过度真阴虚，髓液同样会减少，腰背疼痛酸来到。

阴阳之气不畅通，四海闭塞不能行，三焦未来随输泻，津液因此难化生，所受水谷在肠胃，别出大肠下焦停，水分未见入膀胱，下焦时时作胀中，水液外溢水胀名。以上所述为津液，正常反常要记清。

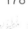

黄帝内经·灵枢

五阅五使

原 文

黄帝问于岐伯曰：余闻刺有五官五阅，以观五气。五气者，五脏之使也，五时之副也。愿闻其五使当安出？岐伯曰：五官者，五脏之阅也。黄帝曰：愿闻其所出，令可为常。岐伯曰：脉出于气口，色见于明堂，五色更出，以应五时，各如其常，经气入脏；必当治理。

帝曰：善。五色独决于明堂乎？岐伯曰：五官已辨，阙庭必张，乃立明堂。明堂广大，蕃蔽见外，方壁高基，引垂居外，五色乃治，平博广大，寿中百岁。见此者，刺之必已，如是之人者，血气有余，肌肉坚致，故可苦以针。

黄帝曰：愿闻五官。岐伯曰：鼻者，肺之官也；目者，肝之官也；口唇者，脾之官也；舌者，心之官也；耳者，肾之官也。黄帝曰：以官何候？岐伯曰：以候五脏。故肺病者，喘息鼻张；肝病者，眦青；脾病者，唇黄；心病者，舌卷短，颧赤；肾病者，颧与颜黑。

黄帝曰：五脉安出，五色安见，其常色殆者如何？岐伯曰：五官不辨，阙庭不张，小其明堂，蕃蔽不见，又埤其墙，墙下无基，垂角去外，如是者，虽平常殆，况加疾哉。

黄帝曰：五色之见于明堂，以观五脏之气，左右高下，各有形乎？岐伯曰：脏腑之在中也，各以次舍，左右上下，各如其度也。

诗青译文

黄帝问岐伯说：

针刺五官五阅法，观察常用五气色。外在表现为五脏，五时气候来配合。有何表现你说说？

岐伯回答说：

外部表现在五官。

黄帝说：

我欲了解其征象，诊病理论要珍藏。

岐伯回答说：

脉象反应在气口，气色反应在鼻端，五色出现时交替，五时对应在其间，各依规律来循环。若由经脉传内脏，调治在里应为先。

黄帝说：

五色反应仅鼻端？

岐伯回答说：

五官之色已分明，开阔饱满在天庭，才立五色明堂中。颊部宽阔耳门露，肌肉高厚隆凸样，耳垂外下开朗豁，五官平阔五色常，此人可享百年寿。患病针刺预后良，不仅腠理很致密，气血充足肌亦强。

黄帝说：

五官五脏何关系？

岐伯说：

鼻为肺脏之官窍；眼为肝脏之官窍；口唇脾脏之官窍；舌为心脏之官窍；耳为肾脏之官窍。

黄帝说：

五官可测何证候？

岐伯回答说：

五官可测五脏病。肺病喘急鼻翼动，肝病眼角会发青，脾病口唇黄色见，心病卷舌两颧红，两颧额黑是肾病。

黄帝说：

脉象正常五色常，时与常人同气色，病时较重是为何？

岐伯回答说：

五官功能若失常，天庭不阔狭明堂，耳门与颊部位窄，肌瘦耳角外翻扬。即使平时常色脉，亦是衰弱不健康，何况疾病在身上！

黄帝说：

五色显现在明堂，可知变化在五脏，明堂左右与上下，可有一定之显象？

岐伯说：

人体脏腑各有序，左右上下司其职。

黄帝内经 · 灵枢

逆顺肥瘦

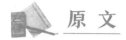 **原文**

　　黄帝问于岐伯曰：余闻针道于夫子，众多毕悉矣，夫子之道应若失，而据未有坚然者也，夫子之问学熟乎，将审察于物而心生之乎？岐伯曰：圣人之为道者，上合于天，下合于地，中合于人事，必有明法，以起度数，法式检押，乃后可传焉。故匠人不能释尺寸而意短长，废绳墨而起平木也，工人不能置规而为圆，去矩而为方。知用此者，固自然之物，易用之教，逆顺之常也。

　　黄帝曰：愿闻自然奈何？岐伯曰：临深决水，不用功力，而水可竭也。循掘决冲，而经可通也。此言气之滑涩，血之清浊，行之逆顺也。

　　黄帝曰：愿闻人之白黑、肥瘦、少长，各有数乎？岐伯曰：年质壮大，血气充盈，肤革坚固，因加以邪，刺此者，深而留之，此肥人也。广肩腋，项肉薄厚皮而黑色，唇临临然，其血黑以浊，其气涩以迟，其为人也，贪于取与，刺此者，深而留之，多益其数也。

　　黄帝曰：刺瘦人奈何？岐伯曰：瘦人者，皮薄色少，肉廉廉然，薄唇轻言，其血清气滑，易脱于气，易损于血，刺此者，浅而疾之。

　　黄帝曰：刺常人奈何？岐伯曰：视其白黑，各为调之，其端正敦厚者，其血气和调，刺此者，无失常数也。

　　黄帝曰：刺壮士真骨者奈何？岐伯曰：刺壮士真骨，坚肉缓节监监然，此人重则气涩血浊，刺此者，深而留之，多益其数；劲则气滑血清，刺此者，浅而疾之。

　　黄帝曰：刺婴儿奈何？岐伯曰：婴儿者，其肉脆血少气弱，刺此者，以毫针，浅刺而疾发针，日再可也。

　　黄帝曰：临深决水奈何？岐伯曰：血清气浊，疾泻之，则气竭焉。黄帝曰：循掘决冲奈何？岐伯曰：血浊气涩，疾泻之，则经可通也。

　　黄帝曰：脉行之逆顺奈何？岐伯曰：手之三阴，从脏走手；手之三阳，从手走头。足之三阳，从头走足；足之三阴，从足走腹。

　　黄帝曰：少阴之脉独下行何也？岐伯曰：不然。夫冲脉者，五脏六腑之海也，五脏六腑皆禀焉。其上者，出于颃颡，渗诸阳，灌诸精；其下者，注少阴之大络，出于气街，循阴股内廉，入腘中，伏行骭骨内，下至内踝之后属而别；其下者，并于少阴之经，渗三阴；其前者，伏行出跗

183

属，下循跗，入大指间，渗诸络而温肌肉。故别络结则跗上不动，不动则厥，厥则寒矣。黄帝曰：何以明之？岐伯曰：以言导之，切而验之，其非必动，然后乃可明逆顺之行也。

黄帝曰：窘乎哉！圣人之为道也。明于日月，微于毫厘，其非父子，熟能道之也。

诗青译文

黄帝问岐伯说：

我早已经从您处，了解针刺如指掌。按此规律来运用，手到病除效果良，从未遇到疑难病。到底先来建功绩，还是思考以后行？

岐伯说：

圣人认知事物时，符合天地与自然，大千社会人和事，明确法理在其间，凡事皆需循规律，方可后世永流传。有些匠人无寸尺，测物短长随心意，寻求平直弃绳墨，不用圆规做圆体，欲制方形弃矩尺。以上说法先知晓，事物特性才明晰；若是灵活来运用，规律自然在心里。

黄帝说：

事物自然之特性，究竟如何来适应。

岐伯说：

深处决堤欲放水，不费力气水速终。若在地下开水路，水流无阻又畅通。此理同样对人体，气有滑涩之不同，血有清浊之区别，逆顺变化经脉行，应当掌握其特点，因势利导疗疾病。

黄帝说：

人体皮肤分黑白，胖瘦长幼亦不同，针刺深浅与次数，标准是否为一定？

岐伯说：

身体结实壮年人，皮肤坚固气血强，感受外邪应深刺，留针时间要稍长。腋肩两处皆宽阔，项部肌肉瘦又薄，皮肤粗厚色为黑，口唇亦是大而肥，血液发黑又稠浊，气行滞涩缓慢多，争强好胜思进取，慷慨乐施人好客，刺深留针时要久，针刺次数亦加多。

黄帝说：

针刺瘦人又如何？

岐伯说：

瘦人皮薄颜色浅，肌肉消瘦口唇薄，血液清稀气滑利，说话声音调不高，散气时常耗血去，浅刺快出要记牢。

黄帝说：

针刺常人再明了？

岐伯说：

先观肤色黑或白，治疗方法据此来。端正敦厚和血气，常规刺法要登台。

黄帝说：

骨骼坚硬身体壮，针刺此类又怎样？

岐伯说：

身体强壮骨骼坚，肌肉结实关节缓，骨节突露很明显。若是稳重不好动，气行涩滞血稠浊，刺深留针时要久，针刺次数要增多；若是轻浮又好动，气行滑利血稀清，浅刺快出来相应。

黄帝说：

针刺婴儿是如何？

岐伯说：

婴儿肌肉脆又薄，而且血少气较弱，毫针浅刺宜快出，一天两次要记得。

黄帝说：

临深决水请明示？

岐伯说：

血液清稀气滑利，若是采用疾泻法，真气耗竭不出奇。

黄帝说：

循掘决冲再谈谈？

岐伯说：

若是血浊气为涩，疾泻经通记心间。

黄帝说：

经脉循行有顺逆，还要请你说仔细？

岐伯说

手部三阴从胸部，上肢行走至手指；手部三阳从手指，向上经肩向头部；足部三阳从头部，躯干下肢向足部；足部三阴从足部，下肢经走向腹部。

黄帝说：

足部三阴皆上腹，足部少阴独向下，请问这是何缘故？

岐伯说：

与您所说有不同，冲脉非足少阴经。冲脉脏腑经脉聚，脏腑禀受濡养中。先说冲脉上行部，咽部上面后鼻道，附近出于人体表，然后渗透入阳经，灌注精气向其中。再说冲脉下行部，足少阴肾大络入，气街出于人体表，大腿内侧沿下去，进入膝部腘窝中，胫骨之内来伏行，向下再行至内踝，后跟骨上两支行。先说下行之分支，足部少阴行相并，精气灌注三阴经；再说前行之分支，内踝后面之深部，跟骨结节上缘出，足背沿入足大趾，精气渗注络脉处，温养肌肉要记住。若与络脉相瘀结，足背脉动自消失，此时经气会厥逆，足胫寒冷正当时。

黄帝说；

经脉气血顺逆行，究竟怎样来查明？

岐伯说：

医生检查病人时，开导问症先言语，足背脉搏切在后，是否跳动再明晰。若是经气未厥逆。足背动脉跳可期，经脉气血逆顺行，如此可查要知悉。

黄帝说：

此间问题真深奥，圣人道理来归纳，熠熠生辉昭日月，寸间毫厘亦难察，假若不是先生您，谁人在此望天涯。

黄帝内经 · 灵枢

血 络 论

原 文

黄帝曰：愿闻其奇邪而不在经者。岐伯曰：血络是也。黄帝曰：刺血络而仆者，何也？血出而射者，何也？血出黑而浊者，何也？血出清而半为汁者，何也？发针而肿者，何也？血出若多若少而面色苍苍者，何也？发针而面色不变而烦悗者，何也？多出血而不动摇者，何也？愿闻其故。

岐伯曰：脉气盛而血虚者，刺之则脱气，脱气则仆。血气俱盛而阴气多者，其血滑，刺之则射；阳气蓄积，久留而不泻者，其血黑以浊，故不能射。新饮而液渗于络，而未合和于血也，故血出而汁别焉；其不新饮者，身中有水，久则为肿。阴气积于阳，其气因于络，故刺之血未出而气先行，故肿。阴阳之气，其新相得而未和合，因而泻之，则阴阳俱脱，表里相离，故脱色而苍苍然。刺之血出多，色不变而烦悗者，刺络而虚经，虚经之属于阴者，阴脱故烦悗。阴阳相得而合为痹者，此为内溢于经，外注于络，如是者，阴阳俱有余，虽多出血而弗能虚也。

黄帝曰：相之奈何？岐伯曰：血脉盛者，坚横以赤，上下无常处，小者如针，大者如筋，则而泻之万全也，故无失数矣。失数而反，各如其度。

黄帝曰：针入而肉著者，何也？岐伯曰：热气因于针则针热，热则肉著于针，故坚焉。

诗青译文

黄帝说：

奇邪导致病变来，却又不见在经脉，还要请你说明白。

岐伯回答说：

因为邪滞络经脉。

黄帝说：

请问以下是何因？刺络放血倒眩晕，针刺血液喷薄出，血色浓黑是为真，有时血液又清稀，其中一半像水汁，出针局部皮肤肿，血多或少白面容，面色无变心胸烦，出血虽多无疼痛。

岐伯回答说：

脉气亢盛血为虚，针刺脱气晕倒时；血气虽然皆为盛，经脉之中多阴气，滑利刺络血喷薄；阳气蓄积在血络，外泄时间不太多，浓黑血色难喷射；若是刚刚饮过水，水液渐渗入脉络，针刺出血便清稀，尚未与血来混合；若是刚刚未饮水，体内定是积水气，形成水肿久长时；阴气积蓄在阳分，被迫困滞络脉中，针刺血留先行气，阴气在肉皮肤肿；阴阳刚合未协调，泻法针刺阴阳耗，表里相离白面貌；刺络血出比较多，面色不变觉胸闷，由于刺络虚经脉，虚脉属于五脏阴，脏阴两虚人胸闷；阴阳相合成痹证，邪气在内溢于经，外注络脉邪气余，针刺血多脉不虚。

黄帝说：

血络怎样来观察？

岐伯回答说：

血脉盛时络脉硬，胀满上下不固定，小针大筋而发红。刺络放血要牢记。遵循法则施治行。

黄帝说：

针刺进入肌体内，肌肉裹针是为何？

岐伯回答说：

肌体有热针发热，针身易被肌肉裹，坚实难动不多说。

黄帝内经 · 灵枢

阴阳清浊

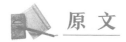 原 文

黄帝曰：余闻十二经脉，以应十二经水者，其五色各异，清浊不同，人之血气若一，应之奈何？岐伯曰：人之血气，苟能若一，则天下为一矣，恶有乱者乎？

黄帝曰：余问一人，非问天下之众。岐伯曰：夫一人者，亦有乱气，天下之众，亦有乱人，其合为一耳。

黄帝曰：愿闻人气之清浊。岐伯曰：受谷者浊，受气者清。清者注阴，浊者注阳。浊而清者，上出于咽；清而浊者，则下行。清浊相干，命曰乱气。

黄帝曰：夫阴清而阳浊，浊者有清，清者有浊，清浊别之奈何？岐伯曰：气之大别，清者上注于肺，浊者下走于胃。胃之清气，上出于口；肺之浊气，下注于经，内积于海。

黄帝曰：诸阳皆浊，何阳浊甚乎？岐伯曰：手太阳独受阳之浊，手太阴独受阴之清，其清者上走空窍，其浊者下行诸经。诸阴皆清，足太阴独受其浊。

黄帝曰：治之奈何？岐伯曰：清者其气滑，浊者其气涩，此气之常也。故刺阴者，深而留之；刺阳者，浅而疾之；清浊相干者，以数调之也。

191

诗青译文

黄帝说：

十二经脉在人体，十二经水与相应，水色青黄黑白赤，清浊有异各不同，人体血气亦如此，这是为何请说明？

岐伯说：

人体血气若相同，天下已经成一统，哪有变乱会发生？

黄帝说：

所问只是单个体，并非天下众多人！

岐伯说：

肌体之内有乱气，天下亦有捣乱人，其中道理一样真。

黄帝说：

肌体之气有清浊，此间道理请说明。

岐伯说：

谷物化气是为浊，饮料化气是为清。清气倾注入阴分，浊气输布阳分中。浊中清气升咽喉，清中浊气向下行。清浊若是被混淆，升降失常气乱中，难以正常来运营。

黄帝说：

所谓阴清而阳浊，浊气之中有清气，清气之中有浊气，如何区分请明晰？

岐伯说：

清气先上注入肺，浊气先下注入胃。胃中浊气清气化，上升口中力充沛。肺中清气化浊来，既能向下注经脉，又可内积于气海。

黄帝说：

所有阳经均为浊，何经浊气最为多？

岐伯说：

所有阳经综合说，手部太阳气最浊，独受诸经之气浊；所有阴经综合说，手部太阴气最清，独受诸经之气清。清气向上走空窍，浊气向下行诸经。诸多阴经皆清气，足部太阴独浊气，清中之浊要知悉。

黄帝说：

清浊之气怎针刺？

岐伯说：

凡受清气皆滑利，凡受浊气皆涩滞。深刺留针刺阴经，浅刺快出刺阳经。若是清浊互干扰，具体情况要分清。

黄帝内经 · 灵枢

阴阳系日月

原 文

黄帝曰：余闻天为阳，地为阴，日为阳，月为阴，其合之于人奈何？岐伯曰：腰以上为天，腰以下为地，故天为阳，地为阴。故足之十二经脉，以应十二月，月生于水，故在下者为阴。手之十指，以应十日，日主火，故在上者为阳。

黄帝曰：合之于脉奈何？岐伯曰：寅者，正月之生阳也，主左足之少阳；未者六月，主右足之少阳。卯者二月，主左足之太阳；午者五月，主右足之太阳。辰者三月，主左足之阳明；巳者四月，主右足之阳明。此两阳合于前，故曰阳明。申者，七月之生阴也，主右足之少阴；丑者十二月，主左足之少阴。酉者八月，主右足之太阴；子者十一月，主左足之太阴。戌者九月，主右足之厥阴；亥者十月，主左足之厥阴。此两阴交尽，故曰厥阴。

甲主左手之少阳，己主右手之少阳。乙主左手之太阳，戊主右手之太阳。丙主左手之阳明，丁主右手之阳明。此两火并合，故为阳明。庚主右手之少阴，癸主左手之少阴。辛主右手之太阴，壬主左手之太阴。

故足之阳者，阴中之少阳也；足之阴者，阴中之太阴也；手之阳者，阳中之太阳也；手之阴者，阳中之少阴也。腰以上者为阳，腰以下者为阴。

其于五脏也，心为阳中之太阳，肺为阴中之少阴，肝为阴中少阳，脾为阴中之至阴，肾为阴中之太阴。

黄帝曰：以治之奈何？岐伯曰：正月、二月、三月，人气在左，无刺左足之阳；四月、五月、六月，人气在右，无刺右足之阳；七月、八月、九月，人气在右，无刺右足之阴；十月、十一月、十二月，人气在左，无刺左足之阴。

黄帝曰：五行以东方为甲乙木，王春，春者苍色，主肝，肝者足厥阴也。今乃以甲为左手之少阳，不合于数，何也？岐伯曰：此天地之阴阳也，非四时五行之以次行也。且夫阴阳者，有名而无形，故数之可十，离之可百，散之可千，推之可万，此之谓也。

诗青译文

黄帝问：

天为阳来地为阴，日为阳来月为阴，怎与人体相结合？

岐伯答道：

腰上如天属于阳，腰下似地属于阴。下肢经脉十二条，与之相应十二月，月自生来受水性，下肢经脉属于阴。手有五指在上肢，相应一旬有十日，日自生来受火性，上肢经脉属于阳。

黄帝问：

十日相应十二月，怎与经脉相结合？

岐伯答道：

十二地支十二月，下肢经脉十二条，地支寅纪说正月，此时阳气刚初生，身体左侧下肢主，足部少阳胆经脉；地支未纪说六月，身体右侧下肢主，足部少阳胆经脉。地支卯纪说二月，身体左侧下肢主，足部太阳膀胱经；地支午纪说五月，身体右侧下肢主，足部太阳膀胱经。地支辰纪说三月，身体左侧下肢主，足部阳明胃经脉；地支巳纪说四月，身体右侧下肢主，足部阳明胃经脉。正如前面我所谈，阳明太少两阳间，两阳合明为阳明。地支申纪说七月，此时阴气刚初生，身体右侧下肢主，足部少阴肾经脉。地支丑纪十二月，身体左侧下肢主，足部少阴肾经脉。地支酉纪说八月，身体右侧下肢主，足部太阴脾经脉；地支子纪十一月，身体左侧下肢主，足部太阴脾经脉。地支戌纪说九月，身体右侧下肢主，足部厥阴肝经脉。地支亥纪说十月，身体左侧下肢主，足部厥阴肝经脉，厥阴少太两阴间，少阴太阴气交会，足厥阴经必须过，称为厥阴要记得。

195

十天干纪旬十日，十条经脉上肢同，甲日主身左上肢，手部少阳三焦经。己日主身右上肢，手部少阳三焦经。乙日主身左上肢，手部太阳小肠经。戊日主身右上肢，手部太阳小肠经。丙日主身左上肢，手部阳明大肠经。丁日主身右上肢，手部阳明大肠经。五行丙丁皆属火，两火合并为阳明。庚日主身右上肢，手部少阴心脉经。癸日主身左上肢，手部少阴心脉经。辛日主身右上肢，手部太阴肺脉经。壬日主身左上肢，手部太阴肺脉经。

腰上为阳下为阴，位于足部三阳经，阴中少阳阳气微。位于足部三阴经，阴中太阴阴最盛。位于上肢之阳经，阳中太阳阳最盛。位于上肢之阴经，阳中少阴阴气微。

此间规律来说明，五脏阴阳有属性。心居膈上属于火，阳中太阳要记清；肺居膈上属于金，阳中少阴要分明；肝居膈下属于木，阴中少阳要分明；脾居膈下属于土，阴中至阴要知情；肾居膈下属于水，阴中太阴记心中。

黄帝问：

经脉对应十二月，阴阳相配有规律，怎与治疗相联系？

岐伯答道：

一年之中十二月，正月二月和三月，阳气偏重君要明，身体左侧下肢部，足部少阳胆脉经，足部太阳膀胱经，足部阳明胃脉经，此时针法不宜用。四月五月和六月，阳气偏重君要明，身体右侧下肢部，足部阳明胃脉经，足部太阳膀胱经，足部少阳胆脉经，此时针法不宜用。七月八月和九月，阴气偏重君要明，身体右侧下肢部，足部少阴肾脉经，足部太阴脾脉经，足部厥阴肝脉经，此时针法不宜用。十月十一十二月，阴气偏重君要明，身体左侧下肢部，足部厥阴肝脉经，足部太阴脾脉经，足部少阴肾脉经，此时针法不宜用。

黄帝问：

所知五行归类中，属木甲乙方位东，木气正旺于春季，五色是来主色青，五脏之中主肝脏，属肝足厥阴肝经，现在却把甲配属，身体左侧上肢部，手部少阳三焦经，五行规律不相符，此间何意说清楚？

岐伯答道：

刚才这里我所谈，天干地支据自然，阴阳规律来配合，经脉属性来说明，未按四季之次序，未按五行之属性。阴阳概念很抽象，非为具体事物样，所以运用很广泛，同一阴阳或一物，亦可划分为无数。此间道理要清楚。

196

黄帝内经 · 灵枢

病　传

原文

黄帝曰：余受九针于夫子，而私览于诸方，或有导引行气，乔摩、灸熨、刺焫、饮药之一者，可独守耶，将尽行之乎？岐伯曰：诸方者，众人之方也，非一人之所尽行也。

黄帝曰：此乃所谓守一勿失，万物毕者也。今余已闻阴阳之要，虚实之理，倾移之过，可治之属，愿闻病之变化，淫传绝败而不可治者，可得闻乎？岐伯曰：要乎哉问。道，昭乎其如日醒，窘乎其如夜瞑，能被而服之，神与俱成，毕将服之，神自得之，生神之理，可著于竹帛，不可传于子孙。

黄帝曰：何谓日醒？岐伯曰：明于阴阳，如惑之解，如醉之醒。黄帝曰：何谓夜瞑？岐伯曰：喑乎其无声，漠乎其无形，折毛发理，正气横倾，淫邪泮衍，血脉传溜，大气入脏，腹痛下淫，可以致死，不可以致生。

黄帝曰：大气入脏奈何？岐伯曰：病先发于心，一日而之肺，三日而之肝，五日而之脾，三日不已，死，冬夜半，夏日中。

病先发于肺，三日而之肝，一日而之脾，五日而之胃，十日不已，死，冬日入，夏日出。

病先发于肝，三日而之脾，五日而之胃，三日而之肾，三日不已，死，冬日入，夏早食。

病先发于脾，一日而之胃，二日而之肾，三日而之膂膀胱，十日不已，死，冬人定，夏晏食。

病先发于胃，五日而之肾，三日而之膂膀胱，五日而上之心，二日不已，死，冬夜半，夏日昳。

病先发于肾，三日而之膂膀胱，三日而上之心，三日而之小肠，三日不已，死，冬大晨，夏晏晡。

病先发于膀胱，五日而之肾，一日而之小肠，一日而之心，二日不已，死，冬鸡鸣，夏下晡。

诸病以次相传，如是者，皆有死期，不可刺也；间一脏及二三四脏者，乃可刺也。

诗青译文 🌸

黄帝说：

我跟先生学九针，其中行气与导引，按摩灸熨刺火针，还有服药之要点，一些方书又阅罢，疗疾应用何方法？

岐伯说：

书中疗法很复杂，多人异病来治疗，若是病人只一个，太多疗法没必要。

黄帝说：

掌握总则莫相忘，复杂问题解法良。虚实理论已知晓，亦悉要点于阴阳，失于调护人易病，治愈疾病寻良方，亦有情况欲了解，病变常令气败绝，其理请说详细些？

岐伯说：

你提问题很重要。医学道理已明了，不知黑夜闭两眼，不明日间醒头脑，此间道理极深刻，自己难以去寻找，灵活运用勤探索，其意慢慢能知晓，出神入化抓要领，竹帛传世音缭绕。

黄帝说：

你说什么是日醒？

岐伯说：

若是阴阳已分清，疑难迷惑亦能明，犹如醉后人清醒。

黄帝说：

你说什么是夜瞑？

岐伯说：

邪入人体生内变，无音无形夜不见，腠理毛开汗出多，正气大伤邪漫灌，再经血脉传内脏，腹痛脏腑皆混乱，邪盛正虚若严重，立刻救治不容缓。

黄帝说：

邪气来侵入内脏，有何病变说无妨？

岐伯说：

若有疾病先在心，一天之内传入肺，三天之内传入肝，五天之内传入脾，三天过后若不愈，冬死半夜夏中午。

若有疾病先在肺，三天之内传入肝，一天之内传入脾，五天之内传入胃，十天过后若不愈，冬死日落夏日出。

若有疾病先在肝，三天之内传入脾，五天之内传入胃，三天之内传入肾，三天过后若不愈，夏死早餐冬日落。

若有疾病先在脾，一天之内传入胃，两天之内传入肾，三天脊背与膀胱，十天过后若不愈，夏死晚饭冬夜晚。

若有疾病先在胃，五天之内传入肝，三天脊背和膀胱，五天之内传入心，两天过后若不愈，冬死半夜夏后午。

若有疾病先在肾，三天脊背和膀胱，三天之内传入心，三天之内传小肠，三天过后若不愈，夏死黄昏冬天亮。

若有疾病先膀胱，五天之内传入肾，一天之内传小肠，一天之内传入心，两天过后若不愈，冬死鸡鸣夏后午。

上述各脏疾病生，若依相克次序传，死亡时间皆可定，针刺疗法此时闲；若是传序隔一脏，二三四脏在其间，针刺疗法应当先。

黄帝内经 · 灵枢

淫邪发梦

原 文

黄帝曰：愿闻淫邪泮衍奈何？岐伯曰：正邪从外袭内，而未有定舍，反淫于脏，不得定处，与营卫俱行，而与魂魄飞扬，使人卧不得安而喜梦。气淫于腑，则有余于外，不足于内；气淫于脏，则有余于内，不足于外。

黄帝曰：有余不足有形乎？岐伯曰：阴气盛，则梦涉大水而恐惧；阳气盛，则梦大火而燔焫；阴阳俱盛，则梦相杀。上盛则梦飞，下盛则梦堕。甚饥则梦取，甚饱则梦予。肝气盛则梦怒；肺气盛则梦恐惧，哭泣，飞扬；心气盛则梦善笑，恐畏；脾气盛则梦歌乐，身体重不举；肾气盛则梦腰脊两解不属。凡此十二盛者，至而泻之，立已。

厥气客于心，则梦见丘山烟火。客于肺，则梦飞扬，见金铁之奇物。客于肝，则梦见山林树木。客于脾，则梦见丘陵大泽，坏屋风雨。客于肾，则梦临渊，没居水中。客于膀胱，则梦游行。客于胃，则梦饮食。客于大肠，则梦田野。客于小肠，则梦聚邑冲衢。客于胆，则梦斗讼自刳。客于阴器，则梦接内。客于项，则梦斩首。客于胫，则梦行走而不能前，及居深地窌苑中。客于股肱，则梦礼节拜起。客于胞膉，则梦溲便。凡此十五不足者，至而补之，立已也。

诗青译文

黄帝说：

邪气怎样来流散？请你仔细谈一谈。

岐伯回答说：

邪从外面入人体，侵犯部位不固定，向内进入各脏腑，营卫与之共流行，此时魂魄难安顿，睡卧不宁多作梦。若是邪气犯六腑，在外阳气会过盛，在里阴气不足行。若是邪气犯五脏，在里阴气会过盛，在外阳气不足行。

黄帝问：

阴阳不足或亢盛，有何表现说来听？

岐伯答道：

若是阴气为亢盛，梦见涉水人惊恐。若是阳气为亢盛，梦见火烧为场景。阴阳两者皆亢盛，梦见相互厮杀中。人体上部邪亢盛，梦见身体飞天空。人体下部邪亢盛，梦见身体下坠行。若是身体食太少，梦见向人要东西。若是身体食太饱，梦见向人送东西。肝气亢盛梦愤怒。肺气亢盛梦恐惧，飞扬腾越梦频出。心气亢盛梦喜笑，恐惧畏怯亦不少。脾气亢盛梦歌唱，身体沉重举难上。肾气亢盛梦腰脊，难以连接而分离。以上所谈十二种，气盛形成各梦境，分别使用刺泻法，很快痊愈人放松。

　　正气虚弱邪入心，梦见山丘烟弥漫。正气虚弱邪入肺，梦见飞扬又腾越，金石一类奇物现。正气虚弱邪入肝，梦见树木在林山。正气虚弱邪入脾，梦见丘陵与湖堤，毁坏房屋多风雨。正气虚弱邪入肾，梦见有人在深渊，或是浸泡水中间。正气虚弱入膀胱，梦见江湖人漂荡。正气虚弱邪入胃，梦见食物流口水。正气虚弱入大肠，梦见田野很宽畅。正气虚弱入小肠，梦见多人聚广场。正气虚弱邪入胆，诉讼自杀争斗兼。正虚邪入生殖器，梦见性交挺好奇。正气虚弱入项部，梦见被人杀头颅。正气虚弱入小腿，梦见欲走腿难迈，被困地下深窖来。正气虚弱入大腿，梦见行礼又拜跪。邪入尿道与直肠，梦见大小两便忙。以上所谈十五种，正虚邪入各梦境，分别使用刺泻法，很快痊愈人放松。

黄帝内经 · 灵枢

顺气一日分为四时

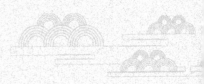

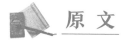 **原文**

黄帝曰：夫百病之所始生者，必起于燥温寒暑风雨，阴阳喜怒，饮食居处，气合而有形，得脏而有名，余知其然也。夫百病者，多以旦慧、昼安、夕加、夜甚，何也？岐伯曰：四时之气使然。

黄帝曰：愿闻四时之气。岐伯曰：春生、夏长、秋收、冬藏，是气之常也，人亦应之，以一日分为四时，朝则为春，日中为夏，日入为秋，夜半为冬。朝则人气始生，病气衰，故旦慧；日中人气长，长则胜邪，故安；夕则人气始衰，邪气始生，故加；夜半人气入脏，邪气独居于身，故甚也。

黄帝曰：其时有反者何也？岐伯曰：是不应四时之气，脏独主其病者，是必以脏气之所不胜时者甚，以其所胜时者起也。

黄帝曰：治之奈何？岐伯曰：顺天之时，而病可与期。顺者为工，逆者为粗。

黄帝曰：善。余闻刺有五变，以主五输，愿闻其数。岐伯曰：人有五脏，五脏有五变，五变有五输，故五五二十五输，以应五时。

黄帝曰：愿闻五变。岐伯曰：肝为牡脏，其色青，其时春，其日甲乙，其音角，其味酸。心为牡脏，其色赤，其时夏，其日丙丁，其音徵，其味苦。脾为牝脏，其色黄，其时长夏，其日戊己，其音宫，其味甘。肺为牝脏，其色白，其时秋，其日庚辛，其音商，其味辛。肾为牝脏，其色黑，其时冬，其日壬癸，其音羽，其味咸。是为五变。

黄帝曰：以主五输奈何？岐伯曰：脏主冬，冬刺井；色主春，春刺荥；时主夏，夏刺俞；音主长夏，长夏刺经；味主秋，秋刺合。是谓五变以主五输。

黄帝曰：诸原安合，以致六输？岐伯曰：原独不应五时，以经合之，以应其数，故六六三十六输。

黄帝曰：何谓脏主冬，时主夏，音主长夏，味主秋，色主春？愿闻其故。岐伯曰：病在脏者，取之井；病变于色者，取之荥；病时间时甚者，取之输；病变于音者，取之经；经满而血者，病在胃及以饮食不节得病者，取之合，故命曰味主合。是谓五变也。

诗青译文 ❀

黄帝说：

平时出现各种病，皆由外邪来侵袭，寒暑风雨与燥湿，起居失常或饮食，房事过劳人怒喜。邪气进入人体后，正邪两气互相争，邪气入脏之病名，此间情况已述清。一般早晨病较轻，神志清爽日安静，傍晚渐重夜最甚，是何道理请说明？

岐伯说：

因为气候不相同。

黄帝说：

四时之气讲来听。

岐伯说：

春天阳气始发生，夏天阳气渐欲盛，秋天阳气复收敛，冬天阳气闭藏中，一年四时有规律，阳气变化与相应。白昼黑夜分四时，早晨时刻如春日，中午夏日秋傍晚，半夜时刻如冬日。早晨阳升邪气降，身体感觉很清爽；中午阳气渐渐盛，身体舒服心安静；傍晚阳气始收敛，邪气嚣张正气减，病情加重在夜晚；半夜阳气闭在内，唯有邪气来萦绕，疾病最甚时刻到。

黄帝说：

疾病总是在一日，轻重变化反复行，常无旦慧与安昼，亦无夕加夜甚中，此等情况怎说清？

岐伯说：

疾病四时不相应，内脏单独来决定，时日所克病加重，克制时日病减轻。

黄帝说：

何种方法来治疗？

岐伯说：

依照五行来补泻，预期能愈人疾病，病脏不被时伐过，此时医生挺高明，否则医术待提升。

黄帝说：

好。针刺方法有五变，五输穴位来决定，有何规律请阐明。

岐伯说：

人体之中有五脏，色时日味音相应，井荥输经合五输，二十五穴五五乘，又与五季相适应。

黄帝说：

何为五变讲来听？

岐伯说：

肝木阴中之少阳，在味为酸称牡脏，在色为青在时春，在日甲乙角为音；心火阳中之太阳，在味为苦称牡脏，在色为赤在时夏，在日丙丁徵为音；脾土阴中之至阴，在味为甘称牝脏，在色为黄时长夏，在日戊己宫为音；肺金阳中之少阴，在味为辛称牝脏，在色为白在时秋，在日庚辛商为音；肾水阴中之太阴，在味为咸称牝脏，在色为黑在时冬，在日壬癸羽为音。

黄帝说：

五变分主五输穴，还要请你来说明？

岐伯说：

冬刺井穴五脏冬，春刺荥穴五色春，夏刺输穴五时夏，长夏刺经长夏音，秋刺合穴五味秋。五变五输记在心。

黄帝说：

六腑原穴与六输，怎样配合说清楚？

岐伯说：

原穴五时不相配，归于经穴来相对，以应五时六输数，六六三六腧穴位。

黄帝问：

脏主冬来时主夏，味秋色春音长夏，道理能说清楚吗？

岐伯说：

邪气深时刺井穴，行于面色刺荥穴，病时轻重刺输，声受影响刺经穴，经脉盛满有瘀血，病在阳明食不节，疗时皆应刺合穴，所以才说味主合。所谓五变就这些。

黄帝内经 · 灵枢

外 揣

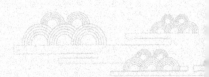

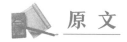 原 文

黄帝曰：余闻《九针》九篇，余亲受其调，颇得其意。夫九针者，始于一而终于九，然未得其要道也。夫九针者，小之则无内，大之则无外，深不可为下，高不可为盖，恍惚无穷，流溢无极，余知其合于天道、人事、四时之变也，然余愿杂之毫毛，浑束为一，可乎？岐伯曰：明乎哉问也，非独针道焉，夫治国亦然。

黄帝曰：余愿闻针道，非国事也。岐伯曰：夫治国者，夫惟道焉，非道，何可小大深浅杂合而为一乎？

黄帝曰：愿卒闻之。岐伯曰：日与月焉，水与镜焉，鼓与响焉。夫日月之明，不失其影；水镜之察，不失其形；鼓响之应，不后其声。动摇则应和，尽得其情。

黄帝曰：窘乎哉！昭昭之明不可蔽。其不可蔽，不失阴阳也。合而察之，切而验之，见而得之，若清水明镜之不失其形也。五音不彰，五色不明，五脏波荡，若是则内外相袭，若鼓之应桴，响之应声，影之似形。故远者司外揣内，近者司内揣外，是谓阴阳之极，天地之盖，请藏之灵兰之室，弗敢使泄也。

209

诗青译文

黄帝说：

曾阅《九针》九篇文，验证规律并躬亲，领会其理自觉深。九针第一为开始，第九针时再停止，诸多道理被隐藏，犹未了解如己掌。韵味精微又宏伟，玄妙高深用久长。人事四时与天道，复杂论述如牛毛，能否归纳成纲要？

岐伯说：

你的问题真是高！此理何止针刺道，治国理政亦有效。

黄帝说：

只想听听针刺道，莫谈国事之精妙。

岐伯说：

治国理政有纲领，幅员辽阔亦能统。

黄帝说：

请你详细来说明。

岐伯说：

日月水镜与鼓鸣。日月照耀万物形，必会出现其身影；水镜反映形物态；击鼓之时有响声，声音击鼓同发生。形影响声皆相应，君若晓得其道理，针刺理论自然明。

黄帝说：

这个问题我发窘。不可遮蔽日月明，还有不可遮蔽者，阴阳道理要知情。各种情况相结合，通过切脉来验证，望诊获知疾病象，清水明镜样相同。若是五音不响亮，抑或五色不明朗，五脏功能定有异，道理相互受影响，以桴击鼓与相同，声音随之而发生，影子总随身体行。通过观察人外表，推知变化在内脏；根据内脏之变化，揣测外表亦有方，阴阳重点要牢记。天地再大亦阴阳。为使不再流失去，谨存灵兰且珍藏。

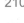

黄帝内经·灵枢

五 变

原 文

黄帝问于少俞曰：余闻百疾之始期也，必生于风雨寒暑，循毫毛而入腠理，或复还，或留止，或为风肿汗出，或为消瘅，或为寒热，或为留痹，或为积聚。奇邪淫溢，不可胜数，愿闻其故。夫同时得病，或病此，或病彼，意者天之为人生风乎，何其异？少俞曰：夫天之生风者，非以私百姓也，其行公平正直，犯者得之，避者得无殆，非求人而人自犯之。

黄帝曰：一时遇风，同时得病，其病各异，愿闻其故。少俞曰：善乎哉问！请论以比匠人。匠人磨斧斤、砺刀削斲材木。木之阴阳，尚有坚脆，坚者不入，脆者皮弛，至其交节，而缺斤斧焉。夫一木之中，坚脆不同，坚者则刚，脆者易伤，况其材木之不同，皮之厚薄，汁之多少，而各异耶？夫木之早花先生叶者，遇春霜烈风，则花落而叶萎。久曝大旱，则脆木薄皮者，枝条汁少而叶萎。久阴淫雨，则薄皮多汁者，皮溃而漉。卒风暴起，则刚脆之木，枝折杌伤。秋霜疾风，则刚脆之木，根摇而叶落。凡此五者，各有所伤，况于人乎。

黄帝曰：以人应木奈何？少俞答曰：木之所伤也，皆伤其枝，枝之刚脆而坚，未成伤也。人之有常病也，亦因其骨节皮肤腠理之不坚固者，邪之所舍也，故常为病也。

黄帝曰：人之善病风厥漉汗者，何以候之？少俞答曰：肉不坚，腠理疏，则善病风。黄帝曰：何以候肉之不坚也？少俞答曰：腘肉不坚而无分理者，粗理而皮不致者，腠理疏。此言其浑然者。

黄帝曰：人之善病消瘅者，何以候之？少俞答曰：五脏皆柔弱者，善病消瘅。黄帝曰：何以知五脏之柔弱也？少俞答曰：夫柔弱者，必有刚强，刚强多怒，柔者易伤也。黄帝曰：何以候柔弱之与刚强？少俞答曰：此人薄皮肤，而目坚固以深者，长衡直扬，其心刚，刚则多怒，怒则气上逆，胸中蓄积，血气逆留，髋皮充肌，血脉不行，转而为热，热则消肌肤，故为消瘅，此言其人暴刚而肌肉弱者也。

黄帝曰：人之善病寒热者，何以候之？少俞答曰：小骨弱肉者，善病寒热。黄帝曰：何以候骨之小大，肉之坚脆，色之不一也？少俞答曰：颧骨者，骨之本也。颧大则骨大，颧小则骨小。皮肤薄而其肉无腘，其臂懦懦然，其地色炲然，不与其天同色，污然独异，此其候也。然臂薄者，其髓不满，故善病寒热也。

黄帝曰：何以候人之善病痹者？少俞答曰：粗理而肉不坚者，善病痹。黄帝曰：痹之高下有处乎？少俞答曰：欲知其高下者，各视其部。

黄帝曰：人之善病肠中积聚者，何以候之？少俞答曰：皮肤薄而不泽，肉不坚而淖泽。如此则肠胃恶，恶则邪气留止，积聚乃作。脾胃之间，寒温不次，邪气稍至；蓄积留止，大聚乃起。

黄帝曰：余闻病形，已知之矣，愿闻其时。少俞答曰：先立其年，以知其时。时高则起，时下则殆，虽不陷下，当年有冲道，其病必起，是谓因形而生病。五变之纪也。

诗青译文

黄帝问：

诸多疾病初开始，皆由风雨寒暑起，邪沿毫毛入腠理，有些由表又散失，有些停留在体内，风肿发汗出有时，或为消瘅或寒热，或留为痹或成积，浸淫体内之病邪，造成疾病种类多，其中道理你说说？时闻同患某疾病，种类却是有不同，自然气候来影响，为何还分多少种？

少俞说：

邪气不偏哪类人，凡是有邪来入侵，躲避才会危险少，迎上定是得病勤。

黄帝说：

同时遭遇外邪气，同病症状却有异，还要请你来明晰。

少俞说：

这个问题提得好！匠人伐木应知晓，磨砺刀斧砍柴木，木有坚脆不同处，坚时刀斧不易入，脆时刀斧易进出，遇节甚至伤刀斧。木材区分厚与薄，亦分坚脆汁多少。树木花早叶先生，遇到春霜或大风，叶萎花落水流东；若是长期干旱天，皮薄性脆之树木，枝条汁少叶亦干；若是长期阴有雨，皮薄汁多之树木，渗水溃烂外皮处；若是突然遇风暴，刚脆树枝易折腰；秋霜又逢风剧烈，树叶坠落根动摇。上述情况分五种，损伤程度各不同，何况是人理自明？

黄帝说：

树木与人相对应，究竟怎样来说清？

少俞答道：

树木受伤伤其枝，若未受伤枝坚实。人体容易疾病患，骨节皮肤与
腠理，不固邪气而留羁。

黄帝说：

风气厥逆漉汗出，如何诊察说清楚？

少俞答道：

肌肉脆弱腠理松，易被风侵疾病生。

黄帝说：

肌肉脆弱如何知？

少俞答道：

腘部肌肉不坚实，并且还未见分理；纵有分理亦粗疏，腠理疏松不
致密。

黄帝说：

怎样诊察消瘅病？

少俞答道：

五脏柔弱消瘅病。

黄帝说：

五脏柔弱怎知晓？

少俞答道：

一般五脏若柔弱，心性刚强怒气多，易受损伤人蹉跎。

黄帝说：

五脏柔弱怎诊察？心性刚强说清楚？

少俞答道：

皮肤脆薄眼凹人，眉毛竖起易暴怒，上逆气冲积在胸，血气停留行
受阻，血脉不畅生郁热，肌肉皮肤均消铄。此病是为消瘅名，性暴肌弱
人居多。

黄帝说：

怎样诊察寒热病？

少俞答道：

骨骼细小肌肉弱，寒热病患时候多。

黄帝说：

骨骼大小怎诊察？肌肉坚脆异气色？

少俞答道：

观看颧骨便知晓。颧骨大则骨骼大，颧骨小则骨骼小。皮薄肌肉未隆起，臂膊瘦弱人无力，面部下巴气色晦，天庭气色不统一，看似好像有污垢，此法诊察骨骼色。臂部肌肉若薄弱，骨髓不充要记得，易患疾病为寒热。

黄帝说：

痹病怎样来诊察？

少俞答道：

腠理粗疏肌不坚。易患痹病记心间。

黄帝说：

痹病会有定所吗？

少俞答道：

痹病位置有高下，各部虚弱需详察。

黄帝说：

有人易患肠积聚，怎样诊察再说说？

少俞答道：

皮肤薄弱润泽少，肌肉不实少滑泽，肠胃功能不健康，邪留成积脾胃伤。脾胃寒温不调和，邪气轻微亦留先，形成积聚病不难。

黄帝说：

此种病情已知悉，其与时令何关系？

少俞答道：

一年气候若知晓，时令亦会很明了。气候对病若有利，病情慢慢会转好，气候对病若不利，病情恶化实难跑，气候变化不剧烈，该年气候难适应，疾病亦会时发生。身体素质各有异，五变纲要是为宗。

黄帝内经 · 灵枢

本　脏

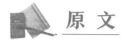 **原文**

黄帝问于岐伯曰：人之血气精神者，所以奉生而周于性命者也。经脉者，所以行血气而营阴阳，濡筋骨，利关节者也。卫气者，所以温分肉，充皮肤，肥腠理，司开阖者也。志意者，所以御精神，收魂魄，适寒温，和喜怒者也。是故血和则经脉流行，营复阴阳，筋骨劲强，关节清利矣。卫气和则分肉解利，皮肤调柔，腠理致密矣。志意和则精神专直，魂魄不散，悔怒不起，五脏不受邪矣。寒温和则六腑化谷，风痹不作，经脉通利，肢节得安矣。此人之常平也。五脏者，所以藏精神、血气、魂魄者也。六腑者，所以化水谷而行津液者也。此人之所以具受于天也，愚智贤不肖无以相倚也。然有其独尽天寿，而无邪僻之病，百年不衰，虽犯风雨、卒寒、大暑，犹弗能害也。有其不离屏蔽室内，无怵惕之恐，然犹不免于病，何也？愿闻其故。岐伯对曰：窘乎哉问也。五脏者，所以参天地，副阴阳，而连四时，化五节者也。五脏者，固有小大、高下、坚脆、端正、偏倾者；六腑亦有小大、长短、厚薄、结直、缓急。凡此二十五者各不同，或善或恶，或吉或凶，请言其方。

心小则安，邪弗能伤，易伤以忧；心大则忧不能伤，易伤于邪。心高则满于肺中，悗而善忘，难开以言；心下则脏外，易伤于寒，易恐以言。心坚则脏安守固；心脆则善病消瘅热中。心端正则和利难伤；心偏倾则操持不一，无守司也。

肺小则安，少饮，不病喘喝；肺大则多饮，善病胸痹、喉痹、逆气。肺高则上气，肩息咳；肺下则居贲迫肺，善胁下痛。肺坚则不病咳上气；肺脆则苦病消瘅易伤。肺端正则和利难伤；肺偏倾则胸偏痛也。

肝小则脏安，无胁下之病；肝大则逼胃迫咽，迫咽则苦膈中，且胁下痛。肝高则上支贲，且胁悗，为息贲；肝下则逼胃，胁下空，胁下空则易受邪。肝坚则脏安难伤；肝脆则善病消瘅易伤。肝端正则和利难伤；肝偏倾则胁下痛也。

脾小则脏安，难伤于邪也；脾大则苦凑䏚而痛，不能疾行。脾高则䏚引季胁而痛；脾下则下归于大肠，下加于大肠则脏苦受邪。脾坚则脏安难伤；脾脆则善病消瘅易伤。脾端正则和利难伤；脾偏倾则善满善胀也。

肾小则脏安难伤；肾大则善病腰痛，不可以俯仰，易伤以邪。肾高则苦背膂痛，不可以俯仰；肾下则腰尻痛，不可以俯仰，为狐疝。肾坚则不病腰背痛；肾脆则善病消瘅易伤。肾端正则和利难伤；肾偏倾则苦腰尻痛也。凡此二十五变者，人之所苦常病也。

黄帝曰：何以知其然也？岐伯曰：赤色小理者心小，粗理者心大。无髑骬者心高；髑骬小短举者心下。髑骬长者心下坚，髑骬弱小以薄者心脆。髑骬直下不举者心端正，髑骬倚一方者心偏倾也。

白色小理者肺小，粗理者肺大。巨肩反膺陷喉者肺高，合腋张胁者肺下。好肩背厚者肺坚，肩背薄者肺脆。背膺厚者肺端正；胁偏疏者肺偏倾也。

青色小理者肝小，粗理者肝大。广胸反骹者肝高，合胁兔骹者肝下。胸胁好者肝坚，胁骨弱者肝脆。膺腹好相得者肝端正，胁骨偏举者肝偏倾也。

黄色小理者脾小，粗理者脾大。揭唇者脾高，唇下纵者脾下。唇坚者脾坚，唇大而不坚者脾脆。唇上下好者脾端正，偏举者脾偏倾也。

黑色小理者肾小，粗理者肾大。高耳者肾高，耳后陷者肾下。耳坚者肾坚，耳薄不坚者肾脆。耳好前居牙车者肾端正，耳偏高者肾偏倾也。凡此诸变者，持则安，减则病也。

帝曰：善。然非余之所问也。愿闻人之有不可病者，至尽天寿，虽有深忧大恐，怵惕之志，犹不能减也，甚寒大热，不能伤也；其有不离屏蔽室内，又无怵惕之恐，然不免于病者，何也？愿闻其故。岐伯曰：五脏六腑，邪之舍也，请言其故。五脏皆小者，少病，苦燋心，大愁扰；五脏皆大者，缓于事，难使以扰。五脏皆高者，好高举措；五脏皆下者，好出人下。五脏皆坚者，无病；五脏皆脆者，不离于病。五脏皆端正者，和利得人心；五脏皆偏倾者，邪心而善盗，不可以为人平，反复言语也。

黄帝曰：愿闻六腑之应。岐伯答曰：肺合大肠，大肠者，皮其应；心合小肠，小肠者，脉其应；肝合胆，胆者，筋其应；脾合胃，胃者，肉其应；肾合三焦膀胱，三焦膀胱者，腠理毫毛其应。

黄帝曰：应之奈何？岐伯曰：肺应皮。皮厚者大肠厚，皮薄者大肠薄，皮缓腹果大者大肠大而长，皮急者大肠急而短，皮滑者大肠直，皮肉不相离者大肠结。

心应脉，皮厚者脉厚，脉厚者小肠厚；皮薄者脉薄，脉薄者小肠薄；皮缓者脉缓，脉缓者小肠大而长；皮薄而脉冲小者，小肠小而短。诸阳经脉皆多纡屈者，小肠结。

脾应肉，肉䐃坚大者胃厚，肉䐃么者胃薄，肉䐃小而么者胃不坚，肉䐃不称身者胃下，胃下者下管约不利。肉䐃不坚者胃缓，肉䐃无小果累者胃急，肉䐃多小果累者胃结，胃结者，上管约不利也。

肝应爪，爪厚色黄者胆厚，爪薄色红者胆薄，爪坚色青者胆急，爪濡色赤者胆缓，爪直色白无纹者胆直，爪恶色黑多纹者胆结也。

肾应骨，密理厚皮者三焦膀胱厚，粗理薄皮者三焦膀胱薄，疏腠理者三焦膀胱缓，皮急而无毫毛者三焦膀胱急，毫毛美而粗者三焦膀胱直，稀毫毛者三焦膀胱结也。

黄帝曰：厚薄美恶皆有形，愿闻其所病。岐伯答曰：视其外应，以知其内脏，则知所病矣。

诗青译文

黄帝说：

人有精神与气血，濡养身体成生命，气血运行在经脉，筋骨滑关濡润中；温煦肌肉是卫气，汗孔开阖作主导，充养皮肤润腠理；意志统驭精和神，调节情绪摄魄魂。血脉通调和为顺，气血畅通流全身，营养肌体强筋骨，滑利关节转时勤；卫气功能若正常，肌滑肤柔腠理强；意志集中神专注，思维敏捷魂魄殊，情绪虽变无懊恼，五脏难遭邪侵扰。若是寒热能调和，六腑五谷运送好，此时更无风痹病，能利关节经脉通，身体正常人轻松。精神魂魄与气血，五脏收藏要记住，输送津液传水谷。功能是在人六腑，此些皆为人禀赋，聪明愚笨无关乎。有人尽情享天年，邪气不扰久弥坚，风雨骤寒与暴暑，远离伤害自作主。虽然少去家门外，忧伤惊恐亦全无，但是难免患疾病，道理为何说清楚？

岐伯回答说：

这个问题有难度！五脏生理之功能，应和自然相适应，符合阴阳之规律，并与四时相联系，五季五行亦相适，五脏本来有大小，高低坚脆与端正，亦有偏斜皆知晓，六腑亦有大与小，长短缓急与厚薄，曲直差异亦不少。二十五种各不同，表示善恶与吉凶，容我详细来说明。

心小敛藏神安定，邪气不易侵犯人，忧愁伤感来时勤；心大难被忧愁伤，邪气侵犯却难防。心高迫肺肺壅滞，烦闷健忘人固执；心低心神气外散，此人易受邪为寒，易被恐吓遇冷言。心坚脏气安且定，守卫固密此人行；心弱消瘅热其中。心正神气血脉顺，邪气难以来侵犯；心斜操守不坚定，遇事常常无主见。

肺小饮邪停留少，难以喘息受不了；肺大多有饮邪滞，胸痹喉痹又气逆。肺高气逆耸肩咳；肺低居处近横膈，以致胃脘上迫肺，易患胁下疼痛多。肺坚不易患咳逆；易患消瘅是肺弱。肺正肺气能调和，不易受邪要记得；胸部偏痛是肺斜。

肝小脏气得安宁，此人不患胁下痛；肝大胃脘受压迫，上迫咽部症在膈，胁下疼痛人居多。肝高向上撑膈部，紧贴胁部人满闷，终为息贲要记住；肝低胃脘受迫压，胁下空虚邪来家。肝坚脏气得安宁，不易受邪好心情；肝弱易患消瘅病。肝正肝气则条达，不易受邪笑哈哈；肝斜易患痛胁下。

脾小脏气则和安，邪气伤人很困难；脾大胁下空软处，充聚疼痛难走路。脾高胁下空软处，牵引季胁觉痛苦；脾低向下迫大肠，此人易被邪气伤。脾坚脏气则安定，邪气伤人难成行；脾弱易患消瘅病。脾正脾气则健旺，不易受邪人强壮；脾斜易患是满胀。

肾小脏气则和安，邪气伤人很困难；肾大易患腰痛症，前后俯仰皆不能，易被邪伤记心中。肾高背部脊梁痛，前俯后仰亦不行；肾低腰尻部位痛，俯仰困难狐疝病。肾坚不易腰背痛；肾弱易患消瘅病，邪伤时时在途中。肾正肾气则充盛，不易受邪人高兴；肾脏部位若偏斜，腰尻疼痛容易生。二十五种常见病。每种皆需先分清。

黄帝说：

高下大小与坚脆，端正偏斜说清楚？

岐伯说：

心小肤红纹理密；心大皮肤纹理粗。心高骨突不明显；心低鸡胸且高突。心坚胸骨剑突长；心弱剑突小胸骨。心正直下不突起；心斜偏向一边处。

肺小肤白纹理密；肺大皮肤纹理粗。肺高肩耸喉内陷，肺高胸膺亦突出；肺低腋敛胁外开。肺坚背部肌肉实；肺弱薄弱是背肌。肺正背肌坚又厚；肺斜肋骨偏斜稀。

肝小肤青纹理密；肝大皮肤纹理粗。肝低肋骨低收内；肝高胸阔突肋骨。肝实胸胁匀健壮；肝正良好在胸腹；肝弱肋骨亦软弱。肝斜肋骨偏外突。

脾小肤黄纹理密；脾大皮肤纹理粗。脾高口唇翻向上；脾低口唇弛低调。脾弱口唇不实大；脾坚口唇实记牢。脾正口唇匀端正；脾斜口唇一侧高。

肾小肤黑纹理密；肾大皮肤纹理粗。肾高双耳位置高；肾低耳向后陷凹。肾坚双耳亦坚实；肾弱两耳瘦又薄。肾正耳正颊车近；肾斜耳斜有低高。以上情况各不同，掌握规律方向明，若是再受邪气伤，多种疾病会发生。

黄帝说：

你的阐述非常好，还有问题请明了，有人病少享天年，虽处忧恐惊悸间，即使严寒与酷热，邪气亦难来侵犯；有人纵使不出户，惊悸刺激亦无缘，平时疾病未见少，是何道理请谈谈。

岐伯说：

待我慢慢讲清楚，邪栖脏腑应知晓。五脏若小少发病，多愁善感常心焦；五脏若大做事缓，难有忧虑与困扰。甘居人下五脏低；好高骛远五脏高。五脏坚时不易病；五脏弱时病缠绕。五脏端正性和顺，为人正直得人心；五脏位置若偏斜，心存杂念盗亦贫，并与他人难相处，言语无常变化勤。

黄帝说：

六腑关系再说说。

岐伯回答说：

肺与大肠皮肤合，心与小肠脉相合，肝胆相合应在筋，脾胃相合应在肉，肾与膀胱合三焦，相应腠理与毫毛。

黄帝说：

六腑身体怎对应，请你详细来说明？

岐伯说：

肺与皮肤相对应。皮厚之人大肠厚，皮薄之人大肠薄；皮肤松弛腹部大，大肠松弛长很多；大肠短紧皮肤紧，大肠柔顺皮肤润；皮肤肌肉若不附，大肠结涩难输出。

心脉两者相对应。皮肤若厚脉则厚，脉厚必定小肠厚；皮肤若薄脉则薄，脉薄必定小肠薄；皮肤松弛脉弛缓，脉缓小肠大且长；皮肤若薄脉虚小，脉虚小肠亦短小；三阳经脉血脉弯，小肠结涩记心间。

221

脾肉两者相对应。肉坚粗大胃部厚，肉细若薄胃部薄，肉细若薄胃不坚；肉瘦身体不相符，胃下垂病易发生，胃部下口难约束。肉不坚实胃弛缓，肉无颗粒胃收敛，肉多颗粒累累者，胃气郁结胃气涩。

胆爪两者相对应。爪甲厚黄胆则厚，爪甲薄红胆则薄；爪甲硬青胆收敛，爪甲软赤胆弛缓；爪甲正常色为白，不见纹理胆舒坦；爪甲异常为黑色，胆不舒畅纹理多。

肾骨两者相对应。皮肤纹理致密厚，三焦膀胱皆实厚；皮肤纹理粗薄弱，三焦膀胱亦薄弱；皮肤纹理若疏松，三焦膀胱亦弛缓；皮肤紧张无毫毛，三焦膀胱皆收敛，毫毛美泽而粗者，三焦膀胱气畅顺；若是毫毛稀疏者，三焦膀胱气不顺。

黄帝说：

脏腑好坏有迹象，发生病变是何样？

岐伯说：

脏腑体表之组织，皆是内外相呼应，观察体表知脏腑，内脏病变在心中。

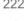

黄帝内经·灵枢

禁　服

原 文

雷公问于黄帝曰：细子得受业，通于《九针》六十篇，旦暮勤服之，近者编绝，久者简垢，然尚讽诵弗置，未尽解于意矣。《外揣》言浑束为一，未知所谓也。夫大则无外，小则无内，大小无极，高下无度，束之奈何？士之才力，或有厚薄，智虑褊浅，不能博大深奥，自强于学若细子。细子恐其散于后世，绝于子孙，敢问约之奈何？黄帝曰：善乎哉问也！此先师之所禁，坐私传之也，割臂歃血之盟也，子若欲得之，何不斋乎？

雷公再拜而起曰：请闻命于是也，乃斋宿三日而请曰：敢问今日正阳，细子愿以受盟。黄帝乃与俱入斋室，割臂歃血，黄帝亲祝曰：今日正阳，歃血传方，有敢背此言者，必受其殃。雷公再拜曰：细子受之。黄帝乃左握其手，右授之书，曰：慎之慎之，吾为子言之。

凡刺之理，经脉为始，营其所行，知其度量，内次五脏，外别六腑，审察卫气，为百病母，调其虚实，虚实乃止，泻其血络，血尽不殆矣。雷公曰：此皆细子之所以通，未知其所约也。黄帝曰：夫约方者，犹约囊也，囊满而弗约，则输泄，方成弗约，则神与弗俱。雷公口：愿为下材者，勿满而约之。黄帝曰：未满而知约之以为工，不可以为天下师。

雷公曰：愿闻为工。黄帝曰：寸口主中，人迎主外，两者相应，俱往俱来，若引绳大小齐等。春夏人迎微大，秋冬寸口微大，如是者名曰平人。

人迎大一倍于寸口，病在足少阳，一倍而躁，在手少阳。人迎二倍，病在足太阳，二倍而躁，病在手太阳。人迎三倍，病在足阳明，三倍而躁，病在手阳明。盛则为热，虚则为寒，紧则为痛痹，代则乍甚乍间。盛则泻之，虚则补之，紧痛则取之分肉，代则取血络且饮药，陷下则灸之，不盛不虚以经取之，名曰经刺。人迎四倍者，且大且数，名曰溢阳，溢阳为外格，死不治。必审按其本末，察其寒热，以验其脏腑之病。

寸口大于人迎一倍，病在足厥阴，一倍而躁，在手心主。寸口二倍，病在足少阴，二倍而躁，在手少阴。寸口三倍，病在足太阴，三倍而躁，在手太阴。盛则胀满、寒中、食不化，虚则热中、出糜、少气，溺色变。紧则痛痹，代则乍痛乍止。盛则泻之，虚则补之，紧则先刺而后灸之，代则取血络而后调之，陷下则徒灸之。陷下者，脉血结于中，中有著血，血寒，故宜灸之，不盛不虚以经取之。寸口四倍者，名曰内关，内关者，且大且数，死不治。必审察其本末之寒温，以验其脏腑之病。

通其营输，乃可传于大数。大数曰：盛则徒泻之，虚则徒补之，紧则灸刺且饮药，陷下则徒灸之，不盛不虚以经取之。所谓经治者，饮药，亦曰灸刺。脉急则引，脉大以弱则欲安静，用力无劳也。

诗青译文

雷公向黄帝问道：

自从接受您所传，《九针》共有六十篇，每天从早学到夜，孜孜学习不厌倦，开始阅读至今日，竹简皮条皆已断，竹简已是蒙尘垢，阅读背诵亦不闲。尽管努力已如此，其义还未了解全。《外揣》书中曾读过，问题复杂又零散，归纳总结为一体，不知此话是何谈。虽说九针之道理，最细亦是最为大，境界高深难测量，如何总结和归纳？个体才智有高低，有人思虑很周密，有人智慧高过人，有人浅薄无见地，此间道理难领会，又不像我爱学习。我忧若是时间久，九针内容会流散，后代继承更加难，我想请您来说说，如何概括请谈谈？

黄帝道：

你说可是真得妙。先师再三来告诫，随便传人最不好，割臂歃血起盟誓，才可传授其中道。现在你要想了解，至诚斋戒岂能少。

雷公拜了两拜，起来说：

我会按照您教导。雷公斋宿后三日，才向黄帝来说辞。待到今天正中午，我想过来起盟誓。两人一起进斋室，割臂歃血做仪式，黄帝亲自来祝告，中午歃血起盟誓，传授医学之要道，今天誓言若违背，殃罪大祸必来找。

雷公说：

盟戒我已接受了。

黄帝左手握雷公，右手将书给雷公，谨慎谨慎再谨慎，一般针理先来听。

首先经脉要掌握，循行规律才运用，经脉长度要了解，气血数量在其中。内知五脏之次序，外知六腑之功能，卫气情况要审察，作为根本治疾病，疾病虚实调理好，病变才会被止停。若是疾病在血络，刺络放血方法行，恶血邪气排尽后，疾病消除人轻松。

雷公说：

您说这些我明白，不知如何来归纳。

黄帝道：

归纳医理有方法，好像袋样来捆扎，袋满若口不扎紧，东西就会去邻家。学习之后不汇总，精神运用怎能佳。

雷公问：

有人甘作下等才，没有全部来掌握，汇总困难自然多？

黄帝道：

此人只为普通医，天下师表当不得。

雷公说：

现在我想来学习，先来做个普通医。

黄帝道：

寸口脉主内五脏，颈部人迎外六腑，寸口人迎相呼应，往来不息两相符，搏动牵引如根绳。春夏人迎脉稍盛，秋冬寸口脉稍盛，以上脉象若出现，此人健康无疾病。

人迎相比寸口脉，脉象盛大若一倍，病在足部少阳经。盛大一倍静不匀，病在手部少阳经。人迎相比寸口脉，脉象盛大若二倍，病在足部太阳经。盛大二倍静不匀，病在手部太阳经。人迎相比寸口脉，脉象盛大若三倍，病在足部阳明经。盛大三倍静不匀，病在手部阳明经。人迎盛大且为热，脉紧痛痹脉虚寒，脉代病分轻重间。人迎盛大用泻法，人迎脉虚用补法，脉紧痛痹若针刺，分肉之间腧穴处，脉代有病在血络，放血配合汤药服。脉若下陷难以起，灸法治疗效果殊。脉若不盛亦不虚，平常方法就可以，此时名字叫经刺。人迎相比寸口脉，脉象盛大若四倍。盛大同时疾而速，阳气外溢要记住，阳气被阴格拒外，此为死证难救助。除却上述情况外，疾病寒热要审慎，脏腑病变何处来。

寸口相比人迎脉，脉象盛大若一倍，病在足部厥阴经。盛大一倍静不匀，病在手部厥阴经。寸口相比人迎脉，脉象盛大若二倍，病在足部少阴经。盛大二倍静不匀，病在手部少阴经。寸口相比人迎脉，脉象盛大若三倍，病在足太阴经。盛大三倍静不匀，病在手部太阴经。寸口之脉为主阴，盛大阴气是过盛，寒盛中焦有胀满，饮食不化等病症。寸口之脉若虚弱，阴气不足生内热，热盛中焦大便烂，少气小便是黄色。脉紧是因有痛痹，脉代病有轻重时。寸口脉盛用泻法，寸口脉虚用补法，脉紧先针后灸法，脉代放血在血络，药物调治要配合。脉陷不起只灸法。寸口脉陷血凝脉，因为寒邪在血脉，所以应用灸法来。脉非盛大又未虚，根据发病之经脉，相应治疗尽其才。寸口相比人迎脉，脉象盛大为四倍，阴气被阳关在内，脉象盛大且疾速，死证不治要记住。除却上述情况外，疾病寒热要审慎，脏腑病变何处来。

通晓经脉荥与输，传授针治之大法。针灸治病之大法，脉盛只能用泻法，脉虚只能用补法，脉紧灸刺汤药法，脉陷不起只灸法，脉非盛大又未虚，根据发病之经脉，相应治疗尽其才。所谓根据经脉疗，灸法针刺与汤药。脉若急促导引法。安静调养亦需要，脉若粗大又无力，用力不致人疲劳。

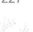

黄帝内经·灵枢

五　色

原 文

雷公问于黄帝曰：五色独决于明堂乎？小子未知其所谓也。黄帝曰：明堂者鼻也，阙者眉间也，庭者颜也，蕃者颊侧也，蔽者耳门也，其间欲方大，去之十步，皆见于外，如是者寿，必中百岁。

雷公曰：五官之辨奈何？黄帝曰：明堂骨高以起，平以直，五脏次于中央，六腑夹其两侧，首面上于阙庭，王宫在于下极，五脏安于胸中，真色以致，病色不见，明堂润泽以清，五官恶得无辨乎？雷公曰：其不辨者，可得闻乎？黄帝曰：五色之见也，各出其色部。部骨陷者，必不免于病矣。其色部乘袭者，虽病甚，不死矣。雷公曰：官五色奈何？黄帝曰：青黑为痛，黄赤为热，白为寒，是谓五官。

雷公曰：病之益甚，与其方衰如何？黄帝曰：外内皆在焉。切其脉口，滑小紧以沉者，病益甚，在中；人迎气大紧以浮者，其病益甚，在外。其脉口浮滑者，病日进；人迎沉而滑者，病日损。其脉口滑以沉者，病日进，在内；其人迎脉滑盛以浮者，其病日进，在外。脉之浮沉及人迎与寸口气小大等者，病难已。病之在脏，沉而大者，易已，小为逆；病在腑，浮而大者，其病易已。人迎盛坚者，伤于寒；气口盛坚者，伤于食。

雷公曰：以色言病之间甚奈何？黄帝曰：其色粗以明，沉夭者为甚，其色上行者，病益甚，其色下行如云彻散者，病方已。五色各有脏部，有外部，有内部也。色从外部走内部者，其病从外走内；其色从内走外者，其病从内走外。病生于内者，先治其阴，后治其阳，反者益甚。其脉滑大以代而长者，病从外来，目有所见，志有所恶，此阳气之并也，可变而已。

雷公曰：小子闻风者，百病之始也；厥痹者，寒湿之起也，别之奈何？黄帝曰：常候阙中，薄泽为风，冲浊为痹，在地为厥。此其常也，各以其色言其病。

雷公曰：人不病卒死，何以知之？黄帝曰：大气入于脏腑者，不病而卒死矣。雷公曰：病小愈而卒死者，何以知之？黄帝曰：赤色出两颧，大如拇指者，病虽小愈，必卒死。黑色出于庭，大如拇指，必不病而卒死。

雷公再拜曰：善哉！其死有期乎？黄帝曰：察色以言其时。雷公曰：善乎！愿卒闻之。黄帝曰：庭者，首面也。阙上者，咽喉也。阙中者，肺也。下极者，心也。直下者，肝也。肝左者，胆也。下者，脾也。方上者，胃也。中央者，大肠也。夹大肠者，肾也。当肾者，脐也。面王以上者，小肠也。面王以下者，膀胱子处也。颧者，肩也。颧后者，臂也。臂下者，手也。目内眦上者，膺乳也。夹绳而上者，背也。循牙车以上者，股也。中央者，膝也。膝以下者，胫也。当胫以下者，足也。巨分者，股里也。巨屈者，膝膑也。此五脏六腑肢节之部也，各有部分。用阴和阳，用阳和阴，当明部分，万举万当，能别左右，是谓大道，男女异位，故曰阴阳，审察泽夭，谓之良工。

沉浊为内，浮泽为外，黄赤为风，青黑为痛，白为寒，黄而膏润为脓，赤甚者为血，痛甚为挛，寒甚为皮不仁。五色各见其部，察其浮沉，以知浅深，察其泽夭，以观成败，察其散抟，以知远近，视色上下，以知病处，积神于心，以知往今。故相气不微，不知是非，属意勿去，乃知新故。色明不粗，沉夭为甚；不明不泽，其病不甚。其色散，驹驹然未有聚，其病散而气痛，聚未成也。

肾乘心，心先病，肾为应，色皆如是。男子色在于面王，为小腹痛，下为卵痛，其圆直为茎痛，高为本，下为首，狐疝㿉阴之属也。女子在于面王，为膀胱、子处之病，散为痛，抟为聚，方圆左右，各如其色形。其随而下至唇为淫，有润如膏状，为暴食不洁。左为左，右为右，其色有邪，聚散而不端，面色所指者也。

色者，青黑赤白黄，皆端满有别乡。别乡赤者，其色赤大如榆荚，在面王为不月。其色上锐，首空上向，下锐下向，在左右如法。以五色命脏，青为肝，赤为心，白为肺，黄为脾，黑为肾。肝合筋，心合脉，肺合皮，脾合肉，肾合骨也。

诗青译文

雷公向黄帝问道：

五色独决于明堂？小子未知其所谓，青赤黄白黑五色，五色独决于明堂？我却不知该为何。还要请你来讲讲。

黄帝回答说：

所说明堂即为鼻，阙之部位两眉间，庭在人之前额处，两颊外侧即是蕃，蔽之部位在耳前。以上所说各部位，端正宽大又丰满，即使远离十几米，清清楚楚易观瞻。若是表现如上述，寿命百岁不奢谈。

雷公问怎样：

怎样辨别人五官？

黄帝回答说：

鼻骨应是高高起，端正并且又平直。面部相应五脏位，排在中央有序次。面部相应六腑位，五脏两旁不偏倚。头面如何来反映，两眉之间前额中。心事如何来反映，两目之间下极行。五脏平和又安定，五色真气所化生，正常反应至面部，鼻部色泽亦润明。辨别脏腑之情况，五官表现能辨清！

雷公问：

不从五官诊疾病，又是如何讲来听？

黄帝回答说：

五色面部之表现，自有位置是固定。若是某部色隐晦，疾病必定已发生。五色出现相乘位，子色出现在母位，虽不致死却严重。

雷公问：

通过五官诊疾病，再来讲讲我听听？

黄帝回答说：

青黑两色为主痛，黄赤两色主热行，白色主寒要分清，五色变化勤查看，才能了解人病情。

雷公问：

请问如何来判断，疾病加重或减轻？

黄帝回答说：

人体表里与内外，疾病发生皆可能，推断疾病进与退，脉诊色诊结合用。切按病人寸口脉，脉象滑小若紧沉，此时阴邪入五脏，疾病渐重要留心。人迎脉大紧而浮，此时阳邪入六腑，疾病渐重要记住。寸口若是浮滑脉，五脏阴邪逐渐消，一天更比一天好。人迎若是沉滑脉，六腑阳邪逐渐消，一天会比一天妙。寸口若是沉滑脉，五脏阴邪逐渐盛，一天更比一天重。人迎脉若盛浮滑，六腑阳邪逐渐盛，一天更比一天重。人迎寸脉脉浮沉，大小亦是皆相同，脏腑阳邪会亢盛，难愈疾病要分明。疾病初发在五脏，脉象若是沉而大，正气充足预示佳。脉象若是细而小，正气不足难愈了。疾病初发在六腑，脉象若是浮而大，正气充足预示佳。脉象若是细而小，正气不足难愈了。迎脉象盛大坚，感受寒邪与外感。寸口脉盛大坚实，饮食不节内伤时。

雷公问：

如何根据人面色，判断疾病重或轻？

黄帝说：

面色若是润且明，含蓄疾病是为轻。面色若是沉且滞，枯槁疾病是为重。五色从下向上蔓，病情渐重要知情。五色上下像云雾，病情渐退将愈中。五色面部有表现，脏腑主位与相关，面部亦分内与外，内部归属为五脏，外部归属为六腑。五色变化始于外，逐渐发展至内部，疾病发生始六腑，逐渐影响五脏处。五色变化始于内，逐渐发展至外部，疾病发生始五脏，逐渐影响人六腑。若由五脏至六腑，应先治疗人五脏，然后治疗是六腑，原则违背病加速。若是六腑至五脏，应先治疗人六腑，然后治疗是五脏，原则违背病加速。脉象滑大或长脉，邪气外侵身体来。目有所见人幻视，厌恶精神异常态，由于阳邪入阳分，引起阳气太过盛，根据原则灵活变，疾病很快痊愈中。

雷公问：

听说疾病有多种，皆由风邪来引起，痹证厥证气血逆，寒邪湿邪为所致，怎样鉴别请明示？

黄帝回答说：

观察身体两眉处，浮薄光泽为风病，若是沉浊又晦暗，称为痹证是其名，病色显现在下颏，病为厥证要记清，此为一般之规律，还据色泽来判定。

雷公问：

人未患病突然亡，是何原因你讲讲？

黄帝回答说：

正气若是很虚弱，剧烈邪气入腑脏，人死常常无症状。

雷公又问：

病情好转突然死，又是如何来解释？

黄帝回答说：

若是两颧为赤色，大小犹如拇指者，即使疾病有好转，患者亦会突然亡。天庭拇指为黑色，虽无明显疾病象，患者仍会突然亡。

雷公拜了两拜说：

好！时间规律请明了？

黄帝回答说：

五色出现在面部，相生相克与乘侮，死时能够推断出。

雷公说：

好啊！请您详细说清楚。

黄帝道：

脏腑肢体与面部，关系天庭反应出；眉心上面是咽喉；眉间为肺要记住；目间反应是为心；目间下面为鼻柱，肝有状况反应出；肝主部位之左面，胆有状况反应出；鼻头反映脾状况；鼻翼反映胃状况；面颊中央之部位，反应状况是大肠；大肠主位之外侧，反应状况是肾脏；由于肾脐正相对，肾脏主位下方部，脐有状况反应出；鼻头外侧上方部，小肠状况反应出；鼻头下方人中沟，膀胱子宫反应出；两颧反应是肩部；两颧外侧应臂部；臂所主位之下方，手有状况反应出；人内眼角之上方，反映乳房和胸部；面颊外侧耳上方，背有状况反应出；再沿颊车行向下，大腿状况反应出；上下牙床中间位，膝有状况反应出；膝所主位之下方，小腿状况反应出；小腿所主位下方，足有状况反应出；患者角之大纹处，大腿内侧反应出；面颊下方曲骨位，膝部髌骨反应出。以上五脏与六腑，肢体在面对应处。脏腑肢体生疾病，相应部位色不同。面部所主位明确，才能正确诊疾病。阴衰导致阳为盛，应当补阴以配阳。阳衰导致阴为盛，应当助阳以和阴。脏腑面部位置明，了解阴阳与衰盛，辨证治疗就能行。左右阴阳有升降，辨别色泽在面部，左右上下之移动，重要规律辨别出。男女上下若移动，诊断意义有不同，男子左逆右为顺，女子右逆左为顺，男女有异要分清。

色诊若是被运用，面部位置要相应，亦要审察面色泽，是否晦暗与润荣，此时医生才高明。面色沉滞而晦暗，在里在脏有病变。面色浮露而明鲜，在表在腑有病变。黄赤两色主风病，青黑两色主痛证，白色寒证要记清。疮疡外科之疾病，局部色泽若黄润，软如脂膏是成脓；局部若是深红色，此时血瘀未成脓。若是疼痛很剧烈，肢体拘挛会形成。若是寒邪太过甚，麻痹不仁在皮肤。若是人体有病变，面部应色会现出，面色泽润或晦暗，疾病预后可推断。五色散漫和结聚，能知病程长与短。五色出现面部位，疾病部位能判断。聚精会神来分析，了解以往和当前。若不细致入微处，正常异常难分辨。专心致志来研究，新病旧病记心间。明润面色虽未见，沉滞枯槁病严重。明润面色虽已现，沉滞枯槁却未现，病情不重人轻闲。面色散漫而不聚，病邪逐渐会消散，即使气滞有疼痛，难成积聚生病变。

肾脏邪气侵心脏，心患虚证是为先，肾主黑色在面部，心有所主两目间。一般发生疾病后，病色不现本脏位，均可依次来类推。男子病色鼻头现，小腹疼痛不得闲，向下牵引人睾丸。人中沟上若出现，此时阴茎会疼痛，此时人中沟下部，阴茎根部亦会疼，还有人中沟下部，阴茎头部亦疼痛，狐疝阴囊肿大病。女子病色鼻头现，膀胱子宫有病变。病色散漫不收者，气滞疼痛在当前。血液凝结成积聚，病色聚集而不散。积聚表现有方圆，左右时变无定数，皆与病色相一致，病色随下移唇部，女患自淫之病变，亦有带下是浊污。若是唇润脂膏样，暴饮暴食不洁物。面色异常之变化，体内病位与相符，病色出现在左侧，左侧有疾要记住。病色出现在右侧，右侧有疾不特殊。面部色泽若异常，或聚或散不端正，观察面色所在位，可知何处有疾病。

青黑赤白黄五色，深浅适中而充满，各有部位来表现。色泽异常有变化，赤色若现心主位；好像榆荚样大小，心有病变在跟随。若是出现在鼻头，近日生病有来由。观察病色之形状，上部若呈尖锐状，头面部位正气弱，发展趋势邪向上。下部若呈尖锐状，身体下部正气弱，发展趋势邪向下。左右皆呈尖锐状，上下诊断意同样。面部五色同五脏，相互联系记心上。青色属肝赤属心，白色属肺脾为黄，黑色属肾在下方。五脏外部皆相合，肝筋相合心同脉，肺皮相合脾同肉，肾骨相合要明白。

黄帝内经 · 灵枢

论　勇

原文

　　黄帝问于少俞曰：有人于此，并行并立，其年之长少等也，衣之厚薄均也，卒然遇烈风暴雨，或病或不病，或皆病，或皆不病，其故何也？少俞曰：帝问何急？黄帝曰：愿尽闻之。少俞曰：春温风，夏阳风，秋凉风，冬寒风。凡此四时之风者，其所病各不同形。

　　黄帝曰：四时之风，病人如何？少俞曰：黄色薄皮弱肉者，不胜春之虚风；白色薄皮弱肉者，不胜夏之虚风；青色薄皮弱肉，不胜秋之虚风；赤色薄皮弱肉，不胜冬之虚风也。

　　黄帝曰：黑色不病乎？少俞曰：黑色而皮厚肉坚，固不伤于四时之风。其皮薄而肉不坚、色不一者，长夏至而有虚风者，病矣。其皮厚而肌肉坚者，长夏至而有虚风，不病矣。其皮厚而肌肉坚者，必重感于寒，外内皆然，乃病。黄帝曰：善。

　　黄帝曰：夫人之忍痛与不忍痛者，非勇怯之分也。夫勇士之不忍痛者，见难则前，见痛则止；夫怯士之忍痛者，闻难则恐，遇痛不动。夫勇士之忍痛者，见难不恐，遇痛不动。夫怯士之不忍痛者，见难与痛，目转面盼，恐不能言，失气惊，颜色变化，乍死乍生。余见其然也，不知其何由，愿闻其故。少俞曰：夫忍痛与不忍痛者，皮肤之薄厚，肌肉之坚脆缓急之分也，非勇怯之谓也。

　　黄帝曰：愿闻勇怯之所由然。少俞曰：勇士者，目深以固，长衡直扬，三焦理横，其心端直，其肝大以坚，其胆满以傍，怒则气盛而胸张，肝举而胆横，眦裂而目扬，毛起而面苍。此勇士之由然者也。

　　黄帝曰：愿闻怯士之所由然。少俞曰：怯士者，目大而不减，阴阳相失，其焦理纵，髑骺短而小，肝系缓，其胆不满而纵，肠胃挺，胁下空，虽方大怒，气不能满其胸，肝肺虽举，气衰复下，故不能久怒。此怯士之所由然者也。

　　黄帝曰：怯士之得酒，怒不避勇士者，何脏使然？少俞曰：酒者，水谷之精，熟谷之液也，其气慓悍，其入于胃中则胃胀，气上逆满于胸中，肝浮胆横。当是之时，固比于勇士，气衰则悔。与勇士同类，不知避之，名曰酒悖也。

诗青译文

黄帝问少俞道：

若有这样一些人，行为举止皆相同，站立行走亦无异，穿衣薄厚符年龄。突遇狂风和暴雨，有人无疾有人病，有时皆会疾病生，有时皆未生疾病，此为何意说来听？

少俞回答说：

哪些方面你想听？

黄帝说：

所有问题都说明。

少俞说：

春季吹来是温风，夏季吹来是热风，秋季吹来是凉风，冬季吹来是寒风。四季感受风邪异，疾病证候必不同。

黄帝问：

不同风邪侵人体，感受风邪何不同？

少俞回答说：

面色为黄薄皮肤，肌肉柔弱脾不足，春季风邪受不住。面色为白薄皮肤，肌肉柔弱肺不足，夏季风邪受不住。面色为青薄皮肤，肌肉柔弱肝不足，秋季风邪受不住。面色为赤薄皮肤，肌肉柔弱心不足，冬季风邪受不住。

黄帝问：

有人面色若为黑，受风不会生疾病？

少俞答：

面色为黑皮肤厚，肌肉坚实肾充盛，风邪侵袭病不生。面部有时为黑色，肌肉不坚皮肤薄，长夏受风生疾病。面部总是为黑色，肌肉坚实皮肤厚，长夏受风无病情。面部总是为黑色，肌肉坚实皮肤厚，寒邪已侵身体中，若再感受外风邪，两者结合病才生。

黄帝说：

你可讲得真清楚。

黄帝问道：

人体是否耐疼痛，勇敢怯懦难分明。勇敢不耐疼痛者，危难之时向前冲，疼痛退缩犹豫中；怯懦能耐疼痛者，危难惊恐人不安，忍受疼痛若等闲。勇敢能耐疼痛者，危难时刻不恐惧，遇到疼痛能忍住。怯懦不耐疼痛者，遇到危难和疼痛，头晕眼花面色更，侧头不敢正眼视，不敢说话神散开，痛得死去又活来。经常看到此情景，是何道理请说明。

少俞回答说：

能否忍耐疼与痛，皮肤薄厚为依据，肌肉坚实与脆弱，还有纵缓与紧密，勇敢怯懦没关系。

黄帝问：

我欲了解人性格，有何表现你说说？

少俞回答：

先说若是人勇敢，眼神坚定目凹陷，眉毛长直而竖起，皮肤肌肉横纹理，心脏端正垂向下，肝脏为巨且坚实，胆囊充盈增大时。人若发怒胸中满，胸廓此时又增加，肝气上升胆气溢，眼睛圆睁瞪又大，目光逼人毛发竖，面色铁青人可怕。

黄帝又问：

性格怯懦又如何？

少俞回答说：

再说若是人怯懦，眼睛虽大不凹陷，阴阳气血不协调，皮肤肌肉竖纹见，胸骨剑突为短小，胆囊不盈松弛肝，肠胃挺直软胁下，人若发怒胸不满，肝肺暂时虽上举，但是又随怒气减，肝肺重新再下降，发怒未持长时间。

黄帝问：

怯懦之人饮酒后，怒时好似很勇敢，脏腑如何再谈谈？

少俞回答说：

酒是水谷之精华，谷类酿造成液体，性质迅猛又滑利。酒精入胃胃胀大，气机向上胸被滞，肝气上升胆汁逆。怯懦酒后胆气豪，醒后常悔人懊恼。两者表现虽类似，其实无意莫计较，留存体内起作用，名为酒悖要知晓。

黄帝内经·灵枢

背腧

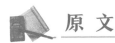

原 文

黄帝问于岐伯曰：愿闻五脏之腧出于背者。岐伯曰：胸中大俞在杼骨之端，肺俞在三椎之旁，心俞在五椎之旁，膈俞在七椎之旁，肝俞在九椎之旁，脾俞在十一椎之旁，肾俞在十四椎之旁。皆夹脊相去三寸所，则欲得而验之，按其处，应在中而痛解，乃其俞也。灸之则可，刺之则不可。气盛则泻之，虚则补之。以火补者，毋吹其火，须自灭也。以火泻者，疾吹其火，传其艾，须其火灭也。

诗青译文

黄帝说：

五脏腧穴出背部，还得请你讲清楚。

岐伯说：

大俞一椎骨两旁，肺俞三椎下两旁，心俞五椎下两旁，膈俞七椎下两旁，肝俞九椎下两旁，脾俞十一椎两旁，肾俞十四椎两旁。五脏腧穴脊两旁，左右相距三寸方。这些穴位若确定，手按腧穴细思量，若是酸麻与胀痛，患者疼痛有缓解，说明正是此腧穴。这些腧穴宜灸法，不可妄用针刺法。邪气盛时用泻法，正气虚时用补法。艾火补时莫来吹，自行烧灭君须知。艾火泻时速吹火，手拍艾条把火熄。

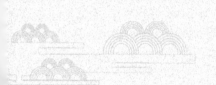

黄帝内经·灵枢

卫 气

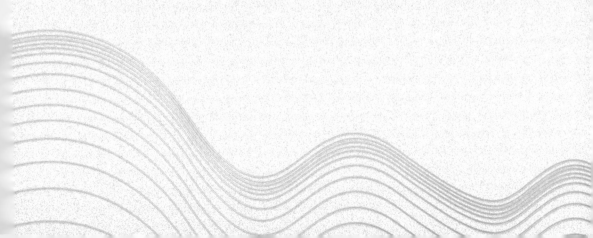

📖 原 文

　　黄帝曰：五脏者，所以藏精神魂魄者也。六腑者，所以受水谷而行化物者也。其气内入于五脏，而外络肢节。其浮气之不循经者，为卫气；其精气之行于经者，为营气。阴阳相随，外内相贯，如环之无端。亭亭淳淳乎，孰能穷之。然其分别阴阳，皆有标本虚实所离之处。能别阴阳十二经者，知病之所生。知候虚实之所在者，能得病之高下；知六腑之气街者，能知解结契绍于门户；能知虚实之坚软者，知补泻之所在；能知六经标本者，可以无惑于天下。

　　岐伯曰：博哉圣帝之论！臣请尽意悉言之。足太阳之本在跟以上五寸中，标在两络命门。命门者，目也。足少阳之本在窍阴之间，标在窗笼之前。窗笼者，耳也。足少阴之本在内踝下上三寸中，标在背腧与舌下两脉也。足厥阴之本在行间上五寸所，标在背腧也。足阳明之本在厉兑，标在人迎颊夹颃颡也。足太阴之本在中封前上四寸之中，标在背腧与舌本也。手太阳之本在外踝之后，标在命门之上一寸也。手少阳之本在小指次指之间上二寸，标在耳后上角下外眦也。手阳明之本在肘骨中上至别阳，标在颜下合钳上也。手太阴之本在寸口之中，标在腋内动脉也。手少阴之本在锐骨之端，标在背腧也。手心主之本在掌后两筋之间二寸中，标在腋下三寸也。凡候此者，下虚则厥，下盛则热，上虚则眩，上盛则热痛。故实者绝而止之，虚者引而起之。

　　请言气街：胸气有街，腹气有街，头气有街，胫气有街。故气在头者，止之于脑。气在胸者，止之膺与背腧。气在腹者，止之背腧与冲脉于脐左右之动脉者。气在胫者，止之于气街与承山、踝上以下。取此者用毫针，必先按而在久，应于手，乃刺而予之。所治者，头痛眩仆，腹痛中满暴胀，及有新积。痛可移者，易已也；积不痛，难已也。

诗青译文 🍃

　　黄帝说：

　　精神魂魄藏五脏，受纳化谷传六腑。饮食化生精微气，五脏营养来输入，经络分肉外肢节。卫气为浮行在外；营气循行经脉来。卫行脉外属于阳，营行脉中属于阴，阴阳相通记在心，有环无端水源长，周而复始无穷尽。分别阴阳之属性，标本虚实所离中。三阴三阳十二经，知道疾病怎生成；判断虚实何所在，寻求疾病之影踪；可知腑气通何道，解绳开门意相同；能知虚软经气虚，能知实硬邪气聚，泻实补虚心自明，六经标本人知晓，疗疾自如亦相应。

岐伯说：

此间理论太高深！我会尽量说清楚。太阳膀胱人足部，跟上五寸阳穴处；标部两目睛明穴。命门为眼要记住。少阳胆经人足部，四趾外端窍阴间；耳珠前陷听宫穴，标部就在窗笼前。少阴肾经人足部，内踝上下三二寸，复溜交信穴位处；肾俞廉泉穴标部。厥阴肝经人足部，行间五寸上中封；背部肝俞穴标部。阳明胃经人足部，足次趾端厉兑穴；结喉人迎穴标部。太阴脾经人足部，中封前上三阴交；脾俞舌根为标部。太阳小肠人手部，手外踝后养老穴；睛明上一寸标部。少阳三焦人手部，无名指间液门穴；角孙丝竹空标部。阳明大肠人手部，曲池上至臂臑处；颊下人迎后标部。太阴肺经人手部，寸口之中太渊穴；腋下天府穴标部。少阴心经人手部，掌后锐端神门穴；背部心俞穴标部。厥阴心包人手部，掌后二寸内关穴；腋下天池穴标部。测候标本十二经，知晓上下所主病，一般在下是为本，下虚阳衰下厥逆，下盛阳盛下热时；一般在上是为标。上盛阳上又热痛，上虚阳降眩晕中。实证当泻以绝根，虚证当补以健身。

再谈各部之气街：胸腹头胫多种气，各有所聚运行路。气于头部聚于脑；再于胸后聚背腧，又于胸前聚膺部；气于腹部聚背腧，再于胫部足踝处。凡刺此穴用毫针，先在穴位长压按，气至再刺补泻兼。头目眩晕又腹痛，中风跌仆与满中，腹部胀满来突然。疼痛按动治疗易；积证不痛治疗难。

243

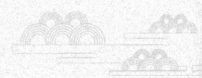

黄帝内经·灵枢

论　痛

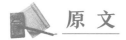

原 文

黄帝问于少俞曰：筋骨之强弱，肌肉之坚脆，皮肤之厚薄，腠理之疏密，各不同，其于针石火焫之痛何如？肠胃之厚薄、坚脆亦不等，其于毒药何如？愿尽闻之。少俞曰：人之骨强、筋弱、肉缓、皮肤厚者耐痛，其于针石之痛、火焫亦然。黄帝曰：其耐火焫者，何以知之？少俞答曰：加以黑色而美骨者，耐火焫。黄帝曰：其不耐针石之痛者，何以知之？少俞曰：坚肉薄皮者，不耐针石之痛，于火焫亦然。

黄帝曰：人之病，或同时而伤，或易已，或难已，其故何如？少俞曰：同时而伤，其身多热者易已，多寒者难已。黄帝曰：人之胜毒，何以知之？少俞曰：胃厚、色黑、大骨及肥骨者，皆胜毒；故其瘦而薄胃者，皆不胜毒也。

诗青译文

黄帝问少俞说：

人体筋骨分强弱，皮肤亦是有厚薄，肌肉又分坚与脆，腠理亦分密疏多，若是针刺或灸灼，耐受疼痛是如何？厚薄坚脆肠胃异，耐受药物再说说？

少俞说：

筋柔肉缓骨骼壮，皮肤厚实耐痛强，针刺艾火亦同样。

黄帝说：

何人能耐火灼痛？

少俞回答说：

除去以上所说人，还有肤黑健美人。

黄帝说：

何人不耐针刺痛？

少俞说：

肌肉坚实皮肤薄，难受针刺与灸灼。

黄帝说：

同病痊愈分难易，是何原因说仔细？

少俞说：

身热阳盛易痊愈；身寒阳虚痊愈难。

黄帝说：

耐受药物怎判断？

少俞说：

胃功强壮皮肤黑，骨骼粗壮肌肉肥，耐受药物此为最；形体消瘦胃
弱薄，耐受药物此人弱。

黄帝内经·灵枢

天　年

原 文

　　黄帝问于岐伯曰：愿闻人之始生，何气筑为基，何立而为楯，何失而死，何得而生？岐伯曰：以母为基，以父为楯，失神者死，得神者生也。黄帝曰：何者为神？岐伯曰：血气已和，营卫已通，五脏已成，神气舍心，魂魄毕具，乃成为人。

　　黄帝曰：人之寿夭各不同，或夭寿，或卒死，或病久，愿闻其道。岐伯曰：五脏坚固，血脉和调，肌肉解利，皮肤致密，营卫之行不失其常，呼吸微徐，气以度行，六腑化谷，津液布扬，各如其常，故能长久。

　　黄帝曰：人之寿百岁而死，何以致之？岐伯曰：使道隧以长，基墙高以方，通调营卫，三部三里起，骨高肉满，百岁乃得终。

　　黄帝曰：其气之盛衰，以至其死，可得闻乎？岐伯曰：人生十岁，五脏始定，血气已通，其气在下，故好走。二十岁，血气始盛，肌肉方长，故好趋。三十岁，五脏大定，肌肉坚固，血脉盛满，故好步。四十岁，五脏六腑、十二经脉，皆大盛以平定，腠理始疏，荣华颓落，发颊斑白，平盛不摇，故好坐。五十岁，肝气始衰，肝叶始薄，胆汁始灭，目始不明。六十岁，心气始衰，苦忧悲，血气懈惰，故好卧。七十岁，脾气虚，皮肤枯。八十岁，肺气衰，魄离，故言善误。九十岁，肾气焦，四脏经脉空虚。百岁，五脏皆虚，神气皆去，形骸独居而终矣。

　　黄帝曰：其不能终寿而死者，何如？岐伯曰：其五脏皆不坚，使道不长，空外以张，喘息暴疾，又卑基墙，薄脉少血，其肉不实，数中风寒，血气虚，脉不通，真邪相攻，乱而相引，故中寿而尽也。

诗青译文

　　黄帝说：

　　生命以何为基础？生命以何来捍卫？损失何物将死亡？得到何物能生存？

　　岐伯说：

　　赖以母血为基础，赖以父精来捍卫，损失神气将死亡，得到神气能生存。

黄帝问：

何为神气请说明？

岐伯说：

气血调和营卫畅，五脏形成心神藏，魂魄两者皆具备，人体健全才为良。

黄帝说：

中途夭亡老长寿，猝死还有患病久，寿命不同分长短，请你说说其缘由。

岐伯说：

血脉调和五脏健，通利无滞肌肉间，营卫正常肤固密，呼吸均匀亦和缓，气血运行很顺畅，六腑消食效果良，精微津液周身布，营养人体寿命长。

黄帝说：

有人能活百岁龄，是何特点请说明？

岐伯说：

鼻孔人中深邃长，面骨高厚又正方，营卫循行通无阻，面部三庭耸高昂，骨骼凸起肌肉满，长寿形体人健壮。

黄帝说：

血气盛衰与生死，能否请你说仔细？

岐伯说：

人至十岁五脏全，血气畅通动不闲。人至二十血气盛，行动敏捷走如风。人至三十五脏健，血气充盛肌肉坚，步履从容天地宽。人至四十渐蹉跎，腠理初松白发多，颜面荣华逐衰减，精力不济始好坐。人至五十肝气退，肝叶薄弱胆汁萎，两眼昏花读书累。人至六十心气弱，忧愁悲伤常为客，气血运行已减少，形体懒散唯喜卧。人至七十古来稀，皮肤干枯脾气虚。人至八十肺气弱，不能藏魂语常错。人至九十肾气竭，四脏经脉空气血。人至百岁经脉空，形骸虽在路上行，内在神气将为终。

黄帝说：

不到年龄人会亡，请你说说但无妨。

岐伯说：

此人五脏不坚固，鼻孔人中难深入，鼻孔张开常向外，呼吸急促疾病速，血不充盈脉管弱，或是瘦小人面骨，肌不坚实松腠理，常受风寒血气虚，血脉不通邪易入，真气已败中年卒。

黄帝内经 · 灵枢

逆　顺

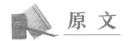 **原 文**

黄帝问于伯高曰：余闻气有逆顺，脉有盛衰，刺有大约，可得闻乎？伯高曰：气之逆顺者，所以应天地阴阳、四时五行也。脉之盛衰者，所以候血气之虚实有余不足。刺之大约者，必明知病之可刺，与其未可刺，与其已不可刺也。

黄帝曰：候之奈何？伯高曰：《兵法》曰：无迎逢逢之气，无击堂堂之阵。《刺法》曰：无刺熇熇之热，无刺漉漉之汗，无刺浑浑之脉，无刺病与脉相逆者。

黄帝曰：候其可刺奈何？伯高曰：上工，刺其未生者也。其次，刺其未盛者也。其次，刺其已衰者也。下工，刺其方袭者也，与其形之盛者也，与其病之与脉相逆者也。故曰：方其盛也，勿敢毁伤，刺其已衰，事必大昌。故曰：上工治未病，不治已病，此之谓也。

诗青译文

黄帝问伯高说：

听说气有顺与逆，听说脉有盛和衰，针刺自有其大法，还要请你讲明白？

伯高说：

人体气行之顺逆，是与天地和阴阳，四时五行相适宜；人体经脉之盛衰，依据气血虚和实，或是不足或有余；针刺大法要牢记，何种疾病可针刺，何为一时不可以，何为已经不可以。

黄帝问：

怎样诊候人疾病，不宜针刺说来听？

伯高说：

古有《兵法》曾经说：敌军若是士气盛，不可随便与相迎，敌军若是阵势大，不可贸然来出兵，又有《刺法》曾经说：莫刺有热太盛人，莫刺大汗淋漓人，莫刺脉象浊乱人，莫刺脉象相反人。

黄帝问：

怎样诊候人疾病，宜用针刺说来听？

伯高说：

医生若是很高明，疾病未现来用针，医生若是次高明，疾病未盛来用针，医生若是再其次，疾病势退来用针：医生若是不高明，症状叠发来用针，或是病盛来用针，或与脉反来用针。所以古代医经说：若是病势正盛时，针刺方法莫适宜；若是病势衰退了，针刺方法效果好。古医经里又曾说：若是医生很高明，疾病未现来针治，莫等病变才治疗，所说正是其中意。

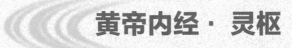

黄帝内经·灵枢

五　味

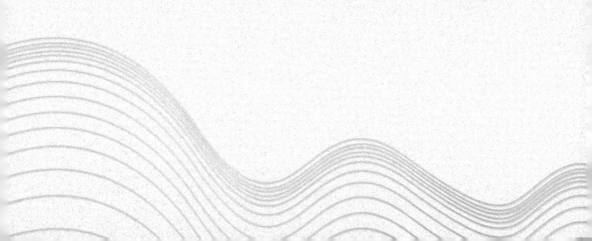

原 文

黄帝曰：愿闻谷气有五味，其入五脏，分别奈何？伯高曰：胃者，五脏六腑之海也，水谷皆入于胃，五脏六腑皆禀气于胃。五味各走其所喜，谷味酸，先走肝；谷味苦，先走心；谷味甘，先走脾；谷味辛，先走肺；谷味咸，先走肾。谷气津液已行，营卫大通，乃化糟粕，以次传下。

黄帝日：营卫之行奈何？伯高曰：谷始入于胃，其精微者，先出于胃之两焦以溉五脏，别出两行，营卫之道。其大气之抟而不行者，积于胸中，命曰气海，出于肺，循咽喉，故呼则出，吸则入。天地之精气，其大数常出三入一，故谷不入，半日则气衰，一日则气少矣。

黄帝曰：谷之五味，可得闻乎？伯高曰：请尽言之。五谷：秔米甘，麻酸，大豆咸，麦苦，黄黍辛。五果：枣甘，李酸，栗咸，杏苦，桃辛。五畜：牛甘，犬酸，猪咸，羊苦，鸡辛。五菜：葵甘，韭酸，藿咸，薤苦，葱辛。

五色：黄色宜甘，青色宜酸，黑色宜咸，赤色宜苦，白色宜辛。凡此五者，各有所宜。所言五色者，脾病者，宜食秔米饭、牛肉、枣、葵；心病者，宜食麦、羊肉、杏、薤；肾病者，宜食大豆黄卷、猪肉、栗、藿；肝病者，宜食麻、犬肉、李、韭。肺病者，宜食黄黍、鸡肉、桃、葱。

五禁：肝病禁辛，心病禁咸，脾病禁酸，肾病禁甘，肺病禁苦。

肝色青，宜食甘，秔米饭、牛肉、枣、葵皆甘；心色赤，宜食酸，犬肉、麻、李、韭皆酸；脾色黄，宜食咸，大豆、豕肉、栗、藿皆咸；肺白色，宜食苦，麦、羊肉、杏、薤皆苦；肾色黑，宜食辛，黄黍、鸡肉、桃、葱皆辛。

诗青译文

黄帝说：

常闻谷气有五味，五味入脏何情况，还要请你来讲讲？

伯高说：

脏腑所需之营养，汇聚胃海记心房，水谷皆来入于胃，脏腑接受其精微。饮食物中含五味，分别趋走所喜脏：酸味先趋走入肝，苦味先趋走入心，甘味先趋走入脾，辛味先趋走入肺，咸味先趋走入肾。谷气津液行体内，营卫之气顺畅来，此时废物糟粕化，以此传下排体外。

黄帝问：

营卫之气怎运行，还要请你说明白？

伯高说：

谷物当初入胃中，所化精微品优良，先由胃输上中焦，五脏灌注被滋养；另外又可行两路，营卫之气是为途。又有大气聚不行，积贮胸部气海名，此气肺部而出来，沿循身体之喉咙，呼时气出排体外，吸时气入体内中。贮于气海之精气，呼出三分吸一分，若是半日无水谷，感觉气衰记在心，若是一日无水谷，感觉气短此为因。

黄帝说：

谷物五味相适应，是否可以讲来听？

伯高说：

让我详细来说明。五谷粳米味为甘，黄黍味辛麻味酸，小麦味苦大豆咸。五果枣味是为甘，杏味为苦李味酸，桃味为辛栗味咸。五畜牛肉味为甘，羊肉味苦犬肉酸，鸡肉味辛猪肉咸。五菜葵菜味为甘，薤白味苦韭菜酸，葱味为辛豆叶咸。

五色相宜黄与甘，青色相宜味为酸，赤色相宜为苦味，白色相宜为辛味，黑色相宜味为咸。如上所述五种色，相宜味道记心间。五宜何谓再说明，若是脾脏有疾病，粳米牛肉葵菜枣；若是心脏有疾病，羊肉薤白麦与杏；若是肾脏有疾病，大豆猪肉豆叶栗；若是肝脏有疾病，麻籽狗肉韭菜李；若是肺脏有疾病，黄黍鸡肉桃和葱。

五禁何谓再说明：肝病禁辛心禁咸，脾病禁食味为酸，肺病禁食是苦味，肾病禁食味为甘。

肝脏为青食甘味，牛肉枣葵粳米饭；心脏为红食酸味，狗肉麻籽韭菜李；脾脏为黄食咸味，大豆猪肉豆叶栗；肺脏为白食苦味，羊肉薤白麦与杏；肾脏为黑食辛味，黄黍鸡肉桃和葱。

黄帝内经·灵枢

水　胀

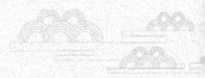

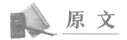 **原 文**

黄帝问于岐伯曰：水与肤胀、鼓胀、肠覃、石瘕、石水，何以别之？岐伯答曰：水始起也，目窠上微肿，如新卧起之状，其颈脉动，时咳，阴股间寒，足胫肿，腹乃大，其水已成矣。以手按其腹，随手而起，如裹水之状，此其候也。

黄帝曰：肤胀何以候之？岐伯曰：肤胀者，寒气客于皮肤之间，瞽瞽然不坚，腹大，身尽肿，皮厚，按其腹，窅而不起，腹色不变，此其候也。

鼓胀何如？岐伯曰：腹胀，身皆大，大与肤胀等也，色苍黄，腹筋起，此其候也。

肠覃何如？岐伯曰：寒气客于肠外，与卫气相抟，气不得荣，因有所系，癖而内著，恶气乃起，瘜肉乃生。其始生也，大如鸡卵，稍以益大，至其成如怀子之状，久者离岁，按之则坚，推之则移，月事以时下，此其候也。

石瘕何如？岐伯曰：石瘕生于胞中，寒气客于子门，子门闭塞，气不得通，恶血当泻不泻，衃以留止，日以益大，状如怀子，月事不以时下。皆生于女子，可导而下。

黄帝曰：肤胀、鼓胀可刺邪？岐伯曰：先泻其胀之血络，后调其经，刺去其血络也。

257

诗青译文

黄帝问：
水胀肤胀与鼓胀，肠覃石瘕与石水，怎样区别再讲讲？
岐伯回答说：
水胀疾病先说明，下眼睑肿如刚醒，颈部动脉有搏动，咳嗽两腿内侧寒，腹部胀大足胫肿，以手按压患腹部，凹陷不留随手行，按如水袋貌相同。
黄帝说：
肤胀疾病又如何？
岐伯说：
寒邪侵肤肤胀病，腹部胀大叩鼓声，手部按压空不坚，皮肤较厚身皆肿，腹部按压放手后，凹陷不随手来行。

黄帝问：

鼓胀疾病再讲讲？

岐伯说：

鼓胀肤胀病相同，腹部全身皆肿胀，鼓胀病人青黄肤，腹部青筋高曝光。

黄帝问：

肠覃疾病又怎样？

岐伯说：

寒邪侵犯人体后，邪气滞留肠外头，邪气卫气两相搏，卫阻不能正常过，邪滞积久附肠外，日渐滋生息肉来，开始大小鸡蛋如，长大有病如孕妇，病程若是经数年，用手按压坚又硬，若是推动可移位，仍然按时来月经。

黄帝说：

石瘕疾病请说明？

岐伯说：

胞宫内生石瘕病，寒侵留滞颈子宫，经血难以正常泻，宫闭气血滞不通，凝结成块宫中滞，日益增大孕妇同，月经未能按时到。妇女多发石瘕病，若用化瘀活血法，攻下疏通瘀下行。

黄帝说：

肤胀鼓胀怎治疗？

岐伯说：

先用针刺泻瘀血，再据虚实调经脉，瘀滞疏通才痛快。

黄帝内经·灵枢

贼 风

原 文

黄帝曰：夫子言贼风邪气之伤人也，令人病焉，今有其不离屏蔽，不出室穴之中，卒然病者，非不离贼风邪气，其故何也？岐伯曰：此皆尝有所伤于湿气，藏于血脉之中，分肉之间，久留而不去；若有所堕坠，恶血在内而不去。卒然喜怒不节，饮食不适，寒温不时，腠理闭而不通。其开而遇风寒，则血气凝结，与故邪相袭，则为寒痹。其有热则汗出，汗出则受风，虽不遇贼风邪气，必有因加而发焉。

黄帝曰：今夫子之所言者，皆病人之所自知也，其毋所遇邪气，又毋怵惕之志，卒然而病者，其故何也？唯有因鬼神之事乎？岐伯曰：此亦有故邪留而未发，因而志有所恶，及有所慕，血气内乱，两气相抟。其所从来者微，视之不见，听而不闻，故似鬼神。

黄帝曰：其祝而已者，其故何也？岐伯曰：先巫者，因知百病之胜，先知其病之所从生者，可祝而已也。

诗青译文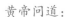

260

黄帝问道：

有件事情你常说，人体发生疾病时，皆因贼风侵人体。但是常见有些人，并未离开居住地，或是裹得很严密，未受贼风来侵袭，有时突然会发病，是何原因请告知？

岐伯回答说：

此种情况不难明，皆因平时受邪害，未有察觉而造成。或是曾受湿邪伤，湿邪人体来侵入，藏伏血脉分肉处，长期未能消散出；或是人从高处落，瘀血留滞在人体；或是大怒与暴喜，或是饮食不适当，情志活动不节制；或是不依气候变，生活未能习惯，腠理闭塞身体内。腠理开时受风寒，血脉凝滞不畅通，新邪再跟体内邪，相互搏结寒痹成。若是人体内有热，全身此时会出汗，汗时易受风邪感。即使未受贼风袭，外邪内邪相结合，生病机会亦为多。

黄帝问道：

疾病发生之原因，患者感觉才是真。未曾感觉邪气袭，又无情志过度激，却又突然来发病，是否鬼神在其中？

岐伯回答：

宿邪藏匿在人体，未到疾病发作时。性情有时多厌恶，思想亦有所美慕，体内气血若逆乱，相互作用疾病出。疾病成因不明显，未闻又是难看见，好像鬼神作祟般。

黄帝问道：

既然不是鬼神为，为何常用祝由法？

岐伯回答说：

古代巫医有人家，掌握疾病治疗法，病发原因他了解，祝由时用亦可夸。

黄帝内经 · 灵枢

卫气失常

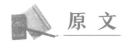

原 文

黄帝曰：卫气之留于腹中，蓄积不行，苑蕴不得常所，使人支胁，胃中满，喘呼逆息者，何以去之？伯高曰：其气积于胸中者，上取之；积于腹中者，下取之；上下皆满者，旁取之。

黄帝曰：取之奈何？伯高对曰：积于上，泻人迎、天突、喉中；积于下，泻三里与气街；上下皆满者，上下取之，与季胁之下一寸。重者，鸡足取之。诊视其脉大而弦急，及绝不至者，及腹皮急甚者，不可刺也。黄帝曰：善。

黄帝问于伯高曰：何以知皮肉、气血、筋骨之病也？伯高曰：色起两眉薄泽者，病在皮。唇色青黄赤白黑者，病在肌肉。营气濡然者，病在血气。目色青黄赤白黑者，病在筋。耳焦枯受尘垢，病在骨。

黄帝曰：病形何如，取之奈何？伯高曰：夫百病变化，不可胜数，然皮有部，肉有柱，血气有腧，骨有属。黄帝曰：愿闻其故。伯高曰：皮之部，腧于四末。肉之柱，在臂胫诸阳分肉之间与足少阴分间。血气之腧，腧于诸络，气血留居，则盛而起。筋部无阴无阳，无左无右，候病所在。骨之属者，骨空之所以受液而益脑髓者也。

黄帝曰：取之奈何？伯高曰：夫病变化，浮沉深浅，不可胜穷，各在其处。病间者浅之，甚者深之，间者少之，甚者众之，随变而调气，故曰上工。

黄帝问于伯高曰：人之肥瘦大小寒温，有老壮少小，别之奈何？伯高对曰：人年五十已上为老，二十已上为壮，十八已上为少，六岁已上为小。

黄帝曰：何以度知其肥瘦？伯高曰：人有脂、有膏、有肉。黄帝曰：别此奈何？伯高曰：腘肉坚，皮满者脂。腘肉不坚，皮缓者膏。皮肉不相离者肉。

黄帝曰：身之寒温何如？伯高曰：膏者其肉淖，而粗理者身寒，细理者身热。脂者其肉坚，细理者热，粗理者寒。

黄帝曰：其肥瘦大小奈何？伯高曰：膏者多气而皮纵缓，故能纵腹垂腴。肉者身体容大。脂者其身收小。

黄帝曰：三者之气血多少何如？伯高曰：膏者多气，多气者热，热者

263

耐寒。肉者多血则充形，充形则平。脂者其血清，气滑少，故不能大。此别于众人者也。

黄帝曰：众人奈何？伯高曰：众人皮肉脂膏不相加也，血与气不能相多，故其形不小不大，各自称其身，命曰众人。

黄帝曰：善。治之奈何？伯高曰：必先别其三形，血之多少，气之清浊，而后调之，治无失常经。是故膏人者，纵腹垂腴；肉人者，上下容大；脂人者，虽脂不能大者。

诗青译文

黄帝说：

卫气滞留胸腹中，运动受阻背常行，郁集聚结不通畅，胃脘胀满喘难宁，何法治疗说来听？

伯高说：

气郁不走聚胸部，上部腧穴效果殊；气郁不走聚腹部，下部腧穴要记住；气郁不走聚胸腹，上下附近穴位处。

黄帝说：

是何穴位说清楚？

伯高回答说：

卫气郁积在胸中，人迎穴位足阳明，天突穴位廉泉穴，皆将任脉为其宗；卫气郁积在腹内，三里气街泻当行；卫气积胸胁脘腹，人迎廉泉与天突，三里气街与章门；病情严重刺鸡足。脉大弦急或绝脉，腹皮绷急紧张在，针刺方法不能来。

黄帝说：

讲得好！

黄帝问伯高说：

皮肉气血骨与筋，发生病变怎察诊？

伯高说：

病色表现两眉间，缺少光泽皮病变；口唇青黄白黑赤，肌肉病变要知全；病在血气肤润汗；目色青黄黑白赤，疾病发生在筋里；阴暗不泽耳郭枯，似有尘垢病在骨。

黄帝说：

变化又是怎么样？治疗方案说来听？

伯高说：

疾病变化有多种。皮有部来肉有柱，血气有输骨有属。

黄帝说：

其中道理讲清楚。

伯高说：

肢末浅表皮之部；上臂下胫肉之柱，手足肌肉皆隆起，足少阴经循行路；诸经络穴输气血，血滞络脉壅高处；筋若病变无阴阳，左右皆无取病部；骨病所属关节处，津液输注是骨穴，脑髓亦可来增补。

黄帝说：

如何治疗请谈谈？

伯高说：

疾病原因千千万，针刺治疗有深浅。浅轻深重要知晓，重病针多轻病少。紧随病情调经气，治疗得当成明医。

黄帝问伯高道：

身形肥瘦有大小，寒温老小壮与少，如何区别请明了？

伯高回答说：

五十以上称为老，十八以下称为少，三十以上称为壮，六岁以上称为小。

黄帝说：

肥瘦如何来评定？

伯高说：

脂膏与肉共三种。

黄帝说：

如何区别请说明？

伯高说：

肉厚坚实肤满脂；肉薄坚实肤弛膏；皮肉紧连肉知晓。

黄帝说：

人体寒温有不同，又是如何来分明？

伯高说：

膏型身体肌肉润，皮肤腠理粗糙皱，卫气易泄多寒身；皮肤腠理若细腻，身常多热要熟悉。脂型身体肌肉实，身常多热肤致密；身常多寒粗肤皮。

黄帝说：

肥瘦大小再说明？

伯高说：

膏型身体阳气盛，皮肤弛缓又宽纵，腹部肌肉下垂松；肉型身体较为宽；脂型身小记心间。

黄帝说：

气血情况又怎样？

伯高说：

膏型身体阳气盛，常有多热耐寒能；肉型身体阴血盛，充养肌肉气质平；脂型身体血清稀，身形不大气滑利。异于常人要知悉。

黄帝说：

一般情况请说明。

伯高说：

皮肉脂膏常平均，血气亦可持平衡，

黄帝说：

若有疾病怎治疗？

伯高说：

气血清浊先分明，具体情况来判定。膏人形体挺宽肥，又见腹肉向下垂，肉人上下皆宽大，脂人脂虽不太多，但是体形亦不大。

黄帝内经·灵枢

玉　版

原 文

黄帝曰：余以小针为细物也，夫子乃言上合之于天，下合之于地，中合之于人，余以为过针之意矣，愿闻其故。岐伯曰：何物大于针者乎？夫大于针者，惟五兵者焉，五兵者，死之备也，非生之具。且夫人者，天地之镇也，其不可不参乎？夫治民者，亦唯针焉。夫针之与五兵，其孰小乎？

黄帝曰：病之生时，有喜怒不测，饮食不节，阴气不足，阳气有余，营气不行，乃发为痈疽。阴阳不通，两热相抟，乃化为脓，小针能取之乎？岐伯曰：圣人不能使化者，为之邪不可留也。故两军相当，旗帜相望，白刃陈于中野者，此非一日之谋也。能使其民令行禁止，士卒无白刃之难者，非一日之教也，须臾之得也。夫至使身被痈疽之病，脓血之聚者，不亦离道远乎！夫痈疽之生，脓血之成也，不从天下，不从地出，积微之所生也。故圣人自治于未有形也，愚者遭其已成也。

黄帝曰：其已形，不予遭，脓已成，不予见，为之奈何？岐伯曰：脓已成，十死一生，故圣人弗使已成，而明为良方，著之竹帛，使能者踵而传之后世，无有终时者，为其不予遭也。

黄帝曰：其已有脓血而后遭乎？不导之以小针治乎？岐伯曰：以小治小者其功小，以大治大者多害，故其已成脓血者，其唯砭石铍锋之所取也。

黄帝曰：多害者其不可全乎？岐伯曰：其在逆顺焉。黄帝曰：愿闻逆顺。岐伯曰：以为伤者，其白眼青黑，眼小，是一逆也；内药而呕者，是二逆也；腹痛渴甚，是三逆也；肩项中不便，是四逆也；音嘶色脱，是五逆也。除此五者为顺矣。

黄帝曰：诸病皆有逆顺，可得闻乎？岐伯曰：腹胀，身热，脉小，是一逆也；腹鸣而满，四肢清，泄，其脉大，是二逆也；衄而不止，脉大，是三逆也；咳且溲血脱形，其脉小劲，是四逆也；咳，脱形身热，脉小以疾，是谓五逆也。如是者，不过十五日而死矣。

其腹大胀，四末清，脱形，泄甚，是一逆也；腹胀便血，其脉大时绝，是二逆也；咳溲血，形肉脱，脉搏，是三逆也；呕血，胸满引背，脉小而疾，是四逆也；咳呕腹胀，且飧泄，其脉绝，是五逆也。如是者，不及一时而死矣。工不察此者而刺之，是谓逆治。

黄帝曰：夫子之言针甚骏，以配天地，上数天文，下度地纪，内别五脏，外次六腑，经脉二十八会，尽有周纪。能杀生人，不能起死者，子能反之乎？岐伯曰：能杀生人，不能起死者也。黄帝曰：余闻之则为不仁，然愿闻其道，弗行于人。岐伯曰：是明道也，其必然也，其如刀剑之可以杀人，如饮酒使人醉也，虽勿诊，犹可知矣。

黄帝曰：愿卒闻之。岐伯曰：人之所受气者，谷也。谷之所注者，胃也。胃者，水谷气血之海也。海之所行云气者，天下也。胃之所出气血者，经隧也。经隧者，五脏六腑之大络也，迎而夺之而已矣。黄帝曰：上下有数乎？岐伯曰：迎之五里，中道而止，五至而已，五往而脏之气尽矣，故五五二十五而竭其输矣，此所谓夺其天气者也，非能绝其命而倾其寿者也。黄帝曰：愿卒闻之。岐伯曰：窥门而刺之者，死于家中；入门而刺之者，死于堂上。黄帝曰：善乎方，明哉道，请著之玉版，以为重宝，传之后世，以为刺禁，令民勿敢犯也。

诗青译文

黄帝说：

小针看似极细物，上天下地中合人，作用是否被夸大？请讲道理我留存。

岐伯说：

弓殳矛戈戟五种，个个皆比小针大，五种兵器不救人，时刻准备把人杀。天地万物人最贵，悠悠世界皆为家！治疗疾病针最佳。作用究竟谁大小，显而易见已明了？

黄帝说：

若是疾病初发时，喜怒无常不节食，阴气不足阳气余，营气运行又慢迟，瘀滞难行阳结热，向前发展痈疽名。再下是为阴阳乱，营气瘀滞邪热成，余阳热邪相结合，肌肉腐败有汁脓，若是针法来治疗，请你详细来说明？

岐伯说：

名医若遇此疾病，及时治疗未见脓。好比两军来交战，满眼刀光与剑影，并非一天策划成。有令必行禁必止；冲锋不顾死与生，亦非几日即建功。待到体内痈疽患，针刺治疗成血脓，何不提前来养生？冰冻三尺非日寒。痈疽脓血亦非闲，不会无故从地冒，更非无故掉从天，高明医生何处强，痈疽未成先预防。愚人不知防治好，疾病袭来必遭殃。

黄帝说：

痈疽脓病已出现，之前又未先预见，你说这可怎么办？

岐伯说：

痈疽脓病很严重，九死一生是平常。高明医生早诊断，痈疽脓患难生长，治疗方法写竹帛，方便后人来弘扬，将其世代传下去，不让痈疽再逞狂。

黄帝说：

痈疽病患关性命，可用小针来放脓？

岐伯说：

小针效果自然好，大针又怕后果糟，已有痈疽与脓血，砭石铍针皆重要，刺破痈疽排脓液，方能取得好疗效。

黄帝说：

若是痈疽已恶化，治愈是否有可能？

岐伯说：

痈疽顺逆来判定。

黄帝说：

何为顺逆说来听。

岐伯说：

白睛青黑眼变小，初次服药呕吐行，腹痛时兼重口渴，肩项不便难转动，面无血色声嘶哑，五种情况为逆证，除此之外皆顺证。

黄帝说：

逆顺情况都谈谈，我再洗耳来恭听？

岐伯说：

身热脉小腹胀满，逆证之一记心间；腹部胀满兼肠鸣，泄泻脉大肢逆冷，逆证之二要分清；衄血不止兼脉大，逆证之三学到家；咳喘尿血身消瘦，脉小强劲力道够，逆证之四知缘由；身热脉小兼咳嗽，脉疾而数瘦形体，逆证之五要知悉。以上逆证五情况，十五日内人将亡。

腹部胀大肢逆冷，形体瘦削泄泻重，是为一逆要记清；腹部胀满大便血，脉大时时有间歇，是为二逆不为别；咳嗽尿血肉瘦脱，真脏脉见指力多，是为三逆不多说；胸胀元亏又血呕，脉为疾数牵背后，是为四逆已说透；腹部胀满咳嗽吐，泄泻脉绝不化谷，是为五逆要记住。以上逆证五情况，不到昼夜人将亡。医生审察若不细，轻易针疗叫逆治。

黄帝说：

先生曾说针很神，下应地理上天文，又可参与天和地，自然规律亦遵循。内则五脏能相联，外则六腑能贯通，十二经脉又疏导，气血宣扬脉循行。有人针刺活人死，救死万万不可能。有人针刺可救死，是何原因说来听。

岐伯说：

有些医生不善针，能将生者刺至死，治愈将死从未闻。

黄帝说：

此举实乃非仁德，为使病患少受害，是何道理你说说。

岐伯说：

其实道理很清楚，结果往往能预测，犹如杀人用刀剑，好比醉酒饮过多，其中寓意不深究，你要自己来揣摩。

黄帝说：

还请你来说明白。

岐伯说：

精气来源是水谷，水谷进入人胃中。欲降为雨升云海，气血流动十二经，若遇经络要害位，迎其经气针刺行，劫杀真气伤人命。

黄帝说：

上下手足各经脉，禁刺范围可存在？

岐伯说：

迎而夺之若误用，针刺五里要停住。每脏真气五至已，连续迎夺若过五，即将泄尽真气出；连续迎夺二十五，五脏真气尽泄出。劫夺真气常耳闻，难活绝命短寿人，并非针身欲犯罪，误刺之过莫推诿。

黄帝说：

更深道理再讲讲。

岐伯说：

要害部位妄针刺，浅刺病人到家亡，深刺病人死医堂。

黄帝说：

道理清楚又完善，请你刻录在玉版，针刺疗法有禁戒，藏于后世永流传，时刻警惕莫违反。

黄帝内经·灵枢

五　禁

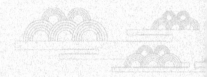

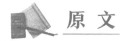 **原 文**

黄帝问于岐伯曰：余闻刺有五禁，何谓五禁？岐伯曰：禁其不可刺也。黄帝曰：余闻刺有五夺。岐伯曰：无泻其不可夺者也。黄帝曰：余闻刺有五过。岐伯曰：补泻无过其度。黄帝曰：余闻刺有五逆。岐伯曰：病与脉相逆，命曰五逆。黄帝曰：余闻刺有九宜。岐伯曰：明知九针之论，是谓九宜。

黄帝曰：何谓五禁？愿闻其不可刺之时。岐伯曰：甲乙日自乘，无刺头，无发蒙于耳内。丙丁日自乘，无振埃于肩喉廉泉。戊己日自乘四季，无刺腹去爪泻水。庚辛日自乘，无刺关节于股膝。壬癸日自乘，无刺足胫。是谓五禁。

黄帝曰：何谓五夺？岐伯曰：形肉已夺，是一夺也；大夺血之后，是二夺也；大汗出之后，是三夺也；大泄之后，是四夺也；新产及大血之后，是五夺也。此皆不可泻。

黄帝曰：何谓五逆？岐伯曰：热病脉静，汗已出，脉盛躁，是一逆也；病泄，脉洪大，是二逆也；著痹不移，䐃肉破，身热，脉偏绝，是三逆也；淫而夺形，身热，色夭然白，及后下血衃，血衃笃重，是谓四逆也；寒热夺形，脉坚搏，是谓五逆也。

273

诗青译文 🌸

黄帝问岐伯道：

听说针刺有五禁，还要请你说清楚？

岐伯回答说：

某部禁止用针刺，凡是遇到禁止处，莫要针刺要记住。

黄帝说：

听说针刺有五夺。

岐伯道：

若是气血衰弱时，元气大伤莫针刺，以免更加伤元气。

黄帝说：

听说针刺有五过。

岐伯道：

补泻莫要超常度，超过常度则为过。

黄帝说：

听说针刺有五逆。

岐伯道：

疾病脉象若相反，此种情况为五逆。

黄帝说：

听说针刺有九宜。

岐伯道：

九针理论要精通，九宜运用要适应。

黄帝问道：

请你详细说五禁，何时不能来行针？。

岐伯回答：

天干人体相对应，甲乙应头要知情，甲乙之日头莫刺，刺耳发蒙法莫用。丙丁之日莫振摇，廉泉肩喉亦不行。夏暑对应足和肢，每逢戊日与己日，莫要行刺人腹部，去爪泻水要牢记，每逢庚日和辛日，莫要行刺股和膝，每逢壬日和癸日，足胫穴位莫行刺。所谓五禁要知悉。

黄帝问：

何为五夺请说明？

岐伯答道：

五夺情况有五种，正气不足大虚证。形体肌肉极消瘦，此为一夺记心中。大血之后为二夺。大汗之后为三夺。大泄之后为四夺。分娩血多为五夺。皆为元气有大伤，不用泻法要记得。

黄帝问：

何为五逆再说明？

岐伯回答说：

热病脉象应沉静，一逆反见有躁动；泄泻之后脉洪大，此为二逆记心中；痹证缠绵难痊愈，肌肉溃破又隆起，著痹不移䐃肉破，脉象偏绝身发热，此为三逆要记得；肠滞遗精伤身体，身热皮肤色粉白，紧接鼻血流难止，此为四逆记心怀；寒热病症伤身体，脉象生硬五逆来。

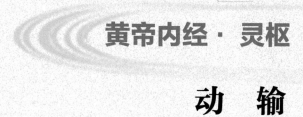

黄帝内经 · 灵枢

动　输

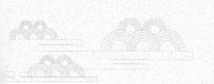

原 文

黄帝曰：经脉十二，而手太阴、足少阴、阳明独动不休，何也？岐伯曰：足阳明胃脉也。胃为五脏六腑之海，其清气上注于肺，肺气从太阴而行之，其行也，以息往来，故人一呼脉再动，一吸脉亦再动，呼吸不已，故动而不止。

黄帝曰：气之过于寸口也，上十焉息？下八焉伏？何道从还？不知其极。岐伯曰：气之离脏也，卒然如弓弩之发，如水之下岸，上于鱼以反衰，其余气衰散以逆上，故其行微。

黄帝曰：足之阳明何因而动？岐伯曰：胃气上注于肺，其悍气上冲头者，循咽，上走空窍，循眼系，入络脑，出颇，下客主人，循牙车，合阳明，并下人迎，此胃气别走于阳明者也。故阴阳上下，其动也若一。故阳病而阳脉小者为逆，阴病而阴脉大者为逆。故阴阳俱静俱动，若引绳相倾者病。

黄帝曰：足少阴何因而动？岐伯曰：冲脉者，十二经之海也，与少阴之大络起于肾下，出于气街，循阴股内廉，斜入腘中，循胫骨内廉，并少阴之经，下入内踝之后，入足下；其别者，邪入踝，出属跗上，入大指之间，注诸络，以温足胫。此脉之常动者也。

黄帝曰：营卫之行也，上下相贯，如环之无端，今有其卒然遇邪气，及逢大寒，手足懈惰，其脉阴阳之道，相输之会，行相失也，气何由还？岐伯曰：夫四末阴阳之会者，此气之大络也。四街者，气之径路也。故络绝则径通，四末解则气从合，相输如环。黄帝曰：善。此所谓如环无端，莫知其纪，终而复始，此之谓也。

诗青译文

黄帝问：

话说经脉十二条，其中三条永不败？手部太阴肺经脉，足部少阴肾经脉，足部阳明胃经脉，是何道理请道来？

岐伯答道：

足部阳明胃经脉，脉动关联密切处，胃是脏腑营养源，饮食所化精微物，向上输送至肺部，手太阴肺气为始，十二经脉沿循行。经脉因何来搏动，肺气推动才发生，一呼脉跳是两次，一吸脉跳亦两次，若是呼吸不停止，脉动亦是难止息。

黄帝问：

脉气通过寸口时，搏动怎样来运行？

岐伯答道：

脉气离开人五脏，在外行于经脉时，猛如洪水来决堤，离弦之箭一样急，开始脉势盛又强。脉气上达鱼际后，然后盛而转衰样，脉气此时已失散，上行气势亦减量。

黄帝问：

足部阳明胃经脉，搏动未止是为何？

岐伯答道：

因为胃气上注肺，气冲迅猛上头位，循咽而上走孔窍，循眼内络循于脑，从脑而出行面部，下行会至客主人，沿频合入足阳明，循经下至人迎处。胃气出合皆阳明，未止原因已说清。手太阴肺寸口脉，足阳明胃脉人迎，阳明之气通上下，跳动一致要知情。若是人体有阳亢，阳明脉小是逆象。若是人体有阴衰，太阴脉大是逆象。脉气阴阳动与静，内外双方相适应，此种情况是正常，寸口人迎应协调，搏动至数与力量，相互一致要明了。就像一绳牵两物，失去平衡靠边倒。

黄帝问：

足部少阴肾经脉，为何跳动而不停？

岐伯说：

足少阴脉之搏动，因为冲脉相并行。十二经海是冲脉，它与足少阴络脉，共同起于人肾下，足部阳明胃经出，出于气冲穴位处，再沿大腿之内侧，向下斜行于腘部，又沿胫骨之内侧，足少阴经与并行，下行进入内踝后，进入足下记心中。其中又分一支脉，斜入内踝要明白，再进胫骨与跗骨，相连部位要记住，再经足背大趾间，最后进入络脉处，温养胫部与足部，跳动原因已讲述。

黄帝问道：

营气卫气若运行，上下皆来互贯通，循环往返不止停。若遇邪气来侵袭，或是严寒来刺激，外邪留滞在四肢，手足松懈又无力。人体正常情况下，营卫运行有规律。若是邪气来留滞，通道转输会合处，因为邪阻失常态。如何循环说清楚？

岐伯回答说：

人体四肢之末端，此为阴阳会合处，营卫循行必经路。邪气阻塞络脉后，经络气路即开通，营卫仍然能运行。末端邪气除却后，络脉沟通又如初，此处转输入营卫，循环不止日日复。

黄帝说好！

你的解释很详细，周而复始之道理，我已明白和清晰。

278

黄帝内经 · 灵枢

五 味 论

原 文

黄帝问于少俞曰：五味入于口也，各有所走，各有所病。酸走筋，多食之，令人癃；咸走血，多食之，令人渴；辛走气，多食之，令人洞心；苦走骨，多食之，令人变呕；甘走肉，多食之，令人悗心。余知其然也，不知其何由，愿闻其故。

少俞答曰：酸入于胃，其气涩以收，上之两焦，弗能出入也，不出即留于胃中，胃中和温，则下注膀胱，膀胱之胞薄以懦，得酸则缩绻，约而不通，水道不行，故癃。阴者，积筋之所终也，故酸入而走筋矣。

黄帝曰：咸走血，多食之，令人渴，何也？少俞曰：咸入于胃，其气上走中焦，注于脉，则血气走之，血与咸相得则凝，凝则胃中汁注之，注之则胃中竭，竭则咽路焦，故舌本干而善渴。血脉者，中焦之道也，故咸入而走血矣。

黄帝曰：辛走气，多食之，令人洞心，何也？少俞曰：辛入于胃，其气走于上焦，上焦者，受气而营诸阳者也，姜韭之气熏之，营卫之气不时受之，久留心下，故洞心。辛与气俱行，故辛入而与汗俱出。

黄帝曰：苦走骨，多食之，令人变呕，何也？少俞曰：苦入于胃，五谷之气皆不能胜苦，苦入下脘，三焦之道皆闭而不通，故变呕。齿者，骨之所终也，故苦入而走骨，故入而复出，知其走骨也。

黄帝曰：甘走肉，多食之，令人悗心，何也？少俞曰：甘入于胃，其气弱小，不能上至于上焦，而与谷留于胃中，甘者令人柔润者也，胃柔则缓，缓则虫动，虫动则令人悗心。其气外通于肉，故甘走肉。

诗青译文

黄帝问少俞道：

食物进入人体后，五味与之相对应，相应疾病会发生。若是酸味入筋中，酸味饮食若偏多，小便常常不畅通。若是咸味入血液，咸味饮食若过量，引起口干舌燥渴。若是辛味入气分，辛味饮食若太过，内心空虚时候多。若是苦味入骨骼，苦味饮食若太多，发生呕吐吐成河。若是甘味入肌肉，甘味饮食若过量，人觉胸闷心烦透。我虽已经知其然，但是不知所以然，其中道理你谈谈。

少俞回答说：

若是酸味入胃后，由于酸涩能收敛，只能行于中上焦，不能吸收与化转，停滞在胃不向前。胃若温暖又和调，下注膀胱要知晓，膀胱尿脬薄柔软，遇酸便会变曲卷，紧缩出口受约束，水液排泻亦困难，小便不利很明显。前阴宗筋汇聚处，肝主筋来筋走酸。

黄帝问道：

咸味善于走血分，食咸过多人口渴，是何道理你说说？

少俞回答说：

若是咸味入胃后，咸味行走在中焦，输注血脉合与血，血液黏稠浓度高，胃中津液来弥补。胃中津液会减少，咽部津液难输布，咽部舌根常干燥，时觉口渴已明了。中焦化生精微处，血为输布之通道，血液亦出在中焦，所以咸味入胃后，走人血分要知晓。

黄帝问道：

辛味善走气分中，辛味太多心虚空，是何道理请说明？

少俞回答说：

若是辛味入胃后，气味行走在上焦。来自中焦谷精微，上焦布散至体表。过食葱姜韭蒜类，辛味熏蒸到上焦，营卫之气受影响，辛味久留在胃中，感觉内心虚与空。辛味卫阳气同行，所以辛味入胃后，卫阳气随汗出行，辛味亦随汗排泄，辛味走气此理明。

黄帝问道：

苦味善走骨分中，是何道理再阐明？

281

少俞回答说：

若是苦味入胃后，所有气味它最强。苦味进入人下脘，三焦通路受影响，气机阻闭不通畅。胃内食物难输散，胃气上逆呕吐忙。牙齿为骨之外露，苦经牙齿体内入，呕吐又随牙齿出，此理说明苦走骨。

黄帝问道：

甘味进入人肌肉，饮食甘味若过量，人觉胸闷心烦透。是何原因来讲讲？

少俞回答说：

若是甘味入胃后，腻碍胃中气机多，胃气因此而变小，上焦不达为柔弱，常与食物留在胃，胃气柔润性温和。气缓潮湿易生虫，虫食甘味胃里动，便觉烦闷在心中。甘味可以入人脾，脾主肌肉甘外通，甘味善在肌肉行。

黄帝内经 · 灵枢

阴阳二十五人

原文

黄帝曰：余闻阴阳之人何如？伯高曰：天地之间，六合之内，不离于五，人亦应之。故五五二十五人之形，而阴阳之人不与焉。其态又不合于众者五，余已知之矣。愿闻二十五人之形，血气之所生，别而以候，从外知内何如？岐伯曰：悉乎哉问也。此先师之秘也，虽伯高犹不能明之也。黄帝避席遵循而却曰：余闻之，得其人弗教，是谓重失，得而泄之，天将厌之。余愿得而明之，金柜藏之，不敢扬之。岐伯曰：先立五形金木水火土，别其五色，异其五形之人，而二十五人具矣。黄帝曰：愿卒闻之。岐伯曰：慎之慎之，臣请言之。

木形之人，比于上角，似于苍帝。其为人苍色，小头，长面，大肩背，直身，小手足，有才，好劳心，少力，多忧劳于事。能春夏不能秋冬，秋冬感而病生。足厥阴佗佗然。大角之人，比于左足少阳，少阳之上遗遗然。左角之人，比于右足少阳，少阳之下随随然。钛角（一曰右角）之人，比于右足少阳，少阳之上推推然。判角之人，比于左足少阳，少阳之下栝栝然。

火形之人，比于上徵，似于赤帝。其为人赤色，广䯖，锐面小头，好肩背髀腹，小手足，行安地，疾心，行摇，肩背肉满。有气轻财，少信，多虑，见事明，好颜，急心，不寿暴死。能春夏不能秋冬，秋冬感而病生，手少阴核核然。质徵之人，比于左手太阳，太阳之上肌肌然。少徵之人，比于右手太阳，太阳之下慆慆然。右徵之人，比于右手太阳，太阳之上鲛鲛然。质判之人，比于左手太阳，太阳之下支支颐颐然。

土形之人，比于上宫，似于上古黄帝。其为人黄色，圆面，大头，美肩背，大腹，美股胫，小手足，多肉，上下相称，行安地，举足浮，安心，好利人，不喜权势，善附人也。能秋冬不能春夏，春夏感而病生，足太阴敦敦然。大宫之人，比于左足阳明，阳明之上婉婉然。加宫之人，比于左足阳明，阳明之下坎坎然。少宫之人，比于右足阳明，阳明之上枢枢然。左宫之人，比于右足阳明，阳明之下兀兀然。

金形之人，比于上商，似于白帝。其为人方面，白色，小头，小肩背，小腹，小手足，如骨发踵外，骨轻，身清廉，急心，静悍，善为吏。能秋冬不能春夏，春夏感而病生，手太阴敦敦然。钛商之人，比于左手阳明，阳明之上廉廉然。右商之人，比于左手阳明，阳明之下脱脱然。左商之人，比于右手阳明，阳明之上监监然。少商之人，比于右手阳明，阳明之下严严然。

水形之人，比于上羽，似于黑帝。其为人黑色，面不平，大头，廉颐，小肩，大腹，动手足，发行摇身，下尻长，背延延然，不敬畏，善欺绐人，戮死。能秋冬不能春夏，春夏感而病生，足少阴汗汗然。大羽之人，比于右足太阳，太阳之上颊颊然。少羽之人，比于左足太阳，太阳之下纡纡然。众之为人，比于右足太阳，太阳之下洁洁然。桎之为人，比于左足太阳，太阳之上安安然。是故五形之人二十五变者，众之所以相欺者是也。

黄帝曰：得其形，不得其色，何如？岐伯曰：形胜色，色胜形者，至其胜时年加，感则病行，失则忧矣。形色相得者，富贵大乐。

黄帝曰：其形色相胜之时，年加可知乎？岐伯曰：凡年忌下上之人，大忌常加九岁。七岁，十六岁，二十五岁，三十四岁，四十三岁，五十二岁，六十一岁，皆人之大忌，不可不自安也，感则病行，失则忧矣。当此之时，无为奸事，是谓年忌。

黄帝曰：夫子之言，脉之上下，血气之候，以知形气奈何？岐伯曰：足阳明之上，血气盛则髯美长；血少气多则髯短；故气少血多则髯少；血气皆少则无髯，两吻多画。足阳明之下，血气盛则下毛美长至胸；血多气少则下毛美短至脐，行则善高举足，足指少肉，足善寒；血少气多则肉而善瘃；血气皆少则无毛，有则稀枯悴，善痿厥足痹。

足少阳之上，气血盛则通髯长；血多气少则通髯美短；血少气多则少髯，血气皆少则无须，感于寒湿则善痹，骨痛爪枯也。足少阳之下，血气盛则胫毛美长，外踝肥；血多气少则胫毛美短，外踝皮坚而厚；血少气多则胻毛少，外踝皮薄而软；血气皆少则无毛，外踝瘦无肉。

足太阳之上，血气盛则美眉，眉有毫毛；血多气少则恶眉，面多小理；血少气多则面多肉；血气和则美色。足太阳之下，血气盛则跟肉满，踵坚；气少血多则瘦，跟空；血气皆少则喜转筋，踵下痛。

手阳明之上，血气盛则髭美；血少气多则髭恶；血气皆少则无髭。手阳明之下，血气盛则腋下毛美，手鱼肉以温；气血皆少则手瘦以寒。

手少阳之上，血气胜则眉美以长，耳色美；血气皆少则耳焦恶色。手少阳之下，血气盛则手卷多肉以温；血气皆少则寒以瘦；气少血多则瘦以多脉。

手太阳之上，血气盛则多须，面多肉以平；血气皆少则面瘦恶色。手太阳之下，血气盛则掌肉充满；血气皆少则掌瘦以寒。

黄帝曰：二十五人者，刺之有约乎？岐伯曰：美眉者，足太阳之脉，气血多；恶眉者，血气少；其肥而泽者，血气有余；肥而不泽者，气有余，血不足；瘦而无泽者，气血俱不足。审察其形气有余、不足而调之，可以知逆顺矣。

黄帝曰：刺其诸阴阳奈何？岐伯曰：按其寸口、人迎，以调阴阳，切循其经络之凝涩，结而不通者，此于身皆为痛痹，甚则不行，故凝涩。凝涩者，致气以温之，血和乃止。其结络者，脉结血不和，决之乃行。故曰：气有余于上者，导而下之；气不足于上者，推而往之；其稽留不至者，因而迎之，必明于经隧，乃能持之。寒与热争者，导而行之；其宛陈血不结者，则而予之。必先明知二十五人，则血气之所在，左右上下，刺约毕也。

诗青译文

黄帝说：

人分阴阳两类型，如何区别请说明？

伯高说：

天地之间宇宙内，不离木火土金水，人亦与之来相对。还有二十五种人，不属阴阳两类人。形态有异要区分，阴阳之人有五种，前面已经作说明。二十五种欲了解，究竟何处有不同，如何从人之表现，身体内部来说清？

岐伯说：

您可问得真仔细！此乃先师珍藏来，伯高亦难说明白。

黄帝离座退几步，讲起话来很恭敬：遇到传人却不传，损失定是很严重，若得一种神秘术，轻易就要泄漏出，更是为人所厌恶。我愿听听其道理，将其藏在金柜里，不会随便传出去。

岐伯说：

首先明确五类型，再据颜色之不同，辨别其中差异处，二十五种即能明。

黄帝说：

请你详细讲来听。

岐伯说：

谨慎谨慎再谨慎，请听我来讲一讲。

木人木音角中上，东方苍帝同模样。面长皮苍头部小，肩背宽直手足小，多有才能劳心虑，多忧事物力不强。能受春夏之温热，难受秋冬之寒凉，秋冬感邪易生病，足厥阴肝记心上。柔美稳重是特征，禀受木气最全人。木气之偏有四种，左右上下来区分：左上大角一类人，左侧足少阳经上，特征逶迤而美长；右下左角一类人，右侧足少阳经下，处事随和又从顺；右上钛角一类人，右侧足少阳经上，积极进取人健康；左下判角一类人，左侧足少阳经下，刚正不阿显大方。

火形火音徵中上，南方赤帝同模样。颜面瘦小头不大，皮肤赤色背宽广，各部发育均美好，步履稳健手足小，心性急躁走路摇，肩背肌肉挺丰满，办事大方轻财产，少守信用多思虑，分析问题很周全，面色红润人健康，性情急躁命不长，多为暴病而死亡。能受春夏之温热，能受秋冬之寒凉，秋冬感邪易生病。手少阴心记心上，认识深刻是特征，禀受火气最全人，火气之偏有四种，左右上下来区分：左上火音质徵人，左侧手太阳经上，轻浮浅薄太天真；右下火音少徵人，右侧手太阳经下，善动多疑要留心；右上火音右徵人，右侧手太阳经上，踊跃向前动作频；左下火音质判人，左侧手太阳经下，乐观怡然健康身。

土人土音中上宫，上古黄帝同模样。肤黄面圆头部大，肩背匀称质优良，肌肉丰满手足小，下肢腹大健美长，全身上下皆匀称，步履稳健落地轻，乐于助人恶权势，善于团结人慎重。不受春夏之温热，能受秋冬之寒凉，春夏感邪易生病。足太阴脾记心上，诚实忠厚是特征，禀受土气最全人。土气之偏有四种，左右上下来区分：左上土音太宫人，左侧足阳明经上，此人平和兼柔顺；左下土音加宫人，左侧足阳明经下，端庄且无忧虑心；右上土音少宫人，右侧足阳明经上，此人言语很圆润；右下土音左宫人，右侧足阳明经下，此人独立又奋进。

金人金音中上商，恰似白帝同模样。肩背头腹手足小，皮肤白色面部方，行动敏锐足跟硬，静安性急廉禀性，适作官吏人悍猛。不受春夏之温热，能受秋冬之寒凉，春夏感邪易生病。手太阴肺记心上，坚强不屈是特征，禀受金气最全人，金气之偏有四种，左右上下来区分：左上金音钛商人，左侧手阳明经上，廉洁自好品性良；左下金音左商人，左侧手阳明经下，此人英俊又潇洒；右上金音右商人，右侧手阳明经上，善明是非知短长；右下金音少商人，右侧手阳明经下，庄重严肃姿态佳。

水人水音中羽上，恰似黑帝同模样。皮黑头大面不平，颊宽肩瘦人好动，尾部脊背亦较长，腹大身体摇晃行，易被他杀善欺骗，常被别人看得轻。不受春夏之温热，能受秋冬之寒凉，春夏感邪易生病。足少阴肾记心上，心胸狭窄是特征，禀受水气最全人。水气之偏有四种，左右上下来区分：右上水形大羽人，右侧足太阳经上，神情自得是平常；右下水形少羽人，左侧足太阳经下，心情郁闷态不佳；左下水音左羽人，右侧足太阳经下，文静洁身人人夸；左上水音右羽人，左侧足太阳经上，泰然自若定乾坤。以上形态分五种，特征禀赋各不同，今有变化二十五，劝君路上谨慎行。

黄帝说：

若是具有之特征，皮肤颜色不相应，又是为何请说明？

岐伯说：

生克规律按五行，若是形体之五行，克制肤色之五行，或是肤色之五行，克制形体之五行，每逢年忌则相加，再感邪气会生病，若是无暇来调养，便会危及人性命。形体肤色若相配，健康富贵为象征。

黄帝说：

形体肤色相克时，是否知道年禁忌？

岐伯说：

年忌七岁大忌起，每加九岁一大忌，七岁十六二十五，三十四岁四十三，五十二岁六十一，年忌之时要调养，精神身体方为良，易感邪气生疾病，危及人身命不长。每逢年忌要注意，奸邪之事走他乡。

黄帝说：

先生以前曾说过，十二经脉上下行，根据气血之盛衰，如何表现在体形？

岐伯说：

足阳明经之盛衰，人体上部来表现。血气旺盛美须长；血少气多胡须短；气少血多须难见；若是气血两不旺，半点胡须都不长，口角纹多在两旁。足阳明经之盛衰，人体下部来表现，血气旺盛毛美长，还要跟随胸部延；血多气少毛美短，延至脐部娇贵显，足部觉冷肌肉少，两足高举行时好；血少气多易疮冻；血气皆少则无毛，若有亦是稀枯焦，痿厥痹证易报到。

足少阳经之盛衰，人体上部来表现。气血旺盛美须长；血多气少美须短；血少气多胡须少；血气皆少须不见，感受寒湿之邪后，节痛爪枯痹证显。足少阳经之盛衰，人体下部来表现。两旺腿胫毛美长，足外踝部肌肉健；血多气少毛美短，皮肤坚硬厚强兼；血少气多毛较少，皮肤松软嫩又骄；血气皆少腿无毛，外踝无肌瘦要倒。

足太阳经之盛衰，人体上部来表现。两旺眉毛秀美好，较长毫毛时时见；血多气少眉不齐，面部多有细纹理；血少气多面肉多；润泽柔美两调和。足太阳经之盛衰，人体下部来表现。两旺肌肉实丰满；气少血多肌空软；血少骨痛筋痉挛。

手阳明经之盛衰，人体上部表现来。两旺口唇胡须美；血少气多须无彩。手阳明经之盛衰，人体下部表现来。两旺腋处毛美好，肌肉温暖溢满堂；气血若是皆虚弱，肌肉消瘦而寒凉。

手少阳经之盛衰，人体上部表现来。两旺眉美并且长，耳郭红润颜色妆；两虚不仅耳郭干，而且无华颜色暗。手少阳经之盛衰，人体下部表现来。两旺肌肉暖丰厚；两虚瘦削寒凉透；气少血多肌肉削，脉络浮外要知晓。

手太阳经之盛衰，人体上部表现来。两旺胡须比较多，面部多肉展平和；若是血气不充足，消瘦黑暗无光出。手太阳经之盛衰，人体下部表现来。两旺肌肉很丰满；不足消瘦又凉寒。

黄帝说：

二十五种不同人，有何原则要遵循？

岐伯说：

气血旺盛眉毛好；眉毛稀疏气血少；肌肉润泽且肥满，血气有余已明了；肌肉肥满无光泽，气有余数血不多；肌肉消瘦无光泽，气血皆少不啰嗦。细察气血之盈亏，病势顺逆要琢磨。

黄帝说：

三阴三阳经病变，如何针刺再谈谈？

岐伯说：

切按寸口人迎脉，先辨阴阳盛与衰。后循各经之脉络，是否气血有凝涩。气血结聚多痛痹，重时脉道不通畅。温补方法来针刺，气血通调针即止。气血结聚在络道，若是血脉不通畅，针刺放血瘀血消。邪气郁结如在上，导邪下行方法强；正气不足表在上，留针候气按肤良；若是气滞留不至，迎气气至用针刺。以上所述治疗法，经脉明确方能施，若是发现寒热争，应先宣泄其偏盛。脉里若是气瘀滞，血液尚未见结凝，治疗方法亦不同。二十五种先熟悉，血气所在要分明，或在左右与上下，刺治穴位才能行，针刺法则要理清。

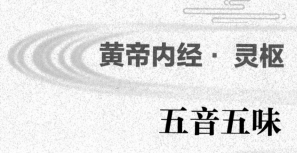

黄帝内经·灵枢

五音五味

原文

右徵与少徵，调右手太阳上。左商与左徵，调左手阳明上。少徵与大宫，调左手阳明上。右角与大角，调右足少阳下。大徵与少徵，调左手太阳上。众羽与少羽，调右足太阳下。少商与右商，调右手太阳下。桎羽与众羽，调右足太阳下。少宫与大宫，调右足阳明下。判角与少角，调右足少阳下。钛商与上商，调右足阳明下。钛商与上角，调左足太阳下。

上徵与右徵同，谷麦，畜羊，果杏，手少阴，脏心，色赤，味苦，时夏。上羽与大羽同，谷大豆，畜彘，果栗，足少阴，脏肾，色黑，味咸，时冬。上宫与大宫同，谷稷，畜牛，果枣，足太阴，脏脾，色黄，味甘，时季夏。上商与右商同，谷黍，畜鸡，果桃，手太阴，脏肺，色白，味辛，时秋。上角与大角同谷麻，畜犬，果李，足厥阴，脏肝，色青，味酸，时春。

大宫与上角同，右足阳明上。左角与大角同，左足阳明上。少羽与大羽同，右足太阳下。左商与右商同，左手阳明上。加宫与大宫同，左足少阳上。质判与大宫同，左手太阳下。判角与大角同，左足少阳下。大羽与大角同，右足太阳上。大角与大宫同，右足少阳上。

右徵、少徵、质徵、上徵、判徵。右角、钛角、上角、大角、判角。右商、少商、钛商、上商、左商。少宫、上宫、大宫、加宫、左角宫。众羽、桎羽、上羽、大羽、少羽。

黄帝曰：妇人无须者，无血气乎？岐伯曰：冲脉、任脉皆起于胞中，上循背里，为经络之海。其浮而外者，循腹上行，会于咽喉，别而络唇口。血气盛则充肤热肉，血独盛则澹渗皮肤，生毫毛。今妇人之生，有余于气，不足于血，以其数脱血也。冲任之脉，不荣口唇，故须不生焉。

黄帝曰：士人有伤于阴，阴气绝而不起，阴不用，然其须不去，其故何也？宦者独去何也？愿闻其故。岐伯曰：宦者去其宗筋，伤其冲脉，血泻不复，皮肤内结，唇口不荣，故须不生。

黄帝曰：其有天宦者，未尝被伤，不脱于血，然其须不生，其故何也？岐伯曰：此天之所不足也，其任冲不盛，宗筋不成，有气无血，唇口不荣，故须不生。

黄帝曰：善乎哉！圣人之通万物也，若日月之光影，音声鼓响，闻其声而知其形，非其夫子，孰能明万物之精。是故圣人视其颜色，黄赤者多热气，青白者少热气，黑色者多血少气。美眉者太阳多血，通髯极须者少阳多血，美须者阳明多血，此其时然也。夫人之常数，太阳常多血少气，少阳常多气少血，阳明常多血多气，厥阴常多气少血，少阴常多血少气，太阴常多血少气，此天之常数也。

诗青译文

　　火音右徵少徵人，手部太阳小肠经，右侧上部调相应。金音之中左商人，火音之中左徵人，手部阳明大肠经，左侧上部调相应。火音之中少徵人，土音之中大宫人，手部阳明经脉处，左侧上部调相应。木音之中右角人，木音之中太角人，足部少阳胆经处，右侧下部调相应。火音太徵少徵人，手部太阳小肠经，左侧上部调相应。水音众羽少羽人，足部太阳膀胱经，右侧下部调相应。金音少商右商人，手部太阳小肠经，右侧下部调相应。水音柽羽众羽人，足部太阳膀胱经，右侧下部调相应。土音少宫大宫人，足部阳明胃经处，右侧下部调相应。木音判角少角人，足部少阳胆经处，右侧下部调相应。金音钛商上商人，足部阳明胃经处，右侧下部调相应。金音之中钛商人，木音之中上角人，足部太阳膀胱经，左侧下部调相应。

　　火音上徵右徵人，五谷小麦五畜羊，五果为杏苦味养，手部少阴心经属，赤色应夏宜味苦。水音上羽大羽人，五谷大豆五畜猪，五果栗子咸味物，足部少阴肾经属，表现黑音类型人，五谷稷米五畜牛，五果大枣味甜优，足部太阴脾经属，黄色长夏甜味物。金音上商右商人，五谷黍米五畜鸡，五果桃子辛味食，手部太阴肺经属，白色秋季辛味食。木音上角大角人，五谷芝麻五畜狗，五果李子酸味优，足部厥阴肝经属，青色春季酸味物。

　　大宫属于土音人，上角属于木音人，足部阳明胃经处，调治右侧之上部，木音左角大角人，足部阳明胃经处，调治左侧之上部。水音少羽太羽人，足部太阳膀胱经，右侧下部调相应。金音左商右商人，手部阳明大肠经，左侧上部调相应。土音加宫大宫人，足部少阳胆经处，调治左侧之上部。火音之中质判人，还有土音太宫人，手部太阳小肠经，左侧下部调相应。木音判角太角人，足部少阳胆经处，调治左侧之下部。

水音之中大羽人，木音之中大角人，足部太阳膀胱经，右侧上部调相应。木音之中太角人，土音之中太宫人，足部少阳胆经处，调治右侧之上部。

火音类型有五种，右徵少徵与质徵，还有上徵和判徵。木音类型有五种，右角钛角与上角，还有太角和判角。金音类型有五种，右商少商与钛商，还有上商和左商。土音类型有五种，少宫上宫与太宫，还有加宫和左宫。水音类型有五种，众羽桎羽与上羽，还有太羽和少羽。

黄帝问：

女人为何无胡须，没有血气之缘故？

岐伯答道：

冲脉任脉起胞中，脊背里侧上循行，经络气血聚其中。循行外部表浅者，沿循腹部而上行，咽喉部位来交会，其一分支出咽喉，环绕口唇而循行。人体血气若充盛，肌肤气血温煦能，肌肉丰满受濡养，皮肤润泽里透红，营血亢盛渗皮肤，毫毛才会生长成。女人气余血不足，排出体外月月经，冲任脉中血气少，口唇周围养不了，不生胡须能料到。

黄帝又问道：

男人若是伤阴器，时常阳痿难勃起，性欲功能丧失掉，胡须再生没问题，宦官胡须难再长，不同究竟在哪里？

岐伯回答说：

宦官受阉睾丸除，伤及冲脉血泄出，伤口愈后皮肤结，血液常行被杜绝。口唇周围无血养，所以胡须不再长。

黄帝问：

天阉宗筋无外伤，女性月经亦不像，胡须还是不生长，其中原因你讲讲？

岐伯回答说：

先天生理有缺陷，冲任两脉皆未盛，阴茎睾丸不完全，宗筋无势虽有气，血液亦是满足难，口唇不能受荣养，不生胡须情可原。

黄帝说：

讲得真是太好了！具有高度智慧人，通晓世间万物存，好似日月有光芒，立竿就见其影长，若是擂鼓初作响，听音能知其形状，由此可以推知君，除君谁明事理真？所以若是为智才，依据容颜和气色，便知气血盛与衰。面色若是为黄赤，体内气血热便知。面色若是为青白，气血有寒自会来。面色若是为黑色，多血少气记心怀。眉目之间若清秀，太阳经脉血足够。须髯生长若很长，少阳经脉血多量。胡须形状若美好，阳明经脉血不少。一般现象要记牢。经脉气血有常规，多血少气太阳经，多气少血少阳经，多血多气阳明经，多气少血厥阴经，多血少气少阴经，多血少气太阴经。此间规律要分清。

黄帝内经 · 灵枢

百病始生

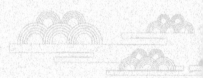

原文

黄帝问于岐伯曰：夫百病之始生也，皆生于风雨寒暑，清湿喜怒。喜怒不节则伤脏，风雨则伤上，清湿则伤下。三部之气，所伤异类，愿闻其会。岐伯曰：三部之气各不同，或起于阴，或起于阳，请言其方。喜怒不节，则伤脏，脏伤则病起于阴也；清湿袭虚，则病起于下；风雨袭虚，则病起于上，是谓三部。至于其淫泆，不可胜数。

黄帝曰：余固不能数，故问先师，愿卒闻其道。岐伯曰：风雨寒热不得虚，邪不能独伤人。卒然逢疾风暴雨而不病者，盖无虚，故邪不能独伤人。此必因虚邪之风，与其身形，两虚相得，乃客其形。两实相逢，众人肉坚。其中于虚邪也，因于天时，与其身形，参以虚实，大病乃成，气有定舍，因处为名，上下中外，分为三员。

是故虚邪之中人也，始于皮肤，皮肤缓则腠理开，开则邪从毛发入，入则抵深，深则毛发立，毛发立则淅然，故皮肤痛。留而不去，则传舍于络脉，在络之时，痛于肌肉，故痛之时息，大经乃代。留而不去，传舍于经，在经之时，洒淅喜惊。留而不去，传舍于输，在输之时，六经不通，四肢则肢节痛，腰脊乃强。留而不去，传舍于伏冲之脉，在伏冲之时，体重身痛。留而不去，传舍于肠胃，在肠胃之时，贲响腹胀，多寒则肠鸣飧泄，食不化，多热则溏出麋。留而不去，传舍于肠胃之外、募原之间，留著于脉，稽留而不去，息而成积。或著孙脉，或著络脉，或著经脉，或著输脉，或著于伏冲之脉，或著于膂筋，或著于肠胃之募原，上连于缓筋，邪气淫泆，不可胜论。

黄帝曰：愿尽闻其所由然。岐伯曰：其著孙络之脉而成积者，其积往来上下，臂手孙络之居也，浮而缓，不能句积而止之，故往来移行肠胃之间，水凑渗注灌，濯濯有音，有寒则䐜，䐜满雷引，故时切痛。其著于阳明之经，则夹脐而居，饱食则益大，饥则益小。其著于缓筋也，似阳明之积，饱食则痛，饥则安。其著于肠胃之募原也，痛而外连于缓筋，饱食则安，饥则痛。其著于伏冲之脉者，揣之应手而动，发手则热气下于两股，如汤沃之状。其著于膂筋在肠后者，饥则积见，饱则积不见，按之不得。其著于输之脉者，闭塞不通，津液不下，孔窍干壅。此邪气之从外入内，从上下也。

黄帝曰：积之始生，至其已成奈何？岐伯曰：积之始生，得寒乃生，厥乃成积也。黄帝曰：其成积奈何？岐伯曰：厥气生足悗，悗生胫寒，胫寒则血脉凝涩，血脉凝涩则寒气上入于肠胃，入于肠胃则䐜胀，䐜胀则肠外之汁沫迫聚不得散，日以成积。卒然多食饮则肠满，起居不节，用力过度则络脉伤，阳络伤则血外溢，血外溢则衄血；阴络伤则血内溢，血内溢则后血。肠胃之络伤，则血溢于肠外，肠外有寒汁沫与血相抟，则并合凝聚不得散而成积矣。卒然外中于寒，若内伤于忧怒，则气上逆，气上逆则六输不通，温气不行，凝血蕴里而不散，津液涩渗，著而不去，而积皆成矣。

黄帝曰：其生于阴者奈何？岐伯曰：忧思伤心；重寒伤肺；忿怒伤肝；醉以入房，汗出当风，伤脾；用力过度，若入房汗出浴，则伤肾。此内外三部之所生病者也。

黄帝曰：善。治之奈何？岐伯答曰：察其所痛，以知其应，有余不足，当补则补，当泻则泻，毋逆天时，是谓至治。

诗青译文 ✤

黄帝问岐伯道：

许多疾病之发生，外邪情志要记清，寒暑清湿风和雨，喜怒悲思与惊恐。喜怒若不被抑制，内脏受伤正当行；风雨之邪伤上部；清湿之邪伤下部。三部邪气所伤害，还要请你说清楚。

岐伯说：

喜怒风雨与清湿，三种邪气各有异，有病先生在阴分，有病先生在阳分，喜怒过度伤五脏，脏伤病起在于阴；清湿善袭下虚处，所以疾病起下部；风雨善袭上虚处，所以疾病起上部。邪犯三部要记住。邪气浸淫人体后，疾病变化难计数。

黄帝说：

我所了解不太多，请把道理讲透彻。

岐伯说：

风雨寒热若正常，致病邪气未形成，欲伤人体不可能。突遭风雨未生病，是因体健身板硬，致病不单因邪气。发生疾病体必虚，此时贼风来侵犯，发生疾病因两虚；若是身体很结实，正常气候之四时，大多不会生病疾。凡是疾病要发生，四时影响排第一，身体虚否亦关键，正虚邪实生病疾。邪气性质有不同，侵人部位亦有异，纵向分为上中下，横向表里半表里。

虚邪贼风侵体内，首先侵犯人肤皮，皮肤松弛腠理泄，邪从毛孔来侵袭，渐渐再向深处进，常会出现身寒慄，皮肤疼痛毛发起；邪滞不散传络中，滞留络脉肌肉疼，若是疼痛时作止，邪气由络传脉经；邪气滞留在经脉，洒淅恶寒惊恐来；邪滞不散传输脉，滞留输脉不离开，六经之气被邪阻，欲达四肢总失败，四肢关节有疼痛，腰脊不适常强硬；邪滞不除传冲脉，症见身体痛沉重；邪滞不除传胃肠，寒盛肠鸣兼腹胀，饮食若是不消化，热盛泻痢疾病忙，邪滞传导至膜原，滞留不去血脉间，邪气气血结相互，日久可见有块物。邪气若是来侵犯，浸淫泛滥难停住。

黄帝说：

是何原因说来听。

岐伯说：

邪留孙络成积证，上下往来动不停，孙络浮浅又弛松，若是固定有困难，肠胃总是随意行，有水濡濡闻其声，寒在腹满又雷鸣，相互牵引刀割痛。邪留阳明成积证，饱大饥小脐旁行。邪留缓筋成积证，阳明积证与相似，饱食则痛饥不痛。邪留膜原成积证，疼痛外牵缓筋处，饱食不痛饥则痛。邪留伏冲成积证，手按积块有跳动，举手热气行两股，热汤浇灌难受中。邪留膂筋成积证，肠胃饥饿积见到，饱食未见摸不着。邪留输脉成积证，脉道阻塞不畅通，津液难来行上下，毛窍干涩又塞壅。邪气从外到内犯，上传至下表现中。

黄帝说：

积病如何来形成？

岐伯说：

积病因寒来侵入，寒邪逆上积病生。

黄帝说：

说说病变之过程？

岐伯说：

寒邪引起气厥逆，足部先痛记心房，继而胫部亦寒凉，其脉凝涩寒向上，寒气向上犯肠胃，肠胃受寒则胀满，汁沫被迫聚不散，如此重复许多日，形成积病要知全。暴饮暴食肠胃胀，生活起居不节俭，有时过度来用力，络脉损伤时常见。上部络脉受损伤，血若外溢会衄血；下部络脉受损伤，血若内溢会便血，肠外络脉受损伤，血至肠外而流散，适逢肠外有寒邪，肠外汁沫两合奸，积病凝聚自消难。若是突然受寒邪，气逆郁怒忧思结，六经气血行不畅，温煦作用受影响，血液因此成凝血，凝血蕴里散时长，津液干涩不灌渗，积病难散不思量。

黄帝说：

若是病发在内脏，如何形成再讲讲？

岐伯说：

忧思过度伤心脏，外寒再加饮食凉，肺脏因此而受伤；恨怒过度伤肝脏；酒醉之后再行房，汗出受风脾脏伤；用力过度或行房，汗出水浴肾脏伤。内外三部如上述，病发情况记心上。

黄帝说：

听你所讲真是好。究竟如何来治疗？

岐伯答道：

审察疼痛之部位，病变所在要知晓，依据证候虚与实，补虚泻实效果好，四季规律莫违背，施治方法才最妙。

300

黄帝内经·灵枢

行　针

原文

黄帝问于岐伯曰：余闻九针于夫子，而行之于百姓，百姓之血气各不同形，或神动而气先针行，或气与针相逢，或针已出气独行，或数刺乃知，或发针而气逆，或数刺病益剧，凡此六者，各不同形，愿闻其方。

岐伯曰：重阳之人，其神易动，其气易往也。黄帝曰：何谓重阳之人？岐伯曰：重阳之人，熇熇高高，言语善疾，举足善高，心肺之脏气有余，阳气滑盛而扬，故神动而气先行。黄帝曰：重阳之人而神不先行者，何也？岐伯曰：此人颇有阴者也。黄帝曰：何以知其颇有阴者也？岐伯曰：多阳者多喜；多阴者多怒，数怒者易解，故曰颇有阴，其阴阳之离合难，故其神不能先行也。

黄帝曰：其气与针相逢奈何？岐伯曰：阴阳和调，而血气淖泽滑利，故针入而气出，疾而相逢也。

黄帝曰：针已出而气独行者，何气使然？岐伯曰：其阴气多而阳气少，阴气沉而阳气浮者内藏，故针已出，气乃随其后，故独行也。

黄帝曰：数刺乃知，何气使然？岐伯口：此人之多阴而少阳，其气沉而气往难，故数刺乃知也。

黄帝曰：针入而气逆者，何气使然？岐伯曰：其气逆与其数刺病益甚者，非阴阳之气浮沉之势也，此皆粗之所败，工之所失，其形气无过焉。

302

诗青译文

黄帝向岐伯问道：

我从你处学九针，百姓身上来试行，各人气血有不同。气行针前神气昂，气针同时可相逢，拔针气才独行至，数次针刺气来行，表现不良人晕针，针刺数次病加重。以上情况有六种，针刺表现各有异，其间道理说来听。

岐伯说：

阳气重者易激动，气易引发要知情。

黄帝说：

如何判断阳气重？

岐伯说：

阳气重人炽火热，趾高气扬话利索，心肺气余阳气盛，神欲骚动气先行。

黄帝说：

阳重神气不先行，又是为何请说明？

岐伯说：

此人定是阴气重！

黄帝说：

如何知道阴气重？

岐伯说：

多阳之人常乐观，多阴之人常怒烦，经常发怒消退快，此人定有阴色彩，阴阳离合有困难，神不先行记心间。

黄帝说：

气针相逢又如何？

岐伯说：

若是阴阳两调和，气血滑利又润泽，所以针入气出时，能够迅速来会合。

黄帝说：

拔出针后气独至，又是何气起作用？

岐伯说：

此人阴多阳气少，常是深藏而不露，待到完成拔针后，独自成行阳才出。

黄帝说：

针刺数次有气感，此为何气起作用？

岐伯说：

此人多阴而少阳，神气沉潜难激动，数次针刺感觉行。

黄帝说：

针刺过后若晕针，此为何气起作用？

岐伯说：

针刺晕针病加重，无关阴阳与浮沉，皆是医生有过错，形质神气无责任。

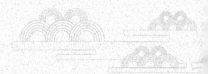

黄帝内经·灵枢

上　膈

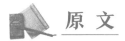 **原文**

黄帝曰：气为上膈者，食饮入而还出，余已知之矣。虫为下膈，下膈者，食晬时乃出，余未得其意，愿卒闻之。岐伯曰：喜怒不适，食饮不节，寒温不时，则寒汁流于肠中，流于肠中则虫寒，虫寒则积聚，守于下管，则肠胃充郭，卫气不营，邪气居之。人食则虫上食，虫上食则下管虚，下管虚则邪气胜之，积聚以留，留则痈成，痈成则下管约。其痈在管内者，即而痛深；其痈在外者，则痛外而痛浮，痛上皮热。

黄帝曰：刺之奈何？岐伯曰：微按其痈，视气所行，先浅刺其旁，稍内益深，还而刺之，毋过三行，察其浮沉，以为浅深；已刺必熨，令热入中，日使热内，邪气益衰，大痈乃溃。伍以参禁，以除其内；恬憺无为，乃能行气。后以咸苦，化谷乃下矣。

诗青译文

黄帝问：

气机郁结若在上，食后即吐上膈证，此间道理我已明。虫积在下下膈证，一日之后才呕吐，是何道理讲来听。

岐伯答道：

情志活动不协调，饮食亦未节制好，寒温变化未适应，脾胃运化失常中，寒湿流注在肠道，此处集结寄生虫，虫聚下脘扩肠胃，卫气不能常运营，邪气稽留要知情。寄生虫若闻气味，上行觅食下脘空，邪气乘虚会侵入，稽留日久成痈肿。肠管狭窄传不利，食后一日仍呕吐。痈肿若在下脘里，疼痛位置在深处，痈肿若在下脘外，疼痛位置在浅处，痈肿位置热皮肤。

黄帝问：

如何行针说清楚？

岐伯答道：

用手轻按痈肿处，观察痈肿大与小，病气动向掌握好。痈肿周边先浅刺，然后逐渐再深刺。如此反复来行针，莫要超过第三次。进针深浅如何行，病位深度来决定。刺后仍须行熨法，体内热气才通达。只要阳气渐温通，邪气日日见衰退，内痈消散方法对。适当护理要配合，清心寡欲要记得，恢复元气快乐多。亦可服用咸苦药，软坚化积食能化，向下传输效果佳。

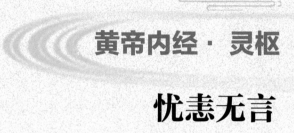

黄帝内经 · 灵枢

忧恚无言

原 文

黄帝问于少师曰：人之卒然忧恚而言无音者，何道之塞，何气不行，使音不彰？愿闻其方。少师答曰：咽喉者，水谷之道也。喉咙者，气之所以上下者也。会厌者，音声之户也。口唇者，音声之扇也。舌者，音声之机也。悬雍垂者，音声之关也。颃颡者，分气之所泄也。横骨者，神气所使，主发舌者也。故人之鼻洞涕出不收者，颃颡不开，分气失也。是故厌小而薄，则发气疾，其开阖利，其出气易；其厌大而厚，则开阖难，其气出迟，故重言也。人卒然无音者，寒气客于厌，则厌不能发，发不能下至，其开阖不致，故无音。

黄帝曰：刺之奈何？岐伯曰：足之少阴，上系于舌，络于横骨，终于会厌，两泻其血脉，浊气乃辟。会厌之脉，上络任脉，取之天突，其厌乃发也。

诗青译文

黄帝问少师道：

突然忧郁或愤怒，说话声音难发出，何种气机受障碍，何种通道被塞阻，其间道理说清楚。

少师回答说：

咽部向下通胃部，受纳水谷必经路。喉咙向下通肺部，气息呼吸与出入。会厌咽部喉咙间，声音发出之门户，能够开启与合闭。门开两扇恰其如。舌体上下前后动，声音枢机语言明。此间部位悬雍垂，关键所在音成声。颃颡又称后鼻道，声流由此而流通，可以协助来发声。舌骨横于舌根部，因此而得横骨名，它受意识所支配，控制舌体之运动。鼻腔涕液流不摄，颃颡闭塞不畅通，分气失职此为是，多伴鼻塞声音重。会厌小薄呼吸畅，开合流利语言行；会厌厚大则相反，开合不利气迟缓，说话涩滞畅通难。人若突然失声音，风寒邪气会厌侵，此时气道为不利，会厌启闭无权力，发声器官变失调，此时病症是音失。

黄帝问：

如何行针来治疗？

岐伯答道：

足部少阴肾经脉，起始足部向上行，一直联结舌根部，横骨并联在其中，喉间会厌止为终。足部少阴肾经取，上联会厌血脉时，重复泻法要两次，放血再泻其邪气，浊邪才能被排去。足少阴肾经络脉，相互联结与任脉，任脉天突再来刺，会厌开合能恢复，正常发声疾病除。

黄帝内经·灵枢

寒　热

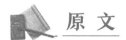 **原文**

黄帝问于岐伯曰：寒热瘰疬在于颈腋者，皆何气使生？岐伯曰：此皆鼠瘘寒热之毒气也，留于脉而不去者也。

黄帝曰：去之奈何？岐伯曰：鼠瘘之本皆在于脏，其末上出于颈腋之间，其浮于脉中，而未内著于肌肉，而外为脓血者，易去也。

黄帝曰：去之奈何？岐伯曰：请从其本引其末，可使衰去而绝其寒热。审按其道以予之，徐往徐来以去之，其小如麦者，一刺知，三刺而已。

黄帝曰：决其生死奈何？岐伯曰：反其目视之，其中有赤脉，上下贯瞳子，见一脉，一岁死；见一脉半，一岁半死；见二脉，二岁死；见二脉半，二岁半死；见三脉，三岁而死。见赤脉不下贯瞳子，可治也。

诗青译文

黄帝问岐伯说：

时发寒热之瘰病，多在颈项腋下生，是何原因请说明？

岐伯说：

寒热毒气鼠瘘证，羁留未除经脉中。

黄帝说：

如何消除说来听？

岐伯说：

鼠瘘病根在内脏，颈腋标证要知情，毒气浅浮在经脉，未伤肌肉化血脓，易愈病证较为轻。

黄帝说：

如何治疗请详明？

岐伯说：

应从根源来治疗，寒热停止毒退位。明察经脉与脏腑，循经取穴才为对，针缓出入补泻法，扶正祛邪健康回。瘰初形小如麦粒，见效只需针一次，瘥愈针刺三次时。

黄帝说：

此病如何判生死？

岐伯说：

翻开眼皮细细瞧，赤脉贯瞳恶征兆。当年即死脉一条；出现赤脉一条半，死期当在一年半；两条赤脉死两年；出现赤脉两条半，死期当在两年半；三条赤脉死三年。赤脉无下贯瞳子，患者可医盼团圆。

黄帝内经 · 灵枢

邪 客

原 文

黄帝问于伯高曰：夫邪气之客人也，或令人目不瞑不卧出者，何气使然？伯高曰：五谷入于胃也，其糟粕、津液、宗气，分为三隧。故宗气积于胸中，出于喉咙，以贯心脉，而行呼吸焉。营气者，泌其津液，注之于脉，化以为血，以荣四末，内注五脏六腑，以应刻数焉。卫气者，出其悍气之慓疾，而先行于四末分肉皮肤之间而不休者也。昼日行于阳，夜行于阴，常从足少阴之分间，行于五脏六腑。今厥气客于五脏六腑，则卫气独卫其外，行于阳，不得入于阴。行于阳则阳气盛，阳气盛则阳跷陷，不得入于阴，阴虚，故目不瞑。

黄帝曰：善。治之奈何？伯高曰：补其不足，泻其有余，调其虚实，以通其道而去其邪，饮以半夏汤一剂，阴阳已通，其卧立至。

黄帝曰：善。此所谓决渎壅塞，经络大通，阴阳得和者也。愿闻其方。伯高曰：其汤方以流水千里以外者八升，扬之万遍，取其清五升煮之，炊以苇薪，火沸，置秫米一升，治半夏五合，徐炊，令竭为一升半，去其滓，饮汁一小杯，日三，稍益，以知为度。故其病新发者，覆杯则卧，汗出则已矣。久者，三饮而已也。

黄帝问于伯高曰：愿闻人之肢节，以应天地奈何？伯高答曰：天圆地方，人头圆、足方以应之。天有日月，人有两目。地有九州，人有九窍。天有风雨，人有喜怒。天有雷电，人有音声。天有四时，人有四肢。天有五音，人有五脏。天有六律，人有六腑。天有冬夏，人有寒热。天有十日，人有手十指。辰有十二，人有足十指，茎垂以应之，女子不足二节，以抱人形。天有阴阳，人有夫妻。岁有三百六十五日，人有三百六十五节。地有高山，人有肩膝。地有深谷，人有腋腘。地有十二经水，人有十二经脉。地有泉脉，人有卫气。地有草蓂，人有毫毛。天有昼夜，人有卧起。天有列星，人有牙齿。地有小山，人有小节。地有山石，人有高骨。地有林木，人有募筋。地有聚邑，人有腘肉。岁有十二月，人有十二节。地有四时不生草，人有无子。此人与天地相应者也。

黄帝问于岐伯曰：余愿闻持针之数，内针之理，纵舍之意，扞皮开腠理，奈何？脉之屈折，出入之处，焉至而出，焉至而止，焉至而徐，焉至而疾，焉至而入？六腑之输于身者，余愿尽闻。其序别离之处，离而入阴，别而入阳，此何道而从行？愿尽闻其方。岐伯曰：帝之所问，针道毕矣。黄帝曰：愿卒闻之。岐伯曰：手太阴之脉，出于大指之端，内屈循白肉际，至本节之后太渊，留以澹，外屈上于本节，下内屈，与阴诸络会于鱼际，数脉并注，其气滑利，伏行壅骨之下，外屈出于寸口而行，上至于肘内廉，入于大筋之下，内屈上行臑阴，入腋下，内屈走肺。此顺行逆数之屈折也。

心主之脉，出于中指之端，内屈循中指内廉以上，留于掌中，伏行两骨之间，外屈出两筋之间，骨肉之际，其气滑利，上二寸，外屈出行两筋之间，上至肘内廉，入于小筋之下，留两骨之会，上入于胸巾，内络于心脉。

黄帝曰：手少阴之脉独无腧，何也？岐伯曰：少阴，心脉也。心者，五脏六腑之大主也，精神之所舍也，其脏坚固，邪弗能容也。容之则心伤，心伤则神去，神去则死矣。故诸邪之在于心者，皆在于心之包络。包络者，心主之脉也，故独无腧焉。

黄帝曰：少阴独无腧者，不病乎？岐伯曰：其外经病而脏不病，故独取其经于掌后锐骨之端。其余脉出入屈折，其行之徐疾，皆如手太阴、心主之脉行也。故本腧者，皆因其气之虚实疾徐以取之，是谓因冲而泻，因衰而补，如是者，邪气得去，真气坚固，是谓因天之序。

黄帝曰：持针纵舍奈何？岐伯曰：必先明知十二经脉之本末，皮肤之寒热，脉之盛衰滑涩。其脉滑而盛者，病日进；虚而细者，久以持；大以涩者，为痛痹；阴阳如一者，病难治；其本末尚热者，病尚在；其热已衰者，其病亦去矣。持其尺，察其肉之坚脆、大小、滑涩、寒温、燥湿。因视目之五色，以知五脏，而决死生；视其血脉，察其色，以知其寒热痛痹。

黄帝曰：持针纵舍，余未得其意也。岐伯曰：持针之道，欲端以正，安以静，先知虚实，而行疾徐，左手执骨，右手循之，无与肉果，泻欲端以正，补必闭肤，辅针导气，邪得淫泆，真气得居。

黄帝曰：扞皮开腠理奈何？岐伯曰：因其分肉，左别其肤，微内而徐端之，适神不散，邪气得去。

黄帝问于岐伯曰：人有八虚，各何以候？岐伯答曰：以候五脏。黄帝曰：候之奈何？岐伯曰：肺心有邪，其气留于两肘；肝有邪，其气流于两腋；脾有邪，其气留于两髀；肾有邪，其气留于两腘。凡此八虚者，皆机关之室，真气之所过，血络之所游，邪气恶血固不得住留，住留则伤筋络骨节，机关不得屈伸，故疴挛也。

诗青译文

黄帝曾经问伯高：

何种邪气侵人体，使人睁眼难睡觉？

伯高说：

食物入胃消化后，分为三路津糟宗。宗气存积胸中聚，贯通心脉出喉咙；所化营气泌津液，灌注脉中化为血，在外营养是手足，在内灌注是脏腑，宗气循脉来流行，昼夜刻数相适应；卫气滑慓水谷气，运行末端在四肢，分肉皮肤未休止。白天行于阳分属，夜晚行于阴分属，足少阴肾为起点，循行五脏与六腑。脏腑留存厥逆气，卫气仅卫体表处，行于阳分阴不入。仅行阳分阳气盛，阳盛阳跷脉气伟，卫气不通入阴分，阴虚闭目不能睡。

黄帝说：

听你所言真是好！究竟如何来治疗？

伯高说：

补其不足泻有余，沟通阴阳调虚实，消除厥逆之邪气，半夏汤来服一剂，内外阴阳才通畅，安然入睡没问题。

黄帝说：

听你所言真是妙。此法如同疏管道，经络相通调阴阳，方中内容再来道。

伯高说：

方子制作如下述：千里之外水八升，然后置于器皿中，连续长时来搅动，澄清上面取五升，使用苇薪燃火煮，沸后秫米放一升，炮制半夏与五合，续煎浓缩半一升，去渣一杯服每次，二次多次或每日。若是病程在当初，药后立卧愈汗时。若是病程稍微久，亦可痊愈服三剂。

黄帝问伯高说：

人身百节与四肢，怎样相应天与地？

伯高回答说：

天为圆来地为方，人为头圆足为方；天有日月人双眼；地有九州人

九窍；天有风雨人喜怒；天有雷电人声音；天有四季人四肢；天有五音
人五脏；天有六律人六腑；天有冬夏人冷热；天有十日人十指；天有时
辰十二个，人有两足共十趾，男有双睾以对应，女有两节嫌不足，但须
怀孕而子生；天有阴阳人夫妻；一年三百六十五，身体穴位应其数。地
广时常见高山，人身双膝和双肩；地阔时常见深谷，人身腋腘两窝处；
地有大河十二条，人有经脉十二条；地有流泉人卫气；地有丛草人毫
毛。天有昼夜人卧起；天有列星人牙齿。地有山坡人小节；地有山石人
高骨；地有木林人筋膜；地有城市人肌肉。一年有月十二个，人身四肢
十二节；有地四季不生草，有人终身不育苗。人体天地与相应，以上情
况已阐明。

黄帝问岐伯说：

我欲了解针刺法，缓用舍针何趣意，进针原理亦欲晓，扦肤开腠说
仔细？经脉曲折所出入，经气停止和流注，亦有归宿与快慢，六腑全身
注与输，另外还请来说明。离合处所之经脉，阳经如何入阴经？阴经如
何入阳经？哪条道路作沟通？此间道理再说清。

岐伯说：

道理尽在问题中。

黄帝说：

请你全部讲来听。

岐伯说：

内曲手部太阴经，手大拇指出尖端，赤白肉际沿内侧，抵达穴位是
太渊，形成动脉之搏动，然后曲折向外行，上行根节下面后，又再曲折
向内行，与诸阴络鱼际会，几条阴脉在此输，脉气流动而滑利，匍匐行
于下壅骨，由此曲折再向外，寸口浮出经上行，肘内侧面大筋下，向内
曲折又上行，肘部内侧入腋下，向内曲折入肺中。此为手部太阴肺，从
胸至手之路径。心主手部厥阴经，出于手部中指尖，曲折内侧行向上，
掌里伏行两骨间，然后外曲两筋出，腕关骨肉交界处，脉气流动而滑
利，腕部上行二寸时，曲折向外两筋间，然后上抵肘内侧，进入小筋下
面后，流注两骨再会合，胸中再向上面行，向内归结心脉中。

黄帝说：

为何手部少阴经，唯独不见腧穴在？

岐伯说：

手少阴内连心脉。心是脏腑之主宰，蕴藏精神为中枢，器质实在很坚固，外邪不能来盘踞。否则心伤失神气，生命活动亦终止。凡是各邪犯心脏，心包络脉均阻挡。包络是为心主脉，代心受邪有担当，针刺腧穴疗心伤。没有腧穴亦正常。

黄帝说：

手少阴心无腧穴，是否不会生疾病？

岐伯说：

在外经脉生疾病，心脏却无疾病生，若是心经有异常，锐骨端穴单刺行。其余经脉之曲折，或是运行之缓急，皆与此脉相类似。手少阴心若有病，腧穴神门取本经，根据虚实与缓急，分别再行来调治。邪气盛者用泻法，正气虚者用补法，邪气才能被消除，真气才能得坚固，治疗方法若如此，自然规律与相符。

黄帝说：

持针纵舍又如何？

岐伯说：

明确本末十二经，亦有皮肤之寒热，脉象盛衰与滑涩。若是脉象滑而盛，说明疾病日益重。若是脉象虚而细，长期勉强能支撑。脉大而涩痛痹证；表里俱伤气血败，此病难治很无奈，发热四肢和胸腹，定是病邪未解除；热势消退邪才去。亦要观察人皮肤，肌肉坚实或脆薄，皮肤寒温与燥湿，脉象大小和滑涩。勤察眼睛之五色，分析五脏之病变，生死只能来判断；再看患者之血络，又观外部之色泽，寒热痛痹方晓得。

黄帝说：

持针纵舍再说说，不知意蕴是为何。

岐伯说：

态度端正心清静，操针准则是第一。病情虚实先明了，缓急补泻方法施，左手骨骼把握好，右手按住经脉穴，防止肌肉太紧张，以免裹针忽收缩，补法出针针孔闭，泻法须下垂直针，辅助行针导引气，邪气难来把人侵，气方内守可留存。

黄帝说：

针刺扦肤开腠理，如何操作讲仔细？

岐伯说：

依据分肉之部位，左手循别人肤部，右手轻微慢进针，针尖垂直与皮肤，所付神气不散乱，邪气才能被消除。

黄帝问：

身体八虚查何病？

岐伯回答说：

五脏病变可查明。

黄帝说：

究竟如何来查明？

岐伯说：

心肺邪留在两肘；肝邪停留在腋窝；脾邪停留在两髀；肾邪停留人两腘。八虚关节为纽枢，真气血行之要处。邪气恶血难停留，否则骨节筋脉伤，关节屈伸难顺利，经常拘挛记心上。

黄帝内经·灵枢

通 天

原文

黄帝问于少师曰：余尝闻人有阴阳，何谓阴人，何谓阳人？少师曰：天地之间，六合之内，不离于五，人亦应之，非徒一阴一阳而已也，而略言耳，口弗能遍明也。

黄帝曰：愿略闻其意，有贤人圣人，心能备而行之乎？少师曰：盖有太阴之人，少阴之人，太阳之人，少阳之人，阴阳和平之人。凡五人者，其态不同，其筋骨气血各不等。

黄帝曰：其不等者，可得闻乎？少师曰：太阴之人，贪而不仁，下齐湛湛，好内而恶出，心抑而不发，不务于时，动而后之，此太阴之人也。

少阴之人，小贪而贼心，见人有亡，常若有得，好伤好害，见人有荣，乃反愠怒，心疾而无恩，此少阴之人也。

太阳之人，居处于于，好言大事，无能而虚说，志发于四野，举措不顾是非，为事如常自用，事虽败而常无悔，此太阳之人也。

少阳之人，禔谛好自贵，有小小官，则高自宜，好为外交，而不内附，此少阳之人也。

阴阳和平之人，居处安静，无为惧惧，无为欣欣，婉然从物，或与不争，与时变化，尊则谦谦，谭而不治，是谓至治。古之善用针艾者，视人五态乃治之。盛者泻之，虚者补之。

黄帝曰：治人之五态奈何？少师曰：太阴之人，多阴而无阳，其阴血浊，其卫气涩，阴阳不和，缓筋而厚皮，不之疾泻，不能移之。

少阴之人，多阴少阳，小胃而大肠，六腑不调，其阳明脉小而太阳脉大，必审调之，其血易脱，其气易败也。

太阳之人，多阳而少阴，必谨调之，无脱其阴，而泻其阳，阳重脱者易狂，阴阳皆脱者，暴死不知人也。

少阳之人，多阳少阴，经小而络大，血在中而气在外，实阴而虚阳，独泻其络脉则强，气脱而疾，中气不足，病不起也。

阴阳和平之人，其阴阳之气和，血脉调，谨诊其阴阳，视其邪正，安容仪，审有余不足，盛则泻之，虚则补之，不盛不虚，以经取之。此所以调阴阳，别五态之人者也。

黄帝曰：夫五态之人者，相与毋故，卒然新会，未知其行也，何以别之？少师答曰：众人之属，不知五态之人者，故五五二十五人，而五态之人不与焉。五态之人，尤不合于众者也。

黄帝曰：别五态之人奈何？少师曰：太阴之人，其状黮黮然黑色，念然下意，临临然长大，腘然未偻，此太阴之人也。

少阴之人，其状清然窃然，固以阴贼，立而躁崄，行而似伏，此少阴之人也。

太阳之人，其状轩轩储储，反身折腘，此太阳之人也。

少阳之人，其状立则好仰，行则好摇，其两臂两肘则常出于背，此少阳之人也。

阴阳和平之人，其状委委然，随随然，颙颙然，愉愉然，暶暶然，豆豆然，众人皆曰君子，此阴阳和平之人也。

诗青译文

黄帝曾问少师说：

听说人体有阴阳，究竟如何来区分？

少师答道：

四方上下自然界，一切事物不离五，人亦与之相适应，一阴一阳用不足。还有阴阳两性人，生理禀赋各有异，难用语言说清楚。

黄帝说：

请问其中何寓意，简明扼要说来听，比如贤人与圣人，禀赋做事可兼行？

少师说：

太阴少阴与太阳，少阳阴阳两和平，人分此间五类型。各自形态皆有异，筋骨气血亦多种。

黄帝说：

究竟何处不相同？

少师说：

太阴不仁有贪性。表面谦虚假正经，阴险藏恶在心内，喜怒于色不常形，不识时务总利己，见风使舵害人精。

少阴贪婪藏贼心，幸灾乐祸嘴巴损，未获荣誉极愤怒，好搞破坏常伤人，嫉妒不知来感恩。

太阳做人好表现，常说谎话没能力，言过其实爱吹牛，办事草率凭意气，太过自信屡遭败，败后不思来悔改。

少阳做事很仔细，善于交际喜露面，不愿踏实做工作，自尊心强易自满。

阴阳平和好安静，名利地位不屑争，清心寡欲人无惧，自然规律亦顺从，地位虽高却谦让，形势变化能适应，以理服人不强迫，处理事情挺精明。古代高明针灸家，邪气若盛用泻法，依人五态分施治，正气若虚用补法。

黄帝说：

以上五种形态人，治疗之时怎区分？

少师说：

太阴体质人无阳，阴血浓浊卫滞涩，此时筋缓皮又厚，阴阳难以两调和，若是刺治此种人，急泻阴分莫啰嗦。

少阴体质人少阳，胃小不调大小肠，足阳明胃脉气小，脉大太阴与小肠，气少不能来摄血，血脱气败来时忙，

太阳多阳人少阴，不泻其阴记心上，以防阴脱阳气泻，避免阳气过为伤，阳气外脱人发狂，阴阳皆脱人将亡。

少阳多阳而少阴，气浅在表血里深，经脉是小络脉大，即是多阳而少阴，充实阴经泻阳络，只泻络脉若太过，迫使阳气快消散，中气不足病愈难。

再说阴阳和平人，阴阳协调是为真，邪气盛时用泻法；正气虚时用补法，虚实不明取本经。以上几点已说清，阴阳调治依特性。

黄帝说：

若是与人素不识，初见难知其作风，如何辨别其类型？

少师回答说：

五态具有代表性，异于常人记在心，阴阳之人二十五，不含五种形态人。

黄帝说：

如何辨别五种人？

少师说：

太阴面色阴暗黑，虚情假意似谦卑，此时并非佝偻病，故作姿态做事伪。

少阴外貌似清闲，鬼鬼祟祟惴不安，心怀阴险把人害，走路伏身倾向前。

太阳高傲又自满，挺胸仰腰若反转。

少阳之人仰头高，行走之时左右摇，反挽其手后背找。

阴阳和平貌从容，大方得体适环境，态度严肃人和蔼，目光慈祥行端正，举止有度人磊落，处事有条又分明，众人皆说品德好，阴阳常态是和平。

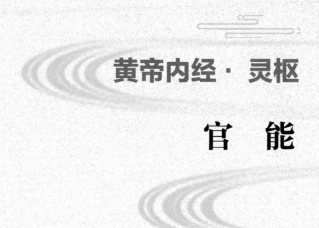

黄帝内经·灵枢

官　能

原 文

黄帝问于岐伯曰：余闻九针于夫子，众多矣不可胜数，余推而论之，以为一纪。余司诵之，子听其理，非则语余，请其正道，令可久传，后世无患，得其人乃传，非其人勿言。岐伯稽首再拜曰：请听圣王之道。

黄帝曰：用针之理，必知形气之所在，左右上下，阴阳表里，血气多少，行之逆顺，出入之合，谋伐有过。知解结，知补虚泻实，上下气门，明通于四海，审其所在，寒热淋露，以输异处，审于调气，明于经隧，左右肢络，尽知其会。寒与热争，能合而调之，虚与实邻，知决而通之，左右不调，把而行之，明于逆顺，乃知可治，阴阳不奇，故知起时，审于本末，察其寒热，得邪所在，万刺不殆，知官九针，刺道毕矣。

明于五输，徐疾所在，屈伸出入，皆有条理，言阴与阳，合于五行，五脏六腑，亦有所藏，四时八风，尽有阴阳，各得其位，合于明堂，各处色部，五脏六腑，察其所痛，左右上下，知其寒温，何经所在，审皮肤之寒温滑涩，知其所苦，膈有上下，知其气所在。先得其道，稀而疏之，稍深以留之，故能徐入之。大热在上，推而下之，从下上者，引而去之，视前痛者，常先取之。大寒在外，留而补之，入于中者，从合泻之。针所不为，灸之所宜。上气不足，推而扬之；下气不足，积而从之；阴阳皆虚，火自当之。厥而寒甚，骨廉陷下，寒过于膝，下陵三里，阴络所过，得之留止，寒入于中，推而行之；经陷下者，火则当之，结络坚紧，火所治之。不知所苦，两跷之下，男阴女阳，良工所禁，针论毕矣。

用针之服，必有法则，上视天光，下司八正，以辟奇邪，而观百姓，审于虚实，无犯其邪。是得天之露，遇岁之虚，救而不胜，反受其殃，故曰：必知天忌，乃言针意。法于往古，验于来今，观于窈冥，通于无穷。粗之所不见，良工之所贵，莫知其形，若神仿佛。

邪气之中人也，洒淅动形。正邪之中人也微，先见于色，不知于其身，若有若无，若亡若存，有形无形，莫知其情。是故上工之取气，乃救其萌芽；下工守其已成，因败其形。是故上工之用针也，知气之所在，而守其门户，明于调气，补泻所在，徐疾之意，所取之处。

泻必用圆，切而转之，其气乃行，疾而徐出，邪气乃出，伸而迎之，遥大其穴，气出乃疾。补必用方，外引其皮，令当其门，左引其枢，右推其肤，微旋而徐推之，必端以正，安以静，坚心无解，欲微以留，气下而疾出之，推其皮，盖其外门，真气乃存。用针之要，无忘其神。

雷公问于黄帝曰：《针论》曰：得其人乃传，非其人勿言，何以知其可传？黄帝曰：各得其人，任之其能，故能明其事。雷公曰：愿闻官能奈何？黄帝曰：明目者，可使视色。聪耳者，可使听音。捷疾辞语者，可使传论；语徐而安静，手巧而心审谛者，可使行针艾，理血气而调诸逆顺，察阴阳而兼诸方。缓节柔筋而心和调者，可使导引行气。疾毒言语轻人者，可使唾痈咒病。爪苦手毒，为事善伤者，可使按积抑痹。各得其能，方乃可行，其名乃彰。不得其人，其功不成，其师无名。故曰：得其人乃言，非其人勿传，此之谓也。手毒者，可使试按龟，置龟于器下而按其上，五十日而死矣。手甘者，复生如故也。

诗青译文

今日黄帝问岐伯：听说九针学问多，经我推究与考证，系统纲要已概括。今日由我来细读，听后不对告诉我，可以一起来修正，流传后世无沉疴，若是遇到合适人，将之传授并拜托，若不合适不多说。

恭敬拜后岐伯说：恭听高论洗耳郭。

黄帝说：

若知针刺之原理，邪气部位应先知，辨别左右与上下，了解阴阳与表里，应晓血气之多少，脉气运行之顺逆，血气出入之腧穴，依据病情寻法施。应知如何排结聚，补虚泻实要熟悉，经气上下之腧穴，四海线路亦清晰。观察寒热之虚实。疗时先选穴位处，并要谨慎调气机，左右支络相交汇，经行线路要确知。疾病若有寒热交，必须先把阴阳调；若有虚实难辨病，就要先来诊断明；左右若是不协调，缪刺方法效果好，左病刺右应切记，右病刺左要记牢；明确经脉顺逆行，顺易逆难要知情；阴阳调和人轻松。标本寒热要弄清，确定邪气在何处，莫要时常犯错误。熟悉九针之特性，学问才能相通融。

井荥输经合要明，补泻灵活来运用，行针体位有屈伸，出入规律亦可循。阴阳五行合为真。脏腑阴阳与五行，各有所藏之功能。却是四时八节风，侵犯部位有多种，就算面部来表现，色泽显示亦不同。欲知脏腑之病变，痛点结合人脸面，上下左右颜色异，寒湿病经能看见。寒温滑涩看皮肤，可知何邪为所苦。膈下肝脾肾居所，膈上心肺所居处，膈之上下若审察，病气所在不用估。先知经行之道路，再选针刺穴位处。用针宜少进针慢，此为原则要记住。若是针刺至深度，留针时间稍长久，正气才能徐徐入。若是高热在上部，应当推热向下行，从而使下与阴和，热邪由下向上行，引导邪气向外走，先治先病要记清，若是寒邪停在外，留针补法要知情；若是寒邪入在内，合穴泻法要分明；若是寒邪针不宜，应改灸法要知悉；上气不足推而扬，引举其气补其上；下气不足针随气，充实下部记心房；阴阳两虚用灸法；还需慢慢细思量。寒厥上逆阳大虚，肌肉陷下寒过膝，足阳明胃灸三里；阴络过处寒滞里，寒邪由络入内脏，针刺推散寒邪忙；若是经脉向下陷，灸法治疗记心间；脉络坚实若凝聚，艾灸治疗要知全；病痛部位若不晓，阳跷脉中中脉穴，阴跷脉中照海穴，男取阳跷女阴跷；上述道理若记牢，完备理论才明了。

若要学习针刺法，掌握准绳是唯一。上观天气之阴晴，下晓四时之节气，以免邪来侵身体。劳苦大众要知道：虚风实风皆伤人，勤于观察与防预，邪气难以来作邻。风雨侵人时时中，气候无常时时行，此般知识若不晓，救治不力病加重。只有了解宜与忌，谈针论治意才明，古人成就要承继，要用效果来验证，世间妙处仔细察，疾病变化才通达。平庸医生医术浅，精良医生惠万家。细微形迹难看到，才觉疾病很奇妙。

邪气伤害人身体，振动恶寒又战栗；因此正气受损害，气色稍变无觉时，邪气似有又似无，存亡症状不明显，确切病情不清晰。高明医生依脉变，疾病初发早诊治；低下医生待病成，方知如何去治疗，身有败象才知晓。医生用针来施治，脉行部位应先知，再守出入之门户，应晓如何调气机，何处该补何处泻，内心澄明知真切，手法快慢亦得当，选取穴位要准确。

泻法圆活又流利，直刺病处才转针，正气得畅运行勤。进针宜快出针慢，以引邪气外排完，针进针尖迎经气，针出时摇大针孔，邪气快速向外行。补法端正且从容，揉按皮肤人放松，左手按引其穴位，看准穴位周展平，右手推肤轻捻转，慢针刺入针身正，刺针之人心神静，候气不懈要坚持，气至之后稍留针，经气通后快出针，随即按住穴位处，针孔合闭极迅速，真气存内散不出。时刻不忘调精气，用针关键要记住。

雷公黄帝针论说：

遇到合适就传授，未见合适不必说。判断标准是为何？

黄帝说：

特点能力与品德。

雷公说：

如何发挥人特长？请你再来讲一讲。

黄帝说：

眼睛明亮色泽清；听觉敏锐辨音声；善于讲话传言论；心细手巧用灸针，调理气血之逆顺，观察阴阳之盛衰，治疗亦能并兼来；手势轻缓举止柔，导引性情需平和，运行气血人适合；生性嫉妒口舌毒，更有言语常轻薄，唾痈咒邪人适合。爪甲粗恶手势狠，做事损坏器具人，揉按积聚治痹身。依据才能用特点，各种疗法才彰显，他们才能美名传。传人不当难成功，亦会败坏老师名。遇到合适方来传，不合不传要分明。试人是否手狠毒，使按乌龟可试出，乌龟放在器具下，让人手按此器具，若是此人手狠毒，五十日时龟慢死；若是此人手柔顺，五十日后龟尚存。

黄帝内经·灵枢

论疾诊尺

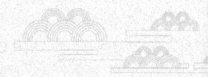

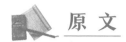 **原 文**

黄帝问岐伯曰：余欲无视色持脉，独调其尺以言其病，从外知内，为之奈何？岐伯曰：审其尺之缓急、小大、滑涩，肉之坚脆，而病形定矣。

视人之目窠上微痈，如新卧起状，其颈脉动，时咳，按其手足上，窅而不起者，风水肤胀也。

尺肤滑，其淖泽者，风也。尺肉弱者，解㑊，安卧，脱肉者，寒热，不治。尺肤滑而泽脂者，风也。尺肤涩者，风痹也。尺肤粗如枯鱼之鳞者，水泆饮也。尺肤热甚，脉盛躁者，病温也；其脉盛而滑者，汗且出也。尺肤寒，其脉小者，泄、少气。尺肤炬然，先热后寒者，寒热也。尺肤寒，久持之而热者，亦寒热也。

肘所独热者，腰以上热；手所独热者，腰以下热。肘前独热者，膺前热；肘后独热者，肩背热。臂中独热者，腰腹热；肘后粗以下三四寸热者，肠中有虫。掌中热者，腹中热；掌中寒者，腹中寒。鱼上白肉有青血脉者，胃中有寒。尺炬然热，人迎大者，当夺血。尺坚大，脉小甚，少气；悗有加，立死。

目赤色者病在心，白在肺，青在肝，黄在脾，黑在肾。黄色不可名者，病在胸中。

诊目痛，赤脉从上下者，太阳病；从下上者，阳明病；从外走内者，少阳病。

诊寒热，赤脉上下至瞳子，见一脉，一岁死；见一脉半，一岁半死；见二脉，二岁死；见二脉半，二岁半死；见三脉，三岁死。

诊龋齿痛，按其阳之来，有过者独热，在左左热，在右右热，在上上热，在下下热。

诊血脉者，多赤多热，多青多痛，多黑为久痹，多赤多黑多青皆见者，寒热身痛。面色微黄，齿垢黄，爪甲上黄，黄疸也；安卧，小便黄赤，脉小而涩者，不嗜食。

人病，其寸口之脉与人迎之脉小大等，及其浮沉等者，病难已也。女子手少阴脉动甚者，妊子。婴儿病，其头毛皆逆上者，必死；耳间青脉起者，掣痛；大便赤瓣飧泄，脉小者，手足寒，难已；飧泄，脉小，手足温，泄易已。

四时之变，寒暑之胜，重阴必阳，重阳必阴，故阴主寒，阳主热，故寒甚则热，热甚则寒，故曰：寒生热，热生寒，此阴阳之变也。故曰：冬伤于寒，春生瘅热；春伤于风，夏生后泄肠澼；夏伤于暑，秋生痎疟；秋伤于湿，冬生咳嗽。是谓四时之序也。

诗青译文

黄帝对问岐伯说：

切脉望色皆不用，仅仅依靠诊尺肤，即可知道患何病，外表推知内变生，如何诊断说来听？

岐伯说：

诊断尺肤紧或急，瘦削弛缓或高起，亦有润滑和滞涩，肌肉脆弱或坚实，有何疾病可推知。

眶下凹陷微浮肿，模样好似刚睡醒，并见时时有咳嗽，颈部人迎脉搏动，若是按压其手足，按处陷下起不能，此为风水肤胀病。

滑而不涩为风病；肌肉松软体困倦，四肢懈怠解㑊病，喜睡肌肉若削瘦，病愈不易寒热病；滑润如膏脂风病；涩滞血少风痹病；粗糙不润干鱼鳞，脾土虚衰痰饮病；灼热脉盛有躁动，即可判断为温病，脉盛滑利不躁动，病邪将出正气行，瘥愈之象要知情；若是脉小兼寒冷，泄泻气虚为此病；高热灼手热后冷，觉冷久按又发热，寒热往来为其名。

肘部皮肤独发热，候腰以上见发热；手腕皮肤独发热，候腰以下见发热；肘前部位独发热，膺前部位见发热；肘后部位独发热，候肩背部见发热；臂之中部独发热，候腰腹部见发热；肘后缘下三四寸，此位发热肠虫存；手掌发热候腹热；手掌发凉候腹凉；鱼际手白肉有异，青色血脉胃寒时。尺之肌肤热炙手，人迎脉大热盛知，征兆是为血流失；尺肤坚大脉甚小，气虚烦闷亡不遥。

目见赤色病在心，目见白色病在肺，目见青色病在肝，目见黄色病在脾，目见黑色病在肾，黄色兼见不明色，主病在胸记在心。

诊察目痛须知晓：赤色络脉上向下，太阳经病为其名；赤色络脉下向上，阳明经病为其名；目外内行少阳病。

诊察寒热往来病：目中赤脉上向下，贯瞳赤脉见一条，一年将死要知晓；若见赤脉一条半，患者寿命一年半；两条赤脉终两年；若见赤脉两条半，患者寿命两年半；若见赤脉是三条，患者寿命是三年。

龋齿痛按阳明脉，病变部位必发热，病在左侧左侧热，病在右侧右侧热，病在上部上部热，病在下部下部热。

诊察络脉须知晓：赤色皮肤多热症，青色皮肤多痛症，黑色皮肤久痹证，赤黑兼见有青色，身体疼痛病寒热。面齿指甲皆为黄，黄疸病名莫思量。嗜卧小便若黄赤，脉象涩小人不食。

寸口脉与人迎脉，大小浮沉皆相等，此时即为难治病。手少阴心脉动甚，若为女子必怀孕。婴儿若是有病时，头发上竖必定死。耳部隆起又色青，症为抽搐与腹痛。大便有瓣青绿色，泄下完谷不化中，手足脉弱冷难治；手足脉大暖容易。

一年四季有寒暑，阴盛至极阳恢复。阳盛至极转为阴。阴性为寒阳热主。寒至极致会变热，热至极致会变寒。寒能生热热生寒。阴阳道理存其间。冬受寒邪缓发病，春天多来温热病；春受风邪缓发病，夏天泄泻痢疾病；夏受暑邪缓发病，秋天疟疾易发生；秋受湿邪缓发病，冬天易发咳嗽病。四季气候各有异，病分春夏与秋冬。

黄帝内经 · 灵枢

刺节真邪

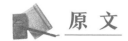 **原 文**

　　黄帝问于岐伯曰：余闻刺有五节奈何？岐伯曰：固有五节：一曰振埃，二曰发蒙，三曰去爪，四曰彻衣，五曰解惑。黄帝曰：夫子言五节，余未知其意。岐伯曰：振埃者，刺外经，去阳病也。发蒙者，刺腑腧，去腑病也。去爪者，刺关节肢络也。彻衣者，尽刺诸阳之奇腧也。解惑者，尽知调阴阳，补泻有余不足，相倾移也。

　　黄帝曰：刺节言振埃，夫子乃言刺外经，去阳病，余不知其所谓也，愿卒闻之。岐伯曰：振埃者，阳气大逆，上满于胸中，愤瞋肩息，大气逆上，喘喝坐伏，病恶埃烟，饲不得息，请言振埃，尚疾于振埃。黄帝曰：善。取之何如？岐伯曰：取之天容。黄帝曰：其咳上气，穷诎胸痛者，取之奈何？岐伯曰：取之廉泉。黄帝曰：取之有数乎？岐伯曰：取天容者，无过一里，取廉泉者，血变而止。帝曰：善哉。

　　黄帝曰：刺节言发蒙，余不得其意。夫发蒙者，耳无所闻，目无所见。夫子乃言刺腑腧，去腑病，何腧使然？愿闻其故。岐伯曰：妙乎哉问也！此刺之大约，针之极也，神明之类也，口说书卷，犹不能及也，请言发蒙耳，尚疾于发蒙也。黄帝曰：善。愿卒闻之。岐伯曰：刺此者，必于日中，刺其听宫，中其眸子，声闻于耳，此其腧也。黄帝曰：善。何谓声闻于耳？岐伯曰：刺邪，以手坚按其两鼻窍而疾偃，其声必应于针也。黄帝曰：善。此所谓弗见为之，而无目视，见而取之，神明相得者也。

　　黄帝曰：刺节言去爪，夫子乃言刺关节肢络，愿卒闻之。岐伯曰：腰脊者，身之大关节也。肢胫者，人之所以趋翔也。茎垂者，身中之机，阴精之候，津液之道也。故饮食不节，喜怒不时，津液内溢，乃下留于睾，血道不通，日大不休，俯仰不便，趋翔不能，此病荥然有水，不上不下。铍石所取，形不可匿，常不得蔽，故命曰去爪。帝曰：善。

　　黄帝曰：刺节言彻衣，夫子乃言尽刺诸阳之奇腧，未有常处也，愿卒闻之。岐伯曰：是阳气有余而阴气不足，阴气不足则内热，阳气有余则外热，两热相抟，热于怀炭，外畏绵帛，衣不可近身，又不可近席。腠理闭塞，则汗不出，舌焦唇槁，腊干嗌燥，饮食不让美恶。黄帝曰：善。取之奈何？岐伯曰：取之于其天府、大杼三痏，又刺中膂以去其热，补足手太阴以去其汗，热去汗稀，疾于彻衣。黄帝曰：善。

黄帝曰：刺节言解惑，夫子乃言尽知调阴阳，补泻有余不足，相倾移也，惑何以解之？岐伯曰：大风在身，血脉偏虚，虚者不足，实者有余，轻重不得，倾侧宛伏，不知东西，不知南北，乍上乍下，乍反乍复，颠倒无常，甚于迷惑。黄帝曰：善。取之奈何？岐伯曰：泻其有余，补其不足，阴阳平复，用针若此，疾于解惑。黄帝曰：善。请藏之灵兰之室，不敢妄出也。

黄帝曰：余闻刺有五邪，何谓五邪？岐伯曰：病有持痈者，有容大者，有狭小者，有热者，有寒者，是谓五邪。黄帝曰：刺五邪奈何？岐伯曰：凡刺五邪之方，不过五章，瘅热消灭，肿聚散亡，寒痹益温，小者益阳，大者必去，请道其方。

凡刺痈邪无迎陇，易俗移性不得脓，诡道更行去其乡，不安处所乃散亡。诸阴阳过痈者，取之其腧泻之。

凡刺大邪日以小，泄夺其有余乃益虚，剽其通，针其邪，肌肉亲视之，毋有反其真。刺诸阳分肉间。

凡刺小邪日以大，补其不足乃无害，视其所在迎之界，远近尽至不得外，侵而行之乃自费，刺分肉间。

凡刺热邪越而沧，出游不归乃无病，为开道乎辟门户，使邪得出病乃已。

凡刺寒邪日以温，徐往疾出致其神。门户已闭气不分，虚实得调其气存也。

黄帝曰：官针奈何？岐伯曰：刺痈者用铍针，刺大者用锋针，刺小者用圆利针，刺热者用镵针，刺寒者用毫针也。

请言解论，与天地相应，与四时相副，人参天地，故可为解。下有渐洳，上生苇蒲，此所以知形气之多少也。阴阳者，寒暑也，热则滋雨而在上，根荄少汁，人气在外，皮肤缓，腠理开，血气减，汗大泄，皮淖泽。寒则地冻水冰，人气在中，皮肤致，腠理闭，汗不出，血气强，肉坚涩。当是之时，善行水者，不能往冰；善穿地者，不能凿冻；善用针者，亦不能取四厥；血脉凝结，坚搏不往来者，亦未可即柔。故行水者，必待天温冰释，穿地者，必待冻解，而水可行、地可穿也，人脉犹是也。治厥者，必先熨调和其经，掌与腋、肘与脚、项与脊以调之，火气已通，血脉乃行，然后视其病，脉淖泽者刺而平之，坚紧者破而散之，气下乃止，此所谓以解结者也。

用针之类，在于调气。气积于胃，以通营卫，各行其道。宗气留于海，其下者注于气街，其上者走于息道。故厥在于足，宗气不下，脉中之血，凝而留止，弗之火调，弗能取之。用针者，必先察其经络之实虚，切而循之，按而弹之，视其应动者，乃后取而下之。六经调者，谓之不病，虽病，谓之自已也。一经上实下虚而不通者，此必有横络盛加于大经，令之不通，视而泻之，此所谓解结也。

上寒下热，先刺其项太阳，久留之，已刺则熨项与肩胛，今热下合乃止，此所谓推而上之者也。上热下寒，视其虚脉而陷之于经络者取之，气下乃止，此所谓引而下之者也。

大热遍身，狂而妄见、妄闻、妄言，视足阳明及大络取之，虚者补之，血而实者泻之。因令偃卧，居其头前，以两手四指夹按颈动脉，久持之，卷而切推，下至缺盆中，而复止如前，热去乃止。此所谓推而散之者也。

黄帝曰：有一脉生数十病者，或痛、或痈、或热、或寒、或痒、或痹、或不仁，变化无穷，其故何也？岐伯曰：此皆邪气之所生也。

黄帝曰：余闻气者，有真气，有正气，有邪气，何谓真气？岐伯曰：真气者，所受于天，与谷气并而充身也。正气者，正风也，从一方来，非实风，又非虚风也。邪气者，虚风之贼伤人也，其中人也深，不能自去。正风者，其中人也浅，合而自去，其气来柔弱，不能胜真气，故自去。

337

虚邪之中人也，洒淅动形，起毫毛而发腠理。其入深，内抟于骨，则为骨痹。抟于筋，则为筋挛。抟于脉中，则为血闭不通，则为痈。抟于肉，与卫气相抟，阳胜者则为热，阴胜者则为寒，寒则真气去，去则虚，虚则寒。抟于皮肤之间，其气外发，腠理开，毫毛摇，气往来行，则为痒。留而不去，则痹。卫气不行，则为不仁。

虚邪偏客于身半，其入深，内居荣卫，荣卫稍衰，则真气去，邪气独留，发为偏枯。其邪气浅者，脉偏痛。

虚邪之入于身也深，寒与热相抟，久留而内著，寒胜其热，则骨疼肉枯；热胜其寒，则烂肉腐肌为脓；内伤骨为骨蚀。有所疾前筋，筋屈不得伸，邪气居其间而不反，发为筋溜。有所结，气归之，卫气留之，不得反，津液久留，合而为肠溜，久者数岁乃成，以手按之柔。已有所结，气归之，津液留之，邪气中之，凝结日以易甚，连以聚居，为昔瘤，以手按之坚。有所结，深中骨，气因于骨，骨与气并，日以益大，则为骨瘤。有所结，中于肉，宗气归之，邪留而不去，有热则化而为脓，无热则为肉瘤。凡此数气者，其发无常处．而有常名也。

诗青译文 ✿

黄帝向岐伯问道：

刺法五节我听过，还要请你说明白？

岐伯说：

五节说法确存在，针刺方法有五种。振埃是为第一种，发蒙是为第二种，去爪是为第三种，彻衣是为第四种，解惑是为第五种。

黄帝说：

先生所谈五节法，请你详细来解答。

岐伯说：

振埃针刺浅表脉，治疗阳病效果佳。发蒙针刺腑腧穴，治疗腑病效堪夸。去爪针刺关支络。彻衣遍刺腑别络。解惑方法是依据，阴阳变化何为理，补其不足泻有余，调和阴阳治病疾。

黄帝说：

你说刺节之振埃，针刺浅表之经脉，可以用来治阳病，道理我还不明白，请你详细再道来。

岐伯说：

若是阳气暴上逆，胸中满胀要知悉，呼吸抬肩又张口，胸中之气向上逆，气喘之时饮有声，人难仰卧坐可以，又惧埃尘烟雾迷。遇到烟尘病加重，噎塞喉咙要窒息。此法所以称振埃，只因治疗见效快，堪比振时落尘埃。

黄帝说：

取何穴位再道来？

岐伯说：

天容穴位要明白。

黄帝说：

若是咳逆又上气，曲折蜷缩胸部痛，取何穴位请说明？

岐伯说：

任脉廉泉即能行。

黄帝说：

所说穴位若取时，有何规定请告知？

岐伯说：

天容穴位若取时，针刺莫要超一寸；廉泉穴位若取时，面色改变应停针。

黄帝说：

好。

黄帝说：

刺节所讲发蒙法，道理我还不太懂。本是治疗难听见，又治视物不分明。你说针刺腑腧穴，可以用来治腑病，何穴能治耳目病，有何道理在其中。

岐伯说：

所提问题真是好。针刺理论最绝妙，登峰造极何处是，心领神会难寻找，单凭常日嘴里讲，还有书本来报导，其中玄机怎知晓。疗效迅疾发蒙法，快过愚笨受启发。

黄帝说：

好。请你详细来说明。

岐伯说：

针刺此病须午时，针刺穴位是听宫，通过手法来针刺，瞳子感觉有反应。耳内听到音作响，针刺腧穴治本病。

黄帝说：好。

怎知耳朵能听声？

岐伯说：

若是针刺人听宫，用手紧紧捏鼻孔，闭口怒腹又鼓气，使气上走耳目中，针刺之时在耳内，出现响声与相应。

黄帝说：

太妙了。真有奥妙在其中，针刺传导以感应，虽然肉眼未看见，治疗效果却明显，出神入化不一般。

黄帝说：

刺节所说去爪法，你说指刺关支络，其间道理再说说。

岐伯说：

体内关节大腰脊；行走枢要是下肢，此时支柱能站立；生育繁殖为阴茎，可来交媾与排精，津液输出道路中。若是饮食不节制，喜怒过度受刺激，影响津液来运行，津液便会向内溢，停留聚集在阴囊，水道因此不通畅，阴囊口处渐胀大，行动受限与俯仰。水液蓄积疾病生，水道不通所造成。铍针砭石效果佳，水肿体形而增大，衣难遮体不像话。治疗方法除积水，好似剪去人指甲，所以其名叫去爪。

黄帝说：

好。

黄帝说：

刺节所说彻衣法，你说遍刺腑别络，固定部位未提起，请你仔细来说说。

岐伯说：

此种方法只适用，阳余阴气不足病。阴气不足生内热，阳气有余外热生，内热外热两相搏，热如徒手抱炭火。此时热势是炽盛，只想袒露把衣脱，不愿盖被把衫着，不让他人靠身体，甚至怕热不沾席。腠理闭塞难出汗，热邪怎能向外散，舌干咽燥口唇裂，肌肉枯槁又时见，饮食何味不知全。

黄帝说：

好。究竟如何来治疗？

岐伯说：

首先针刺天府穴，大杼穴位各三次，再刺中膂俞泄热，然后再补两脉经，手足各是太阴经，以使患者来出汗，热退汗液若减少，疾病痊愈可明了，效果真是迅速来，脱掉衣服没它快。

黄帝说：

你讲可是真明白。

黄帝说：

刺节所说解惑法，你再详细来解答，调和阴阳补与泻，阴阳虚实常变化，达到平衡才为佳。阴阳虚实时有惑，病情错综又复杂，怎样辨别你说下？

岐伯说：

若是人得中风病，血气偏虚是一定，实者是指邪有余，虚者是指正不足，肢体轻重不相称，倾斜反侧欲倒伏。若甚可致神昏乱，方向难辨意模糊，症现无常又颠倒，忽上忽下多反复，若比神志迷惑证，更为严重要记住。

黄帝说：

好。究竟如何来治疗？

岐伯说：

必须泻去邪有余，亦要补益正不足，不管证候多复杂，阴阳平衡最为佳。此为针疗之根本，奏效迅速人人夸，若要解除神迷惑，快捷程度谁如它。

黄帝说：

好。所讲理论和知识，我要书册来著之，并要好好来保护，秘藏灵兰之密室。不敢轻易泄出去。

黄帝说：

听说针刺五邪法，何为五邪再谈谈？

岐伯说：

痈肿属实与属虚，还有属热和属寒，此为五邪记心间。

黄帝说：

如何针法来治疗？

岐伯说：

若说治疗五邪法，一般不会超五条。瘅热灭热要知晓；若是痈肿积聚病，应当使其散又消；若是寒痹在人身，助阳来使气血温；若是体虚邪又微，补阳来使人强伟；邪盛祛邪使邪颓。下面我再具体说，仔细论述针刺法。

痈邪究竟如何治，病势隆盛初不佳，迎其锐势妄铍针，刺破排脓不足夸。应当耐心来调治，痈毒不会化为脓，不同方法行针刺，邪毒留聚不固定，病邪消散渐渐行。不论阳经或阴经，只要经过痈肿位，泻毒腧穴取本经，

一般针刺大邪时，刺后大邪势变小，泻其有余即可以，邪气日趋虚衰了，进行针刺治疗时，疏通病邪要急切，若是刺中邪病位，肌肉自然致密些，若是看到邪气去，功能恢复正可期。实邪多在三阳处，阳经分肉穴位刺。

小邪多在分肉处，针法日渐壮真气，正气不足若可补，此邪未成危害时。同时审查邪所在，尚未深入即迎夺。远近真气尽来到，正气充足量能多，外邪内陷实难过。此时针刺莫太甚，太甚往往伤正气，小邪究

竟刺何处，分肉穴位便可以。

凡是针刺热邪时，应将邪气向外排，使之由热转为凉，疾病痊愈人痛快。针刺要用疏泄法，道路疏通外邪出，大开门户泄腠理，邪走疾病愈如初。

凡刺寒邪用温法，保养正气针缓进，待其得气速出针。针出针孔已闭合，正气不会外散多。神气渐复变正常，精气日益会强旺，补气行血寒可散，虚实相互两调和，真气固密内存间。

黄帝说：

各选何针说来听？

岐伯说：

针刺痈邪用铍针，刃锋锐利记在心；针刺实邪用锋针；针刺虚邪圆利针；针刺热邪用镵针；针刺寒邪用毫针。

解结理论再谈谈。人应天地与自然，又与四季紧相联。人与天地相联系，再谈解结才可以。蒲草芦苇能生长，因为脚下沼泽地，茂盛程度勤观察，可以推测水面积。按此方法来推理，人体外形强与弱，气血多少即可知。阴阳变化怎说清，依据寒暑可阐明。若是天气为炎热，阳气发越向上行，蒸腾水分化云雨，水少难润草木生。人体受热被熏蒸，阳气浮越外部中，皮肤弛缓腠理开，血气衰减津溢外，肌肉滑利润泽来。寒时土地被冰封，阳气藏内水结冰，皮肤致密腠理闭，汗不外出血气盛，肌肉坚紧滞涩凝。严寒游水欲舟楫，冰中往来难成行；若是想来掘土地，欲凿冻土亦难成。就算善于用针人，因为阴寒已至盛，四肢厥逆愈不能。若是血脉因寒凝，往来不畅如坚冰，立即融化不可行。应待天暖来行水，水上运动待冰融，掘地亦须先解冻。人体血脉亦如此，要待阳气来运行，针刺血脉才能通。厥逆疾病先温熨，调和经脉才是真，两掌两腋与两肘，两脚项脊关节处，施以熨灸要记住，温热之气通各处，血脉运行亦恢复，再来观察人疾病，血脉滑润流畅出，卫气浮现在体表，针刺方法效果殊；若是血脉坚又紧，寒邪盛实记在心，破坚散结来行针，厥逆之气衰落后，阳气恢复针止停。邪聚情况为依据，先通再治解结名。

针刺方法来治病，主要调节气机行，气之来源是水谷，谷气先积在胃中，化生营气与卫气，各循道路来运营，宗气留积在胸内，称之气海为其名，下行灌注气街穴，呼吸之道向上行。足部发生厥逆时，宗气难以向下行，脉中之血随凝滞，因此运行不畅通，火灸若不先温熨，针疗效果难达成。若是针疗治病时，先诊经络虚或实，用手循行来切按，弹动经脉记心里，感觉应指有动静，然后穴内再针刺。手足六经脉调和，无病征象人惬意，即使有些轻微病，不经治疗亦自愈。上实下虚不畅通，横行支络盛邪壅，干扰气血来形成。应该找到疾病处，施行泻法莫含糊，解结方法效特殊。

上部寒象下部热，先取足部膀胱经，项部周围穴位处，留针较长要记清。亦要记得针刺后，温熨肩胛与项部，驱逐上部之寒邪，热气融合针再入。推而上之要记住。上部发热下部冷，此时陷下而不充，施以补法针刺行，阳气下行再止针，引而下之记心中。

全身高热躁不安，幻视幻听胡乱言，足阳明经之正经，络脉虚实先察看，取穴针刺在后面。若是为虚用补法，若是为实用泻法，还要病人仰卧时，两手食指与拇指，挟持按揉病患处，颈动脉位之两侧，挟持时久要突出。同时捏起人肌肤，上下揉卷又切按，直至上窝缺盆处。动作连续并重复，身热退去方停止。推而散之要记住。

黄帝说：

一条经脉若受邪，发生病证数十种，有时表现为发热，有时表现为疼痛，有时表现人恶寒，有时表现人痛肿，有时表现身发痒，有时表现是痹证，有时表现是麻木，证候总是不相同，是何原因而造成？

岐伯说：

是因邪伤有不同。

黄帝说：

真气正气和邪气，三个名字时常听。何为真气请说明？

岐伯说：

真气禀受天精气，后天谷气与相合，充养全身受益多。维持生命原动力，能把外邪来抵御。正气又被称正风，协调气候四季应，此为不同季节里，季节所主方向风。春季东方为正风，夏季南方为正风，秋季西方为正风，冬季北方为正风。适时而至各来风，一般不会致病生。邪气又名为贼风，害人不知不觉中，贼风一旦伤人体，下陷深处很轻松，不易自己消散行。正风即使来伤人，部位常常在表浅，发病亦是很轻微，自行恢复可期盼，正风势力较柔弱，体内真气正较多，无须治疗不用说。

虚邪贼风伤人体，时常肃杀与战栗，毫毛此刻会竖起，肌腠疏缓开

343

泄时，向内深陷很容易。邪气若侵在骨骼，形成骨痹要记得；邪气若侵在于筋，筋脉拘挛记在心；邪气若侵在脉中，血脉闭塞不畅通，血气郁热成痈肿；邪气若侵在肉腠，卫气搏结相争斗，阳气偏盛现热象，阴气偏盛现寒象，若是寒邪为偏盛，真气衰微消散中，正气虚衰阳不足，症为形寒又肢冷；邪气若侵在皮肤，卫气搏结外越出，腠理开泄毛不堵，邪气若侵皮腠间，来来往往成疾患，皮肤瘙痒不得闲；邪气羁留若不走，营卫不调痹证忧；卫气涩滞不畅行，麻木不仁为证候。

邪气侵害身一半，稽留营卫向内犯，营卫功能渐衰竭，真气亦渐会消散，邪气单独存体内，半身不遂易偏瘫。邪侵部位若表浅，半身血脉不通畅，半身偏痛会出现。

邪侵部位若较深，寒热两者相结聚，附着于内久留存，若是阴寒为至盛，阳热此时难行动，营卫寒凝涩又滞，骨节常会有疼痛，肌肉枯萎常发生；若是热邪为亢盛，阴气不把阳来胜，肌肉腐烂化为脓。虚邪内陷伤骨骼，骨骼坏死骨蚀生。邪气若是聚在筋，筋脉挛缩难曲伸，邪留在此不消退，形成筋瘤记在心；邪气聚结归于内，卫气积留不复出，此时阳气不化水，津液不能被输布，留于肠胃与邪搏，成为肠瘤要记住，发展缓慢延数年，质地柔软手按触；邪气聚结归于内，津液停滞不流行，连接邪气凝不散，发展迅速日渐重，邪气积聚不止停，形成昔瘤为其名，用手按摸质坚硬；邪气聚结在骨部，邪气在骨为病患，逐渐扩大骨瘤出；邪气聚结在肌肉，宗气在此向内走，随邪留结而不去，若有内热化为脓，若是无热肉瘤名。上述所说邪致病，千变万化要厘清，发作难有固定位，证候表现已说明。

黄帝内经 · 灵枢

卫气行

原 文

黄帝问于岐伯曰：愿闻卫气之行，出入之合，何如？岐伯曰：岁有十二月，日有十二辰，子午为经，卯酉为纬。天周二十八宿，而一面七星，四七二十八星，房昴为纬，虚张为经。是故房至毕为阳，昴至心为阴，阳主昼，阴主夜。故卫气之行，一日一夜五十周于身，昼日行于阳二十五周，夜行于阴二十五周，周于五脏。

是故平旦阴尽，阳气出于目，目张则气上亏于头，循项下足太阳，循背下至小指之端。其散者，别于目锐眦，下手太阳，下至手小指之端外侧。其散者，别于目锐眦，下足少阳，注小指次指之间。其散者，循手少阳之分，下至小指之间。别者，以上至耳前，合于颔脉，注足阳明，以下行至跗上，入五指之间。其散者，从耳下下手阳明，入大指之间，入掌中。其至于足也，入足心，出内踝下，行阴分，复合于目，故为一周。

是故日行一舍，人气行于身一周与十分身之八；日行二舍，人气行于身三周与十分身之六；日行三舍，人气行于身五周与十分身之四；日行四舍，人气行于身七周与十分身之二；日行五舍，人气行于身九周；日行六舍，人气行于身十周与十分身之八；日行七舍，人气行于身十二周与十分身之六；日行十四舍，人气二十五周于身有奇分与十分身之二，阳尽于阴，阴受气矣。其始入于阴，常从足少阴注于肾，肾注于心，心注于肺，肺注于肝，肝注于脾，脾复注于肾，为一周。是故夜行一舍，人气行于阴脏一周与十分脏之八，亦如阳行之二十五周，而复合于目。阴阳一日一夜，合有奇分十分身之二与十分脏之二，是故人之所以卧起之时有早晏者，奇分不尽故也。

黄帝曰：卫气之在于身也，上下往来不以期，候气而刺之奈何？伯高曰：分有多少，日有长短，春秋冬夏，各有分理，然后常以平旦为纪，以夜尽为始。是故一日一夜，水下百刻，二十五刻者，半日之度也，常如是毋已，日入而止，随日之长短，各以为纪而刺之。谨候其时，病可与期，失时反候者，百病不治。故曰：刺实者，刺其来也；刺虚者，刺其去也。此言气存亡之时，以候虚实而刺之。是故谨候气之所在而刺之，是谓逢时。病在于三阳，必候其气在于阳而刺之；病在于三阴，必候其气在阴分而刺之。

水下一刻，人气在太阳；水下二刻，人气在少阳；水下三刻，人气在阳明；水下四刻，人气在阴分。水下五刻，人气在太阳；水下六刻，人气在少阳；水下七刻，人气在阳明；水下八刻，人气在阴分。水下九刻，人气在太阳；水下十刻，人气在少阳；水下十一刻，人气在阳明；水下十二刻，人气在阴分。水下十三刻，入气在太阳；水下十四刻，人气在少阳；水下十五刻，人气在阳明；水下十六刻，人气在阴分。水下十七刻，人气在太阳；水下十八刻，人气在少阳；水下十九刻，人气在阳明；水下二十刻，人气在阴分。水下二十一刻，人气在太阳；水下二十二刻，人气在少阳；水下二十三刻，人气在阳明；水下二十四刻，人气在阴分。水下二十五刻，人气在太阳。此半日之度也。从房至毕一十四舍，水下五十刻，半日之度也；从昴至心，亦十四舍，水下五十刻，终日之度也。日行一舍，水下三刻与七分刻之四。大要常以日之加于宿上也，人气在太阳。是故日行一舍，人气行三阳与阴分，常如是无已，与天地同纪，纷纷盼盼，终而复始，一日一夜，水下百刻而尽矣。

诗青译文

黄帝问岐伯说：

我想听你谈一谈，卫气运行人体间，何时出于人体表，何时进入人体内，又是何地来相会？

岐伯说：

十二个月为一年，十二时辰为一天，子位居于正北方，午位居于正南方，南北竖线为经连，卯位居于正东方，酉位居于正西方，东西横线为纬连。天体运行环星宿，东西南北四方家，一方各有七星宿，四方共计二十八。东方房宿西昴宿，两者为纬要记住，北方虚宿南张宿，两者为经要记住。东方房宿太阳出，黄道经过南方处，到达西方之毕宿，卯辰巳午未和申，属阳白天六时辰；西方昴宿太阳出，黄道经过北方处，到达东方之心宿，酉戌亥子丑和寅，属阴夜晚六时辰。弹指一挥昼夜中，卫气体内来运行，五十周次未止停，白天运行在阳分，二十五个周次行，夜间运行在阴分，二十五个周次行，周行并于五脏中。

早晨东方有日出，卫气阴分行结束，卫气从目入阳分，两眼睁开不模糊，卫气内眦上行头，通路下行沿项后，再沿背部向下行，至阴穴位有停留。散行部分何处去，两目外眦可分出，太阳小肠沿下行，少泽穴位停留住；散行部分另一条，两目外眦可分出，足少阳胆沿下行，窍阴穴位有注入。卫气又再从上部，手阳三焦循下行，关冲穴位又留停。别行部分手少阳，行至耳部正前方，颔部经脉来相会，足阳明胃注入忙，再向下行至足背，厉兑穴位散一方。散行分支另一条，从人耳部正下方，手阳明肠沿下行，入于穴位为商阳，然后再入至手掌。行至足部之卫气，进入足心出内踝，足少阴肾再进入，足少阴行阴分来，再沿阴脉向上行，又再相会至目中，交会穴位是睛明。卫气运行周顺序，以上情况已说清。卫气同步作运行，依照天体来运动。

太阳运行一星宿，卫气一周十分八，日行一舍要记住。卫气三周十分六，日行二舍要记住。卫气五周十分四，日行三舍要记住。卫气七周十分二，日行四舍要记住。卫气循行是九周，日行五舍要记住。卫气十周十分八，日行六舍要记住。十二周又十分六，日行七舍要记住。二十五周及余数，十分之二还要数，日行十四要记住。太阳运行一半天，白天进入至夜间，卫气阳气入阴分。刚刚进入阴分时，足少阴肾传肾脏，由肾再注入心脏，由心再注入肺脏，由肺再注入肝脏，由肝再注入脾脏，脾脏再传到肾脏，成为一周记心上。夜间运行在阴分，亦是二十五周循。夜间太阳行一舍，卫气阴分亦运行，一周十分之八弱，卫气阴分中循行，二十五周以后中，出目内眦入阳分。阴阳一日又一夜，合有奇分十分二，昼夜卫气人体行，五十周次要记清。人之卧起有早晚，所以余数有奇零。

黄帝说：

卫气人体之运行，上下循行往返来，其中时间不固定，如何针刺说明白？

伯高说：

太阳运行位不同，昼夜长短有差异，春夏秋冬各节气，皆有一定之规律。日出时间为基准，标志夜尽昼为始，卫气行于阳分端。铜壶滴漏来计时，昼夜水下一百刻。二十五刻恰巧为，半个白天之度数。卫气随时而推移，环周不止要记住。若是到了日没时，此时白天已结束。先据出没定昼夜，再据昼夜之长短，卫气运行或出入，针刺候气之标准，以上所述来判断。待到气至再下针，预期效果才明显。若是失去好时机，候气原则亦违反，此时胡乱来用针，治愈疾病难上难。候气针刺之方法，先来说说于实证，气到来时应针刺，属于泻法要知情；候气针刺之方法，再来说说于虚证，气行过后应针刺，属于补法要知情。亦是气行盛衰时，根据虚实针刺行。谨慎审察气行位，把握时机方向明。若是病在三阳经，气在阳分来针刺；若是病在三阴经，气在阴分来针刺。要待气至时再下针，效果才能达预期。若是时机已失去，违反原则乱用针，任何疾病难治愈。

　　若是水下为一刻，卫行手足太阳经；若是水下为二刻，卫行手足少阳经；若是水下为三刻，卫行手足阳明经；若是水下为四刻，卫行足少阴肾经；若是水下为五刻，卫行手足太阳经；若是水下为六刻，卫行手足少阳经；若是水下为七刻，卫行手足阳明经；若是水下为八刻，卫行足少阴肾经；若是水下为九刻，卫行手足太阳经；若是水下为十刻，卫行手足少阳经；若是水下十一刻，卫行手足阳明经；若是水下十二刻，卫行足少阳肾经；若是水下十三刻，卫行手足太阳经；若是水下十四刻，卫行手足少阳经；若是水下十五刻，卫行手足阳明经；若是水下十六刻，卫行足少阴肾经；若是水下十七刻，卫行手足太阳经；若是水下十八刻，卫行手足少阳经；若是水下十九刻，卫行手足阳明经；若是水下二十刻，卫行足少阴肾经；若是水下二十一，卫行手足太阳经；若是水下二十二，卫行手足少阳经；若是水下二十三，卫行手足阳明经；若是水下二十四，卫行足少阴肾经；若是水下二十五，卫行手足太阳经。此为半个白日中，卫行度数先说明。若从房宿到毕宿，运转总共十四宿，经过一个大白天，是为水下五十刻，太阳运行半周天；若从昴宿到心宿，运转亦是十四宿，经过一个黑暗夜，是为水下五十刻，亦是运行半周天。一个昼夜来合计，水下共是一百刻，太阳运转二十八，运行整个一周天。太阳运行一星宿，水下三又七分，三又七分之四刻。太阳每每运行至，上一星宿刚刚过，下一星宿开始时，卫气恰恰行何处，手足太阳要记得，如此周行而不已，同步运行随天体。体内运行虽纷繁，有条不紊终复始。昼夜水下一百刻，卫气恰在体内行，五十周次行完毕。

黄帝内经 · 灵枢

九宫八风

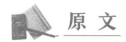 **原 文**

太一常以冬至之日，居叶蛰之宫四十六日，明日居天留四十六日，明日居仓门四十六日，明日居阴洛四十五日，明日居天宫四十六日，明日居玄委四十六日，明日居仓果四十六日，明日居新洛四十五日，明日复居叶蛰之宫，曰冬至矣。

太一日游，以冬至之日，居叶蛰之宫，数所在，日从一处至九日复反于一，常如是无已，终而复始。

太一移日，天必应之以风雨，以其日风雨则吉，岁美民安少病矣，先之则多雨，后之则多旱。

太一在冬至之日有变，占在君；太一在春分之日有变，占在相；太一在中宫之日有变，占在吏；太一在秋分之日有变，占在将；太一在夏至之日有变，占在百姓。所谓有变者，太一居五宫之日，疾风折树木，扬沙石。各以其所主占贵贱，因视风所从来而占之。风从其所居之乡来为实风，主生长养万物。从其冲后来为虚风，伤人者也，主杀主害者。谨候虚风而避之，故圣人日避虚邪之道，如避矢石然，邪弗能害，此之谓也。

是故太一入徙，立于中宫，乃朝八风，以占吉凶也。风从南方来，名曰大弱风，其伤人也，内舍于心，外在于脉，其气主为热。风从西南方来，名曰谋风，其伤人也，内舍于脾，外在于肌，其气主为弱。风从西方来，名曰刚风，其伤人也，内舍于肺，外在于皮肤，其气主为燥。风从西北方来，名曰折风，其伤人也，内舍于小肠，外在于手太阳脉，脉绝则溢，脉闭则结不通，善暴死。风从北方来，名曰大刚风，其伤人也，内舍于肾，外在于骨与肩背之膂筋，其气主为寒也。风从东北方来，名曰凶风，其伤人也，内舍于大肠，外在于两胁腋骨下及肢节。风从东方来，名曰婴儿风，其伤人也，内舍于肝，外在于筋纽，其气主为身湿。风从东南方来，名曰弱风，其伤人也，内舍于胃，外在肌肉，其气主体重。

此八风皆从其虚之乡来，乃能病人。三虚相抟，则为暴病卒死。两实一虚，病则为淋露寒热。犯其雨湿之地则为痿。故圣人避风，如避矢石焉。其有三虚而偏中于邪风，则为击仆偏枯矣。

诗青译文 🌸

　　北极星位天极中，测定方位坐标行，北斗星绕勤旋转，标定方向为指针，年内东西依次行。冬至斗柄所指向，正北方有叶蛰宫，四十六日区域行，冬至小寒与大寒，三个节气皆历经；期满之后下一日，立春始居天留宫，四十六日区域行，立春雨水与惊蛰，三个节气皆历经；期满之后下一日，交春始居仓门宫，四十六日区域行，春分清明与谷雨，三个节气皆历经；期满之后下一日，立夏始居阴洛宫，四十五日区域行，立夏小满与芒种，三个节气皆历经；期满之后下一日，夏至始居上天宫，四十六日区域行，夏至小暑与大暑，三个节气皆历经；期满之后下一日，立秋始居玄委宫，四十六日区域行，立秋处暑与白露，三个节气皆历经；期满之后下一日，秋分始居仓果宫，四十六日区域行，秋分寒露与霜降，三个节气皆历经；期满之后下一日，立冬始居新洛宫，四十五日区域行，立冬小雪与大雪，三个节气皆历经；期满之后下一日，北斗重回叶蛰宫，再又回到冬至日，三百六十六日经，太一游宫美其名。

　　太一日复又一日，九宫规律来游历，是以冬至这一天，斗纲十一月建子，临于正北叶蛰宫，一数坎位八卦中，此时阴气已极限，此为起点阳萌生，推算逐日所在处，开始一数必为属，各位依次游九日，一数坎位又回复。循环不休常如此，轮转终而又复始。

　　太一一宫转下宫，每逢交节第一天，风雨必然会出现，若是和风与细雨，吉祥象征记心田。风调雨顺好年景，谷物必是好收成，禽畜兴旺民乐业，疾病很少会发生。风雨若在交节前，多风多雨预一年，洪涝灾害把人犯。风雨若在交节后，预示雨少而干旱。

　　冬至又是岁之首，位北在君主相应；交春分节这一天，气候若是有暴变，预示在相有灾患，因为相位在左边，职司教化与布政，春分东临为卯正，春气阳和国相应；太一土旺在中宫，主令时间再说明，寄居四隅与立春，立夏立秋和立冬，各自交节那些天，气候若是突然变，预示国官有灾难。因为分别来治国，各司其守正常行，春夏秋冬皆立时，分治四隅吏相应；交秋分节这一天，气候若是突然变，预示将军有灾患，因为将位在右面，杀戮由他来主管，秋分西临于酉正，秋气肃杀将相应；

交夏至节这一天，气候若是突然变，预示百姓有祸患，夏至南临于午正，阳气升发庶物盛，亿万百姓与相应。何为气候突然变，太一莅临五宫日，飞沙走石狂风来，大小树木被折断。不同节气若是来，不同阶层受伤害。还要观察风来向，预测气候否与常。风来自当令方位，比如时值正冬至，此时位临是子方，气候阴寒为特点，北风凛冽顺应当；时交春分位卯方，此时天气是温和，东风拂煦为顺畅；时交夏至位午方，此时天气是炎热，南风融融为顺畅；时交秋分位酉方，此时天气是清凉，西风萧瑟为顺畅。正位之风叫实风，养育万物主长生，风来当令相对位，气候季节抵触中，此时虚风为其名。伤人危害万物行。气候异常要注意，方能谨慎来防预。素有高度修养人，养生之道记在心，时防四时不正气，免受危害避瘟神，躲避箭矢礌石样，外邪不能向内侵，机体健康最重要，此间道理并不深。

太一位居天极央，中心坐标成定向，依据斗星旋转向，中宫巡临八宫方，八风方位由此定，推测气候否与常。南方来风大弱风，伤害人体不留情，内可侵入到心里，外在血脉内里行，南方是为火热邪，所以其气主热证。西南来风名谋风，伤害人体不留情，内可侵入到人脾，外在肌肉内里行。脾为后天之根本，所以其气主虚证。西方来风名刚风，伤害人体不留情，内可侵入到人肺，外在皮肤之间行，西方属金风性烈，所以其气主燥证。西北来风名折风，伤害人体不留情，内可侵入到小肠，手太阳经脉里行。若是脉气已竭绝，疾病恶化已扩散；若是脉气已闭塞，气机聚结不通连，死亡往往成猝然。北方来风大刚风，伤害人体不留情，内可侵入到人肾，外在骨骼肩背中；北风阴寒为至盛，遏伤肾阳它最能，所以其气主寒证。东北来风名凶风，伤害人体不留情，内可侵入到大肠，外在腋骨肢关中。东方来风婴儿风，伤害人体不留情，内可侵入到人肝，外在于筋连结中。东方水乡多湿地，东风时常带雨行，所以其气主湿证。东南来风名弱风，伤害人体不留情，内可侵入到人胃，外在肌肉内里行。东南湿盛气重浊，气主身重不扬证。

353

上面所说八种风，当令节气相对来，虚风贼邪正流行，违背时令为邪气，所以使人疾病生。人与自然息息通，若是人体虚弱中，气运衰微时值年，恰逢月廓又亏空，时宜之和又失却，如此三虚结合中，内外相因正不胜，猝然死亡得暴病。若是三虚犯一虚，疲劳困倦亦发生，寒热相兼为病证。若是冒雨或涉水，久居潮湿之地中，感受湿邪伤肌肉，痿病即将要发生。深知养生之道人，预防贼风邪气勤，好比躲避弓与箭，礌石射击一样真。否则恰逢三虚遇，偏中邪风有可能，突然昏厥会仆倒，半身不遂病证生。

354

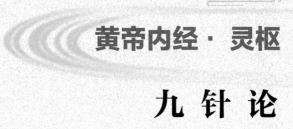

黄帝内经 · 灵枢

九 针 论

原　文

　　黄帝曰：余闻九针于夫子，众多博大矣，余犹不能寤，敢问九针焉生？何因而有名？岐伯曰：九针者，天地之大数也，始于一而终于九。故曰：一以法天，二以法地，三以法人，四以法时，五以法音，六以法律，七以法星，八以法风，九以法野。

　　黄帝曰：以针应九之数奈何？岐伯曰：夫圣人之起天地之数也，一而九之，故以立九野；九而九之，九九八十一，以起黄钟数焉，以针应数也。

　　一者天也。天者阳也，五脏之应天者肺，肺者五脏六腑之盖也，皮者肺之合也，人之阳也。故为之治针，必以大其头而锐其末，令无得深入而阳气出。

　　二者地也。地者土也，人之所以应土者肉也。故为之治针，必筩其身而圆其末，令无得伤肉分，伤则气竭。

　　三者人也，人之所以成生者血脉也。故为之治针，必大其身而员其末，令可以按脉勿陷，以致其气，令邪气独出。

　　四者时也，时者四时八风之客于经络之中，为瘤病者也。故为之治针，必筩其身而锋其末，令可以泻热出血，而瘤病竭。

　　五者音也。音者冬夏之分，分于子午，阴与阳别，寒与热争，两气相抟，合为痈脓者也。故为之治针，必令其末如剑锋，可以取大脓。

　　六者律也，律者调阴阳四时而合十二经脉，虚邪客于经络而为暴痹者也。故为之治针，必令尖如氂，且圆且锐，中身微大，以取暴气。

　　七者星也，星者人之七窍，邪之所客于经，舍于络，而为痛痹者。故为之治针，令尖如蚊虻喙，静以徐往，微以久留，正气因之，真邪俱往，出针而养者也。

　　八者风也，风者人之股肱八节也，八正之虚风伤人，内舍于骨解腰脊节腠之间，为深痹也。故为之治针，必薄其身，锋其末，可以取深邪远痹。

　　九者野也，野者人之节解皮肤之间也，淫邪流溢于身，如风水之状，而溜不能过于机关大节者也。故为之治针，令尖如挺，其锋微圆，以取大气之不能过于关节者也。

黄帝曰：针之长短有数乎？岐伯曰：一曰镵针者，取法于布针，去末半寸卒锐之，长一寸六分，主热在头身也。二曰圆针，取法于絮针，筒其身而卵其锋，长一寸六分，主治分间气。三曰锓针，取法于黍粟之锐，长三寸半，主按脉取气，令邪出。四曰锋针，取法于絮针，筒其身，锋其末，长一寸六分，主痈热出血。五曰铍针，取法于剑锋，广二分半，长四寸，主大痈脓，两热争者也。六曰圆利针，取法于氂，微大其末，反小其身，令可深内也，长一寸六分，主取痈痹者也。七曰毫针，取法于毫毛，长一寸六分，主寒热痛痹在络者也。八曰长针，取法于綦针，长七寸，主取深邪远痹者也。九曰大针，取法于锋针，其锋微圆，长四寸，主取大气不出关节者也。针形毕矣，此九针大小长短之法也。

黄帝曰：愿闻身形应九野奈何？岐伯曰：请言身形之应九野也，左足应立春，其日戊寅己丑。左胁应春分，其日乙卯。左手应立夏，其日戊辰己巳。膺喉首头应夏至，其日丙午。右手应立秋，其日戊申己未。右胁应秋分，其日辛酉。右足应立冬，其日戊戌己亥。腰尻下窍应冬至，其日壬子。六腑、膈下三脏应中州，其大禁，大禁太一所在之日及诸戊己。凡此九者，善候八正所在之处。所主左右上下身体有痈肿者，欲治之，无以其所直之日溃治之，是谓天忌日也。

形乐志苦，病生于脉，治之以灸刺。形苦志乐，病生于筋，治之以熨引。形乐志乐，病生于肉，治之以针石。形苦志苦，病生于咽嗌，治之以甘药。形数惊恐，筋脉不通，病生于不仁，治之以按摩醪药，是谓五形志也。

五脏气：心主噫，肺主咳，肝主语，脾主吞，肾主欠。六腑气：胆为怒，胃为气逆为哕，大肠小肠为泄，膀胱不约为遗溺，下焦溢为水。

五味：酸入肝，辛入肺，苦入心，甘入脾，咸入肾，淡入胃，是谓五味。

五并：精气并肝则忧，并心则喜，并肺则悲，并肾则恐，并脾则畏，是谓五精之气并于脏也。

五恶：肝恶风，心恶热，肺恶寒，肾恶燥，脾恶湿，此五脏气所恶也。

五液：心主汗，肝主泣，肺主涕，肾主唾，脾主涎，此五液所出也。

五劳：久视伤血，久卧伤气，久坐伤肉，久立伤骨，久行伤筋，此五久劳所病也。

五走：酸走筋，辛走气，苦走血，咸走骨，甘走肉，是谓五走也。

五裁：病在筋，无食酸；病在气，无食辛；病在骨，无食咸；病在血，无食苦；病在肉，无食甘。口嗜而欲食之，不可多也，必自裁也，命曰五裁。

五发：阴病发于骨，阳病发于血，以味发于气，阳病发于冬，阴病发于夏。

五邪：邪入于阳，则为狂；邪入于阴，则为血痹；邪入于阳，转则为癫疾；邪入于阴，转则为喑；阳入之于阴，病静；阴出之于阳，病喜怒。

五藏：心藏神，肺藏魄，肝藏魂，脾藏意，肾藏精志也。

五主：心主脉，肺主皮，肝主筋，脾主肌，肾主骨。

阳明多血多气，太阳多血少气，少阳多气少血，太阴多血少气，厥阴多血少气，少阴多气少血。故曰：刺阳明出血气，刺太阳出血恶气，刺少阳出气恶血，刺太阴出血恶气，刺厥阴出血恶气，刺少阴出气恶血也。

足阳明太阴为表里，少阳厥阴为表里，太阳少阴为表里，是谓足之阴阳也。手阳明太阴为表里，少阳心主为表里，太阳少阴为表里，是谓手之阴阳也。

诗青译文

黄帝说：

聆听你来论九针，博大精深寓意丰，有些道理难领悟，究竟如何会产生？又是为何叫此名？

岐伯说：

九针天地之大数，它从一始到九终。一数取法在于天，二数取法在于地，三数取法在于人，四数取法在四时，五数取法在五音，六数取法在六律，七数取法在七星，八数取法在八风，九数取法九州中。

黄帝说：

九针如何与相应？

岐伯说：

天地数理圣发明，一至九为基本数，九州分野此为据。若将九九来相乘，九九方为八十一，黄钟之数来创立，九针此数两相宜。

一数应天天属阳。五脏天应肺脏处，肺在脏腑最高位，犹如天来覆万物。人体在外之皮肤，属于阳分浅表部，对此浅表之病症，九针制造由此出，头大针尖如箭头，浅刺不致肌肉入，仅取肌表之阳气，人体邪气被排除。

二数应地脾相应。脾土外主为肌肉，针刺肌肉用圆针，硬直圆柱尖如卵，肌肉不致受伤损，若是肌肉伤过度，脾气竭绝记在心。

三数应人要明白。血脉运行人成长，九针制造疗血脉。身大尖圆面微尖，皮肤肌肉不刺来，按摩脉络通血气，正气充实邪气排。

四数应对是四时。四时八方之邪风，侵入人体经脉中，疾病因此顽固行。锋针身长直圆柱，针尖锋利刺热出，刺络放血疾病除。

五数应对是五音。一代冬至月建子，五音五数与九宫。九代夏至月建午，五数五音二者中。阴阳相离寒热争，两气搏聚气血滞，易发疾病名痈脓。铍针尖扁锐似剑，排脓刺痛专为生。

六数应对是六律。六律有节高和低，协调阴阳与四时。人体应对十二经。虚邪贼风侵络经，突发痹证会发生。圆利针尖如长毛，锋锐略粗急性病。

七数应对是七星，人体七窍与相应。外邪若是入经脉，痛痹邪藏经络中。毫针尖细如蚊嘴，针刺其气心要静，慢慢进针轻微提，留针时长正气充，邪气得以来消散。出针之后人轻松。

八数应对是八风，上下肢为八节也。虚邪贼风侵人体，骨缝腰脊膝理中，深着痹症邪气行，长针身长锋尖利，邪深日久治痹症。

九数应对是九野，骨缝皮间关节应，邪气侵淫入人体，风水水滞关节肿。大针如杖身粗大，针锋微圆关节通，大气运转在体内，关节水气外排中。

黄帝说：

各针长短有不同，如何划分请说明？

岐伯说：

镵针模仿似巾针，头大针末约半寸，尖锐突出头似箭，针长一寸又六分，浅刺皮肤泻邪热，主治头热病全身；圆针模仿似絮针，硬直且圆是针身，针头椭圆形如卵，针长一寸又六分，邪在分肉病来治，亦可用作按摩针；鍉针模仿黍粟成，按摩经脉气血通，针圆微尖三寸半，排出邪气为其宗；锋针模仿絮针成，硬直针身圆柱形，针尖锐利一寸六，泄热放血能建功；铍针模仿是剑锋，二分半宽长四寸，寒热相争痛脓起，切痛排脓用此针；圆利针细长如毛，针尖稍大身稍小，深刺一寸又六分，痛症痹证皆能疗；毫针纤细如毫毛，一寸六分邪在络，寒热痛痹皆能消；长针模仿綦针成，七寸邪深久痹症；大针模仿锋针成，锋圆身粗长四寸，关节积水浮肿病。综合九针如上述，法度大小短长形。

黄帝说：

人体九野遥相应，还要请你来说明？

岐伯说：

请先让我来说明。左足立春应艮宫，此处即是东北方，戊寅己丑日辰中；左胁春分应震宫，日辰乙卯东方正；左手立夏应巽宫，戊辰己巳东南方，日辰正当要记清；咽喉头面与前胸，夏至正南应离宫，日辰丙午为当正；右手立秋应坤宫，此处即是西南方，戊申己未日辰中；右胁秋分应兑宫，日辰辛丑西方正；右足立冬至乾宫，此处即是西北方，戊戌己亥日辰中；腰尻下窍正北方，壬子冬至应坎宫；六腑肝脾肾三脏，膈下腹中应中宫，太一移居中宫日，各戊己日大禁时。欲测八方之节气，上下左右各部位，九位九方应先知。身体某处若痛肿，相应时日忌排脓，天忌之日称为名。

形体安逸人烦心，疾病多发在经脉，宜用艾灸与刺针；形体劳苦快乐人，疾病多发是在筋，治法温熨与导引；形体安逸愉快人，疾病多发在肌肉，宜用砭石和刺针；形体劳苦苦闷人，疾病多发在咽喉，味甘药物来调身；屡受惊恐筋脉畅，肌肉麻木又不仁，按摩药酒方法勤。五种形志生疾病，各自治法要留存。

五脏之气若失调，所主病症有征兆：心主噫气肺咳嗽，肝主多语脾吞酸，肾主睡觉与呵欠。六腑之气若失调，所主病症有征兆：胃为呃逆胆为怒，两肠泄泻肿下焦，若在膀胱为遗尿。

五味脏腑各归属：酸肝辛肺入心苦，甘脾咸肾淡入胃，此诀被称名五入。

五脏精气若相并，发生病症各有时：并肝郁闷生忧虑，并心喜笑肺悲泣，并肾惊吓则善恐，并脾常会有畏惧。

五脏之气有所恶：肝为恶风心恶热，肺寒肾燥脾湿多。

五脏化生人五液：心主汗液肝为目，肺涕肾唾脾涎主。

人体损伤有五种，劳逸过度要记住：久视伤血卧伤气，久行伤筋坐伤肉，还有久立易伤骨。

五味走向称五走：酸走筋来辛走气，苦血咸骨甘走肉。

再说饮食之五裁：病若在气少食辛；病若在筋少食酸；病若在血少食苦；病若在骨少食咸；病若在肉少食甘。若有多食之嗜好，莫食过多量要减。

还有五脏之发病：阳病大多为血痹；阴病大多为骨疼；五味为痹气不调；阴虚疾病发于夏，阳虚疾病发于冬。

邪扰五脏所致病：邪气若是入阳分，阳热炽盛为狂病；邪气若是入阴分，阴寒过盛血痹病；邪入阳分气上逆，常会头痛又眩晕。病邪若是入阴分，搏聚不去会失音，病邪由阳转入阴，病势趋静平常心；病邪由阴出于阳，病势容易发怒嗔。

五脏各自有所藏：肺能藏魄心藏神，脾能藏意肝藏魂，精志皆会藏于肾。

五脏功能各所主：心主血脉肺皮毛，脾肉肝筋肾主骨。血气两多阳明经，血多气少太阳经，血少多气少阳经，血多气少厥阴经。若是针刺治疗时，阳明宜出气与血；太阳出血不出气；少阳出气不出血；太阴出血不出气；厥阴出血不出气；少阴出气不出血。

足有三阳三阴经：足阳明胃太阴脾，足少阳胆厥阴肝，太阳膀胱少阴肾。两者互相为表里，手有三阴三阳经：阳明大肠太阴肺，少阳三焦厥阴心，太阳小肠少阴心，两者互相为表里，

黄帝内经·灵枢

岁 露 论

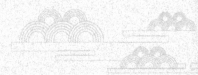

原文

黄帝问于岐伯曰：经言夏日伤暑，秋病疟，疟之发以时，其故何也？岐伯对曰：邪客于风府，病循膂而下，卫气一日一夜，常大会于风府，其明日日下一节，故其日作晏。此其先客于脊背也，故每至于风府则腠理开，腠理开则邪气入，邪气入则病作，此所以日作尚晏也。卫气之行风府，日下一节，二十一日下至尾底，二十二日入脊内，注于伏冲之脉，其行九日，出于缺盆之中，其气上行，故其病稍益早。其内抟于五脏，横连募原，其道远，其气深，其行迟，不能日作，故次日乃稸积而作焉。

黄帝曰：卫气每至于风府，腠理乃发，发则邪入焉。其卫气日下一节，则不当风府奈何？岐伯曰：风无常府，卫气之所应，必开其腠理，气之所舍，则其府也。

黄帝曰：善。夫风之与疟也，相与同类，而风常在，而疟特以时休何也？岐伯曰：风气留其处，疟气随经络沉以内抟，故卫气应乃作也。帝曰：善。

黄帝问于少师曰：余闻四时八风之中人也，故有寒暑，寒则皮肤急而腠理闭，暑则皮肤缓而腠理开。贼风邪气，因得以入乎？将必须八正虚邪，乃能伤人乎？少师答曰：不然。贼风邪气之中人也，不得以时。然必因其开也，其入深，其内极病，其病人也卒暴；因其闭也，其入浅以留，其病也徐以迟。

黄帝曰：有寒温和适，腠理不开，然有卒病者，其故何也？少师答曰：帝弗知邪入乎？虽平居，其腠理开闭缓急，其故常有时也。黄帝曰：可得闻乎？少师曰：人与天地相参也，与日月相应也。故月满则海水西盛，人血气积，肌肉充，皮肤致，毛发坚，腠理郄，烟垢著。当是之时，虽遇贼风，其入浅不深。至其月郭空，则海水东盛，人气血虚，其卫气去，形独居，肌肉减，皮肤纵，腠理开，毛发残，膲理薄，烟垢落。当是之时，遇贼风则其入深，其病人也卒暴。

黄帝曰：其有卒然暴死暴病者何也？少师答曰：得三虚者，其死暴疾也；得三实者，邪不能伤人也。黄帝曰：愿闻三虚。少师曰：乘年之衰，逢月之空，失时之和，因为贼风所伤，是谓三虚。故论不知三虚，工反为粗。帝曰：愿闻三实。少师曰：逢年之盛，遇月之满，得时之和，虽有贼风邪气，不能危之也。黄帝曰：善乎哉论！明乎哉道！请藏之金匮，命曰三实，然此一夫之论也。

黄帝曰：愿闻岁之所以皆同病者，何因而然？少师曰：此八正之候也。黄帝曰：候之奈何？少师曰：候此者，常以冬至之日，太一立于叶蛰之宫，其至也，天必应之以风雨者矣。风雨从南方来者，为虚风，贼伤人者也。其以夜半也，万民皆卧而弗犯也，故其岁民少病。其以昼至者，万民懈惰而皆中于虚风，故万民多病。虚邪入客于骨而不发于外，至其立春，阳气大发，腠理开，因立春之日，风从西方来，万臣又皆中于虚风，此两邪相搏，经气结代者矣。故诸逢其风而遇其雨者，命曰遇岁露焉。因岁之和，而少贼风者，民少病而少死；岁多贼风邪气，寒温不和，则民多病而死矣。

黄帝曰：虚邪之风，其所伤贵贱何如？候之奈何？少师答曰：正月朔日，太一居天留之宫，其日西北风，不雨，人多死矣。正月朔日，平旦北风，春，民多死。正月朔日，平旦北风行，民病多者，十有三也。正月朔日，日中北风，夏，民多死。正月朔日，夕时北风，秋，民多死。终日北风，大病死者十有六。正月朔日，风从南方来，命曰旱乡，从西方来，命曰白骨，将国有殃，人多死亡。正月朔日，风从东方来，发屋，扬沙石，国有大灾也。正月朔日，风从东南方行，春有死亡。正月朔，天和温不风，籴贱，民不病；天寒而风，籴贵，民多病。此所谓候岁之风，血浅伤人者也。二月丑不风，民多心腹病。三月戌不温，民多寒热。四月巳不暑，民多瘅病。十月申不寒，民多暴死。诸所谓风者，皆发屋、折树木、扬沙石、起毫毛、发腠理者也。

诗青译文

黄帝问岐伯：

古有医书曾经说，夏天若是伤暑邪，秋天就会生疟疾，过段时间才发作，是何原因请明晰？

岐伯回答：

暑虐邪气来伤人，督脉风府穴位起，颈项脊椎沿下去，周身卫气一昼夜，五十周次行人体，月初先会风府穴，风府穴位聚邪气，此时疾病常发作，再随时间来推移，卫气会合循脊椎，逐日下行一节间，卫气邪气若相遇，就会一天晚一天。发作天天推向后，邪气先留背脊处。卫气行来至风府，若是腠理开泄出，邪气便会乘虚入，疾病发作人受苦。邪气日益向下陷，卫气逐渐移下面，发作常是晚一天。卫气运行要清楚，月初先会在风府，脊椎下行日一节，二十一日尾骶骨。二十二日入脊内，流注伏冲脉位处。再转上行要记住。如此月底行九日，上出左右缺盆间。卫气上行逐日高，病发一天早一天。邪气深陷迫五脏，累及募原入里边，由于距离体表远，卫气相搏不及时，疾病不能日日发，所以发病就缓迟，次日聚集再来发，隔日疟疾需谨记。

黄帝说：

卫气运行至风府，腠理开泄在此时，致病邪气乘虚入。卫气逐日下一节，不是日日在风府，为何疟疾还发出？

岐伯说：

邪气侵入至体内，不是固定在风府。卫气逐日一节下，凡是邪气留止处，相应腠理必开放，正邪交会必冲突。凡是卫气有出入，邪气留存疾病出。

黄帝说：

好。风邪所致人疾病，疟疾类别与相同，风邪病证持续在，疟疾病证间歇行，是何原因请说明？

岐伯说：

风邪常停肌表间，卫气与争有时闲，证候持续有困难，疟疾能随经络入，体内搏结会展开。卫气行至疟疾处，相互抵抗疾病来。

黄帝说：

好。

黄帝问少师：

四时八风伤人体，寒暑气候不同时。皮肤寒冷会紧束，亦会闭合其腠理；暑时皮肤常弛缓，腠理开泄时时睹。腠理开泄进邪气，四时八风反常入？

少师回答说：

贼风邪气入体内，从来未有固定时，四时八风有规律，待到皮腠皆开泄，才会乘虚入人体，内部精亏又气虚，此时卫表已不固，邪气深陷更容易。若是病情较严重，发病亦是较为紧。皮肤腠理皆闭合，即使邪气已入侵，人体正气若不亏，只能停留在浅表，疾病缓迟无烦恼。

黄帝说：

有时穿衣很恰当，天气亦是很怡人，皮肤腠理无开泄，突然发病是何因？

少师回答说：

邪气偷来君岂知？人虽正常来生活，腠理开闭有急缓，内因时间要兼得。

黄帝说：

还要请你再说说?

少师说：

天地与人密相关，运行日月有亏满，对人影响从未断。每当天空月圆时，海水西涌大潮起。全身气血正充盛，皮肤紧密肌肉实，腠理闭合毛发韧，皮肤润泽又致密。即使邪气来侵入，亦在表浅难更里。每当天空月亏时，海水东涌大潮来，全身气血皆虚弱，外形如常卫气衰，肌肉减消肤弛缓，腠理开泄毛残败，腠理疏薄表不固，皮肤纹理粗疏开，若遇邪气来侵入，深陷内里是常态，病发急暴记心怀。

黄帝说：

疾病常现暴发性，或是突然见亡灵，是何原因你说明?

少师回答说：

身体本来就很弱，三虚此时又来到，内外两因相叠加，暴病暴死实难跑。若是三实情况在，邪气难入乐逍遥。

黄帝说：

何为三虚请明了。

少师说：

恰逢虚年气不及，又值月晦无光时，四时气候已失和，贼邪来袭最容易，此种情况为三虚。三虚理论不了解，即使知识很富有，亦与庸医无分别。

黄帝说：

何为三实请知悉?

少师说：

恰逢虚年气有余，又逢月望满圆时，四时气候两调和，贼邪来袭最不易，此种情况为三实。

黄帝说：

此间道理真深刻!讲得明白又透彻。将它珍藏金匮中，称为三实美其名。此为单人患疾病。我还愿意听一听，一年多人同病生，疾病呈现流行性。是何原因而造成?

少师说：

观察交立八节时，四正四隅之气候，对人影响要先知。

黄帝说：

有何依据请说明?

少师说：

观察气象有方法，通常是在北斗星，指向正北子正位，黄道北部太阳行，时间交会在冬至，若是风雨天气中，并且风雨自南来，此时有名为虚风。风雨来时正夜半，人居室内安心眠，邪气无所来冒犯，预示疾病在当年。风雨来时正白日，人在室外疏防范，虚风邪气伤人易，患者人多又心烦。冬季若是受虚邪，由肾深潜入骨间，形成伏邪病缓慢。立春阳气渐旺盛，腠理开泄伏邪动，再遇立春西风来，伤人气候反常中。伏邪新邪相合并，聚结停留在经脉，两邪交会疾病生。凡是正交八节时，邪气迎面扑入怀，遍地危情时常来。年中异常有风雨，称为岁露记心间。年中气候若调和，异常气候少出现，年中寒温时来到，风雨常常不协调，病患死亡人不少。

黄帝说：

虚邪危害有轻重，因何判断请说明？

少师回答说：

正月初一这一天，月建在寅记心中，太一东北天留宫，若是刮来西北风，并且此时未见雨，死亡疾病会发生。初一早晨刮北风，春天疾病多致死。十分之三患疾病。初一中午刮北风，夏天疾病会流行，死亡很多要知情。初一傍晚刮北风，秋天多人死疾病。若是全天刮北风，将有大病来流行，十分之六死亡中。初一风从南方来，名为旱乡要明白，初一风从西方来，名为白骨记心怀，各地大病会流行，常有死亡在其中。初一风从东方来，掀翻房屋走石块，树木常常被折断，人常遭受重灾害。初一风来东南方，春天多人会死亡。正月初一天气晴，亦无风雨见暖阳，预示一年风雨顺，粮价低廉五谷丰，人民康泰安乐中。初一寒冷而有风，此为先兆欠年景，灾荒四起粮价贵，人民多灾又多病。初一观天与风向，预测当年人状况。二月丑日若来时，时近春分多风季，春风仍未来拂面，心腹之病人常患。三月戌日若来时，春天将尽夏将现，此时气候若不暖，寒热之病人常患。四月巳日若来时，夏天到来阳始盛，气候若是仍未热，黄疸之病会发生。十月申日若来时，冬天到来阴始盛，气候若是仍未寒，猝然死亡突发病。以上所说风数种，能毁房屋能断树，飞沙走石为其名。毛骨悚然时胆颤，腠理开泄致人残。

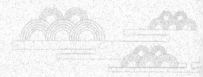

黄帝内经·灵枢

大 惑 论

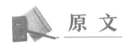 **原 文**

黄帝问于岐伯曰：余尝上于清泠之台，中阶而顾，匍匐而前则惑。余私异之，窃内怪之，独瞑独视，安心定气，久而不解。独转独眩，披发长跪，俯而视之，后久之不已也。卒然自上，何气使然？

岐伯对曰：五脏六腑之精气，皆上注于目而为之精。精之窠为眼，骨之精为瞳子，筋之精为黑眼，血之精为络，其窠气之精为白眼，肌肉之精为约束，裹撷筋、骨、血、气之精而与脉并为系，上属于脑，后出于项中。故邪中于项，因逢其身之虚，其入深，则随眼系以入于脑，入于脑则脑转，脑转则引目系急，目系急则目眩以转矣。邪中其精，其精所中不相比也，则精散，精散则视歧，视歧见两物。目者，五脏六腑之精也，营卫魂魄之所常营也，神气之所生也。故神劳则魂魄散，志意乱。是故瞳子、黑眼法于阴，白眼、赤脉法于阳也。故阴阳合传而精明也。目者，心之使也。心者，神之舍也。故神分精乱而不转，卒然见非常处，精神魂魄散不相得，故曰惑也。

黄帝曰：余疑其然。余每之东苑，未曾不惑，去之则复，余唯独为东苑劳神乎？何其异也？岐伯曰：不然也。心有所喜，神有所恶，卒然相感，则精气乱，视误故惑，神移乃复，是故间者为迷，甚者为惑。

黄帝曰：人之善忘者，何气使然？岐伯曰：上气不足，下气有余，肠胃实而心肺虚，虚则营卫留于下，久之不以时上，故善忘也。

黄帝曰：人之善饥而不嗜食者，何气使然？岐伯曰：精气并于脾，热气留于胃，胃热则消谷，谷消故善饥。胃气逆上，则胃脘寒，故不嗜食也。

黄帝曰：病而不得卧者，何气使然？岐伯曰：卫气不得入于阴，常留于阳。留于阳则阳气满，阳气满则阳跷盛，不得入于阴则阴气虚，故目不瞑矣。

黄帝曰：病目而不得视者，何气使然？岐伯曰：卫气留于阴，不得行于阳。留于阴则阴气盛，阴气盛则阴跷满，不得入于阳则阳气虚，故目闭也。

黄帝曰：人之多卧者，何气使然？岐伯曰：此人肠胃大而皮肤湿，而分肉不解焉。肠胃大则卫气留久，皮肤湿则分肉不解，其行迟。夫卫气者，昼日常行于阳，夜行于阴，故阳气尽则卧，阴气尽则寤。故肠胃大，则卫气行留久；皮肤湿，分肉不解，则行迟。留于阴也久，其气不精，则欲瞑，故多卧矣。其肠胃小，皮肤滑以缓，分肉解利，卫气之留于阳也久，故少瞑焉。

黄帝曰：其非常经也，卒然多卧者，何气使然？岐伯曰：邪气留于上焦，上焦闭而不通，已食若饮汤，卫气留久于阴而不行，故卒然多卧焉。

黄帝曰：善。治此诸邪奈何？岐伯曰：先其脏腑，诛其小过，后调其气，盛者泻之，虚者补之，必先明知其形志之苦乐，定乃取之。

诗青译文

黄帝说：

我曾登上清泠台，及至台阶之中层，环顾四周望远处，然后伏身向前行，感觉头眩又眼花，精神迷乱又朦胧。异常感觉已至此，暗觉神奇在其中，尽管宁神又闭目，或是再来把眼睁，自己平心而静气，力使精神能镇定，长久仍未被除去，头晕目眩未止停。即使头发已披散，赤脚跪在台阶中，力求形体变舒缓，精神尽量能放松，然后向下来俯视，眩晕还是依旧行，此种症状时时在，有时突然又消失，是何原因请说明？

岐伯回答说：

五脏六腑之精气，向上输送入眼部，产生精明可视物。脏腑精气聚眼窝，形成眼睛圆如珠。肾之精气养瞳子，肝之精气养黑睛，心之精气充养至，内外眦之血络中，肺之精气养白睛，脾之精气眼胞行。脾之精气可包裹，肝肾心肺精气能，脉络相合成目系，向上脑部为连属，向后项部相联系。若是邪气入项部，乘虚发展向深部，再沿目系入脑部。邪气入脑头晕转，目系因此拘急现，症见两目有晕眩。若是邪伤眼精气，精气离散现视歧，一物好像两东西。眼睛脏腑精气成，亦是营卫气血精，神魂魄藏和通行。精明功能为视物，神气以此为基础。若是疲劳太过度，魂魄失守意志乱，眼睛迷离神气无。瞳子部分属于肾，黑睛又是属于肝，阴脏精气滋养兼，白睛部分属于肺，眼球赤脉属于心，阳脏精气滋养真。阴阳两脏精气调，眼睛视物方明了。视觉功能心支配，心主藏神要知晓。若是精神散又乱，阴阳两脏精不调，此时突然见异物，心神不安被迷倒，头目眩晕岂能少。

黄帝说：

你说道理我不明。每次东苑去登高，未有一次不晕迷，离开此地却又好，难道唯独在东苑，才会觉得有神劳？

岐伯说：

就人心情而来言，皆有厌恶和喜欢，爱憎情绪突然至，精神一时会散乱，头目不会常晕眩。及至离开此环境，精神随人亦移转，恢复常态是必然。总之出现此症状，轻时精神会迷糊，比如方向不能辨，重时精神会散乱，比如头目有晕眩。

黄帝说：

有时常常会健忘，是何原因你讲讲？

岐伯说：

由于心肺两不足，人体上部气为虚，此时肠胃是充实，人体下部气盛出。营卫之气难向上，不能宣达与敷布，长时滞留在肠胃，神气失养健忘殊。

黄帝说：

有人平时易饥饿，食量却是不太多，是何原因你说说？

岐伯说：

饮食入胃化精气，传送运达输于脾。邪热之气若在胃，胃热增强消化力，所以常有饥饿时。胃气因热逆向上，胃脘有滞难受纳，常见此人不思食。

黄帝说：

有人睡觉有困难，是何原因你谈谈？

岐伯说：

卫气白日入阳分，处于清醒状态中，卫气夜间入阴分，人能入睡梦里行。卫气若不入阴分，经常停留在阳分，人体阳分之卫气，盛满状态时常存，阳跷脉象为偏盛，卫气若不入阴分，阴气虚弱即形成，阴虚不能来敛阳，所以安睡不可能。

黄帝说：

两目闭合不愿视，因何原因而引起？

岐伯说：

卫气此时滞阴分，不能外行于阳分。留滞阴分阴气盛，阴跷脉随而满盛，卫气不得行阳分，患者阳虚常闭目，此时不愿来视物。

黄帝说：

嗜睡情况时常见，是何原因请谈谈？

岐伯说：

此种患者有特点，肠胃较大皮肤涩，不滑不利肌肉间。卫气体内来滞留，时间持续较长久；卫气体表来运行，受阻迟缓慢慢走。此时精神难振作，常困总是睡不够。卫气人体有规律，白天运行在阳分，夜间运行在阴分。卫气昼夜两交替，阳分运行若已尽，由阳入阴睡觉时；阴分运行若已终，由阴出阳人初醒。那些肠胃较小人，皮肤滑润又弛缓，通畅滑利分肉间，卫气在阳较长久，所以常会少睡眠。

黄帝说：

有人不会常嗜睡，多卧嗜睡很突然，是何原因再谈谈？

岐伯说：

因为邪在上焦滞，上焦气机不畅通，饱食暴饮热汤后，卫气停留胃肠中，卫气久留在阴分，阳分不能向外行，多卧嗜睡人难醒。

黄帝说：

好。究竟如何来治疗？

岐伯说：

先察脏腑虚或实，病变部位再辨明，即使邪气较轻微，亦要将邪先除清，然后再调卫与营。邪气盛时用泻法，正气虚时用补法。还要审视人形体，情志苦乐与劳逸，先要正确来诊断，随后治疗是目的。

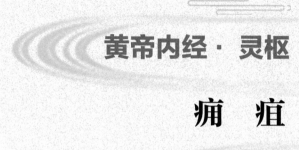

黄帝内经 · 灵枢

痈 疽

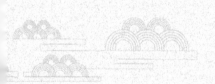

原文

黄帝曰：余闻肠胃受谷，上焦出气，以温分肉，而养骨节，通腠理。中焦出气如露，上注谿谷，而渗孙脉，津液和调，变化而赤为血，血和则孙脉先满溢，乃注于络脉，络脉皆盈，乃注于经脉。阴阳已张，因息乃行，行有经纪，周有道理，与天合同，不得休止。切而调之，从虚去实，泻则不足，疾则气减，留则先后。从实去虚，补则有余。血气已调，形气乃持。余已知血气之平与不平，未知痈疽之所从生，成败之时，死生之期有远近，何以度之，可得闻乎？

岐伯曰：经脉留行不止，与天同度，与地合纪。故天宿失度，日月薄蚀，地经失纪，水道流溢，草萱不成，五谷不殖，径路不通，民不往来，巷聚邑居，则别离异处。血气犹然，请言其故。夫血脉营卫，周流不休，上应星宿，下应经数。寒邪客于经络之中则血泣，血泣则不通，不通则卫气归之，不得复反，故痈肿。寒气化为热，热胜则腐肉，肉腐则为脓，脓不泻则烂筋，筋烂则伤骨，骨伤则髓消，不当骨空，不得泄泻，血枯空虚，则筋骨肌肉不相荣，经脉败漏，熏于五脏，脏伤故死矣。

黄帝曰：愿尽闻痈疽之形与忌日名。岐伯曰：痈发于嗌中，名曰猛疽，猛疽不治，化为脓，脓不泻，塞咽，半日死；其化为脓者，泻已则含豕膏，无令食，三日而已。

发于颈，名曰夭疽，其痈大以赤黑，不急治，则热气下入渊腋，前伤任脉，内熏肝肺，熏肝肺，十余日而死矣。

阳气大发，消脑留项，名曰脑烁，其色不乐，项痛而如刺以针，烦心者，死不可治。

发于肩及臑，名曰疵痈，其状赤黑，急治之，此令人汗出至足，不害五脏，痈发四五日，逞焫之。

发于腋下赤坚者，名曰米疽，治之以砭石，欲细而长，疏砭之，涂以豕膏，六日已，勿裹之。其痈坚而不溃者，为马刀侠瘿，急治之。

发于胸，名曰井疽，其状如大豆，三四日起，不早治，下入腹，不治，七日死矣。

发于膺，名曰甘疽，色青，其状如穀实菰藋，常苦寒热，急治之，去其寒热。不急治，十岁死，死后出脓。

发于胁，名曰败疵。败疵者，女子之病也，灸之，其病大痈脓，其中乃有生肉，大如赤小豆。治之，锉䔖翘草根各一升，以水一斗六升煮之，竭为取三升，则强饮厚衣，坐于釜上，令汗出至足已。

发于股胫，名曰股胫疽，其状不甚变，而痈脓搏骨，不急治，三十日死矣。

发于尻，名曰锐疽，其状赤坚大，急治之，不治，三十日死矣。

发于股阴，名曰赤施，不急治，六十日死，在两股之内，不治，十日而当死。

发于膝，名曰疵痈，其状大痈，色不变，寒热而坚者，勿石，石之者死，须其柔，乃石之者生。

诸痈疽之发于节而相应者，不可治也。发于阳者，百日死；发于阴者，三十日死。

发于胫，名曰兔啮，其状赤至骨，急治之，不治害人也。

发于内踝，名曰走缓，其状痈也，色不变，数石其输，而止其寒热，不死。

发于足上下，名曰四淫，其状大痈，不急治之，百日死。

发于足旁，名曰厉痈，其状不大，初如小指发，急治之，去其黑者，不消辄益，不治，百日死。

发于足指，名脱痈，其状赤黑，死不治；不赤黑，不死。治之不衰，急斩之，不则死矣。

黄帝曰：夫子言痈疽，何以别之？岐伯曰：营气稽留于经脉之中，则血泣而不行，不行则卫气从之而不通，壅遏而不得行，故热。大热不止，热胜则肉腐，肉腐则为脓。然不能陷于骨髓，骨髓不为焦枯，五脏不为伤，故命曰痈。

黄帝曰：何谓疽？岐伯曰：热气淳盛，下陷肌肤，筋髓枯，内连五脏，血气竭，当其痈下，筋骨良肉皆无余，故命曰疽。疽者，上之皮夭以坚，上如牛领之皮。痈者，其皮上薄以泽。此其候也。

诗青译文

黄帝说：

肠胃受纳饮食后，精气随后而化生，再沿不同之道路，输送全身来运行。出于上焦之卫气，肌肉皮肤受温煦，关节筋骨被濡养，通达腠理记在心。出于中焦之营气，好似雨露洒大地，全身肌肉尽流注，还有大小各空隙，亦会渗入至孙脉，津液和调此为期，心肺气化再作用，化作血液色为红，运行人体脉道中。有条不紊来运作，先将孙络来补充，然后络脉再注入，最后进入经脉行，阴阳两经血气盛，再随呼吸遍全身。营卫运行有规律，自有道路要环循。周而复始如天体，运行无休又无止。若是有时生疾病，细心观察虚与实，再想办法来调治。若用泻法治实证，邪气虽说被衰减，若是泻法用太过，正气损伤亦必然。泻法出针宜急速，邪衰效果定为殊，若是仅用留针法，邪气未去病如初。若用扶法消弱虚，过补亦会助邪狂。气血经过调治后，形体神气皆正常。血气是否为平衡，此间道理我已明。痈疽原因和机理，还要请你讲来听，恶化形成怎把握，死生之期怎判定？是否现在先说清？

岐伯说：

气血运行在经脉，循环不止是常态，天地规律与同在。天体运转失常度，日食月食会现出；江河淤堵或崩溃，四溢泛滥灾涝苦，此时草木难生长，地上亦难生五谷，民不往来路不通，城乡百姓无居屋。人体气血亦如是，其间道理不为殊。血脉营卫流不息，星宿运转在天上，地面流水相统一。寒邪侵入人经络，血行滞涩不畅通，卫气壅积散不能，气血难流聚局部，此时痛肿为其名。寒气郁久化为热，热毒盛积来熏蒸，肌肉腐烂成脓液，筋膜亦腐伤骨骼，骨髓随之消损中。痈肿不在骨节隙，热毒外泄就难成，煎熬血液令枯竭，筋骨肌肉无营养，经脉破溃有腐处，热毒深入灼五脏。五脏损伤人死亡。

黄帝说：

生死形状与名称，请你详细来说明。

岐伯说：

生在喉结猛疽名。治疗不及要化脓，若是脓液排不出，就会堵塞人喉咙，半日开启死亡行。若是已经有脓液，首先刺破来排脓，凉爽猪油含在口，三日开启痊愈行。

若是发生在颈部，此时夭疽为其名。夭疽部位若较大，此时又见色黑红，若是治疗不及时，热毒向下蔓延行，侵入腋下渊腋穴，向前伤在任脉中，向内灼伤在肝肺，肝肺受损十日终。

邪热亢盛留项部，上侵消铄脑髓处，名为脑烁要记住。神色不欢人抑郁，颈部剧痛针刺如，热毒内攻心烦躁，不治死证将来到。

若是肩臂有痈肿，此时名字叫疵痈，局部呈现赤黑色，迅速治疗莫止停，病人全身皆流汗，一直流至足部间，毒气浮浅若不深，五脏不伤无危险，即使发病四五日，速用艾灸来救治，很快痊愈快乐时。

痈肿若在腋下生，局部坚硬色深红，称作米疽为其名。细长石针快拿住，稀疏砭刺病患处，然后涂上猪油膏，不必包扎六日好。痈肿坚硬无破溃，马刀侠瘿病同类，急速治疗莫推诿。

痈肿若在胸部生，称作井疽为其名。井疽形状像大豆，毒邪下陷入腹中，三四日内不治疗，七日死亡难治证。

胸部两侧甘疽名。楮实瓜蒌样同青，时常发冷又发热，解除寒热急速行。若是治疗不及时，十年之久人会死，死后溃破且出脓。

胁肋生痈败疵名，妇女之中常发生。若是脱延日长久，将会发为大脓肿，赤小豆样肉芽形。如何治疗此病症，连翘草根各一升，加水六升和一斗，然后煎取为三升，多穿衣服乘热饮，热汤铁锅坐熏蒸，患者汗出至足部，即可痊愈期待中。

生在大腿足胫部，股胫疽病为其名。外部变化不明显，紧贴骨上化为脓，若是治疗不及时，三十日后死亡中。

痈疽长在尾骶骨，名为锐疽要记住。大而坚硬为红色，三十日内死亡出。

痈疽生在大腿内，名为赤施要知会。治疗紧急要迅速，六十日内成新鬼。两腿内侧若同病，毒邪伤阴已极中，此病多为不治证，十日开启死亡行。

发生部位若在膝，名叫疵疽君要知。外形症状肿又大，皮肤颜色无变化，同时发热又发冷，患处坚硬脓未成，砭石刺破切不可，误用很快见亡灵。须待患处脓变软，再用砭石刺其间，排脓泻毒人平安。

痈疽若是在关节，内外上下与左右，对称发病病无解。痈疽若是在阳经，百日敲响死亡钟；痈疽若是在阴经，三十日后人将终。

痈疽若在足胫部，兔啮疽名要记住，此病外形为红肿，毒邪深入已至骨，治疗紧急要迅速，否则疾病难恢复。

痈疽若是在内踝，名为走缓记心怀。此时外形已如痈，皮肤颜色未更改。石针屡刺痈肿处，症状消退祛寒热，不会死亡治愈多。

痈疽若在足心背，名为四淫要牢记。形状好似大痈像，人将死亡一百日。

痈肿若在足四旁，名叫厉痈记心上。外形看来不太大，足小趾始病若发，若有黑色先除去，否则加重难治愈，百日死亡不出奇。

若是发生在足趾，名为脱痈君要知，此时症见赤黑色，毒气极重为不治；若是未见赤黑色，毒气较轻人能医。治疗之后未缓解，迅速截除其足趾，否则毒气攻入内，脏腑深陷死无疑。

黄帝说：

痈疽如何来鉴别？

岐伯说：

营气滞留经脉中，血液凝聚不畅行，卫气亦会被阻滞，壅积于内毒热生。若是毒热发不止，肌肉腐烂化为脓。毒热浮浅仅在表，不能深陷骨髓中，骨髓不会被灼伤，五脏不会受伤害，此种疾病名为痈。

黄帝说：

何者为疽说来听？

岐伯说：

若是热毒是亢盛，深陷肌肤内部中，骨髓焦枯筋膜烂，影响五脏正常行，血气枯竭要记清。部位比痈发病深，肌肉溃烂与骨筋，称之为疽记在心。皮色晦暗又坚硬，牛颈皮部一样同，痈皮为薄而光亮。痈疽观看则分明。